見てできる臨床ケア図鑑

呼吸器
ビジュアルナーシング

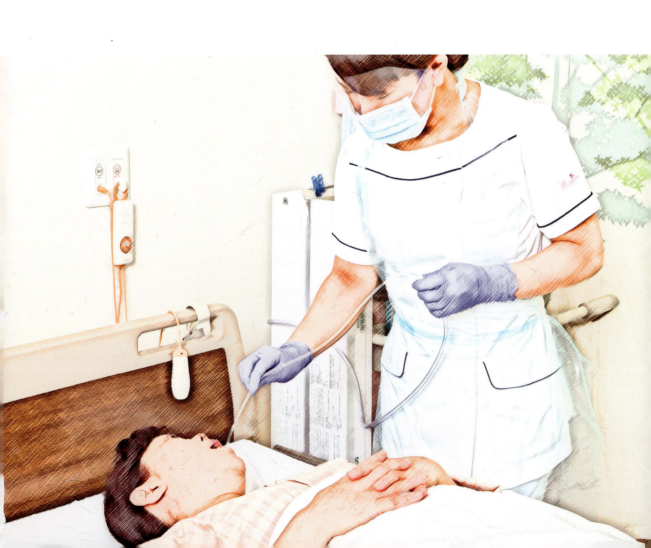

監修

近藤　泰児　　東京都立多摩総合医療センター院長

編集

畑田みゆき　　東京都立多摩総合医療センター看護部長

執筆者

小原　徹也	東京都立多摩総合医療センター呼吸器外科部長
吉川　拓磨	東京都立多摩総合医療センター呼吸器外科医長
高森　幹雄	東京都立多摩総合医療センター呼吸器内科医長
村田　研吾	東京都立多摩総合医療センター呼吸器内科医長
和田　曉彦	東京都立多摩総合医療センター呼吸器内科医長
北園美弥子	東京都立多摩総合医療センター呼吸器内科医長
阪下健太郎	東京都立多摩総合医療センター呼吸器内科
西堀　陽平	東京都立多摩総合医療センター歯科口腔外科医長
石井　靖人	東京都立多摩総合医療センター放射線科技師長
井澤　幸子	東京都立多摩総合医療センター検査科技師長
山佐　瞳	東京都立多摩総合医療センター看護部看護師長，感染管理認定看護師
多田　啓恵	東京都立多摩総合医療センター看護部看護師長，緩和ケア認定看護師
原　れい子	東京都立多摩総合医療センター看護部副看護師長
志村登志江	東京都立多摩総合医療センター看護部看護師長
白鳥　花絵	東京都立多摩総合医療センター看護部
木村　瑠美	東京都立多摩総合医療センター看護部
林　由実子	東京都立多摩総合医療センター看護部主任
峯岸　洋子	東京都立多摩総合医療センター看護部
佐藤　英樹	東京都立多摩総合医療センター看護部主任，集中ケア認定看護師
植木伸之介	東京都立多摩総合医療センター看護部主任，集中ケア認定看護師
星　英輝	東京都立多摩総合医療センター看護部，救急看護認定看護師
小林　正樹	東京都立多摩総合医療センター看護部主任，がん性疼痛看護認定看護師
疇地　和代	東京都立多摩総合医療センター看護部，がん看護専門看護師
西口　旬子	東京都立多摩総合医療センター看護部主任，がん化学療法看護認定看護師
羽賀　淳子	東京都立多摩総合医療センター看護部主任技術員，歯科衛生士
畠山　修司	自治医科大学附属病院総合診療内科／感染症科准教授

はじめに

　本書は，呼吸器疾患の患者さんのケアを実践している看護師さんのために書かれたガイドブックである．

　医学の進歩はめざましく，呼吸器領域でも，疾患の病態，治療についての情報は日進月歩といっても過言ではない．さらに，肺がんが死因第1位になるなど，呼吸器領域の患者は社会的にもますます重要となっている．

　ひとことに呼吸器といっても，その守備範囲は広い．悪性腫瘍(肺がん)，感染症(肺炎，肺結核，肺非結核性抗酸菌症，胸膜炎など)，慢性肺気腫(COPD)・肺結核後遺症，びまん性肺疾患(間質性肺炎，サルコイドーシス，過敏性肺臓炎)，肺循環系疾患(肺高血圧症，肺塞栓症)，アレルギー・膠原病(気管支喘息，膠原病関連間質性肺炎)，さらには自然気胸など，ほかの臓器に比しても非常に多岐にわたり，必要情報量は膨大になってきている．

　看護ケアを実践するうえで，これらの疾患に対する知識を学習する必要がある．また，呼吸生理・呼吸器解剖，呼吸機能検査，血液ガス，胸部X線・CT，胸腔ドレーン管理，酸素療法，聴診・打診・呼吸器関連症状の評価などのフィジカルアセスメントも，看護ケアを実践するには欠くことができない．

　本書は，呼吸器疾患をできるだけ簡便に理解できるように，その病態，各種関連処置，必要な看護知識などを網羅的に理解できるように編集した．簡潔な記述，図表・画像を多用し，一目見ただけで呼吸器の全体像が理解しやすいように配慮している．もちろん簡便化のため詳細が省略されている部分もあるが，本書を理解するだけで呼吸器疾患の管理が総合的にできることを目標としている．呼吸器領域に携わる医療従事者にはぜひ本書を手元に置き，日常業務の間をぬってでも，効率的に呼吸器疾患を理解していただきたい．また本書は，医療従事者をめざす学生諸氏にも参考にしていただける内容になっており，学生諸氏にも本書を手に取り，呼吸器疾患に興味をもっていただきたいと思う．

　本書では，基本的な呼吸器疾患をもつ患者さんの看護についても豊富な写真とイラストで丁寧に説明をしており，座右に置いて読みやすいよう工夫している．本書を十分活用して，呼吸器疾患の病態，治療，ケアの標準的な知識を早く身につけ，患者さんの役に立てるようになっていただければ幸いである．

2016年3月吉日　近藤 泰児

CONTENTS 目次

第1章 呼吸器疾患の症候とアセスメント

呼吸器の構造と機能　高森幹雄 …… 6
呼吸のパターン　高森幹雄 …… 11
咳嗽　阪下健太郎 …… 17
喀痰　阪下健太郎 …… 20
呼吸困難　阪下健太郎 …… 21
胸痛　阪下健太郎 …… 23
チアノーゼ　阪下健太郎 …… 25
発熱　阪下健太郎 …… 26

第2章 呼吸器系のフィジカルアセスメント

フィジカルアセスメントの概要
　星 英輝 …… 33
視診　星 英輝 …… 35
聴診　星 英輝 …… 38
打診　星 英輝 …… 43
触診　星 英輝 …… 47

第3章 呼吸器の検査とケア

画像検査
①X線検査　石井靖人 …… 51
②CT検査　石井靖人 …… 54
③MRI検査　石井靖人 …… 58

呼吸機能検査
①スパイロメトリー　井澤幸子 …… 63
②フローボリューム曲線　井澤幸子 …… 66
③残気量，機能的残気量，拡散能
　井澤幸子 …… 67
④動脈血ガス分析　植木伸之介 …… 70
⑤パルスオキシメーター　植木伸之介 …… 74
⑥呼吸抵抗　井澤幸子 …… 78

超音波検査：心臓エコー　井澤幸子 …… 80

胸水検査：胸腔穿刺　原 れい子 …… 83

内視鏡検査
①気管支鏡検査　原 れい子 …… 87
②胸腔鏡検査　原 れい子 …… 90

第4章 呼吸器疾患をもつ患者の全体像

患者の全体像をどうとらえるか
　多田啓恵，﨑地和代 …… 93

第5章 呼吸器の治療とケア

手術前ケア
①術前オリエンテーション
　白鳥花絵，畑田みゆき …… 97
②全身状態の評価（リスク評価）
　志村登志江 …… 101

術後ケア
①全身状態の観察　木村瑠美 …… 104
②術後合併症予防　木村瑠美 …… 108
③術後疼痛・苦痛の緩和，離床
　木村瑠美 …… 112

手術療法におけるケア
①肺がん　志村登志江 …… 115
②気胸　志村登志江 …… 121
③重症筋無力症　志村登志江 …… 124

化学療法を受ける患者の看護
　西口旬子，﨑地和代 …… 128

放射線治療を受ける患者の看護
　西口旬子，畑田みゆき …… 134

症状緩和・緩和ケア
小林正樹, 疇地和代 …… 138

肺結核の治療とケア
①治療とケア　林　由実子, 峯岸洋子 …… 143
②DOTS　林　由実子, 峯岸洋子 …… 144
③感染予防　林　由実子, 峯岸洋子 …… 150

周術期口腔機能管理
羽賀淳子, 西堀陽平 …… 152

退院支援　多田啓恵, 畑田みゆき …… 161

呼吸器関連感染で重要な感染対策
山佐　瞳 …… 167

第6章
呼吸器ケア技術

酸素療法　多田啓恵, 原　れい子 …… 173

在宅酸素療法　多田啓恵, 原　れい子 …… 177

人工呼吸器管理　佐藤英樹 …… 181

気管吸引　植木伸之介 …… 191

気管挿管　佐藤英樹 …… 197

気管切開　佐藤英樹 …… 202

NPPV(非侵襲的陽圧換気)
植木伸之介 …… 205

吸入療法　多田啓恵, 原　れい子 …… 212

ドレーン管理　木村瑠美 …… 215

喀痰の排出　白鳥花絵 …… 222

誤嚥予防　白鳥花絵, 畑田みゆき …… 226

術後呼吸不全　白鳥花絵 …… 230

第7章
呼吸器疾患(疾患別)

かぜ症候群　阪下健太郎 …… 235

インフルエンザ　村田研吾 …… 237

肺炎　村田研吾 …… 240

肺結核　和田曉彦 …… 246

肺非結核性抗酸菌症　和田曉彦 …… 253

気管支喘息　村田研吾 …… 258

びまん性汎細気管支炎　高森幹雄 …… 262

気管支拡張症　高森幹雄 …… 264

慢性閉塞性肺疾患(COPD)
高森幹雄 …… 266

肺好酸球増多症(好酸球性肺炎)
村田研吾 …… 272

特発性間質性肺炎　村田研吾 …… 274

過敏性肺臓炎(過敏性肺炎)
高森幹雄 …… 278

薬剤性肺炎　高森幹雄 …… 280

放射線肺炎　北園美弥子, 村田研吾 …… 283

じん肺　和田曉彦 …… 284

サルコイドーシス　高森幹雄 …… 288

呼吸不全(急性呼吸不全)
阪下健太郎 …… 290

過換気症候群　高森幹雄 …… 292

睡眠時無呼吸症候群(SAS)
北園美弥子, 村田研吾 …… 294

原発性肺がん　小原徹也 …… 298

肺血栓塞栓症　北園美弥子, 村田研吾 …… 305

肺高血圧症　北園美弥子, 村田研吾 …… 309

急性呼吸窮迫症候群(ARDS)
和田曉彦 …… 312

気胸　吉川拓磨 …… 316

縦隔腫瘍　吉川拓磨 …… 319

HIV感染症・後天性免疫不全症候群
畠山修司 …… 321

Index
…… 328

第1章 呼吸器疾患の症候とアセスメント

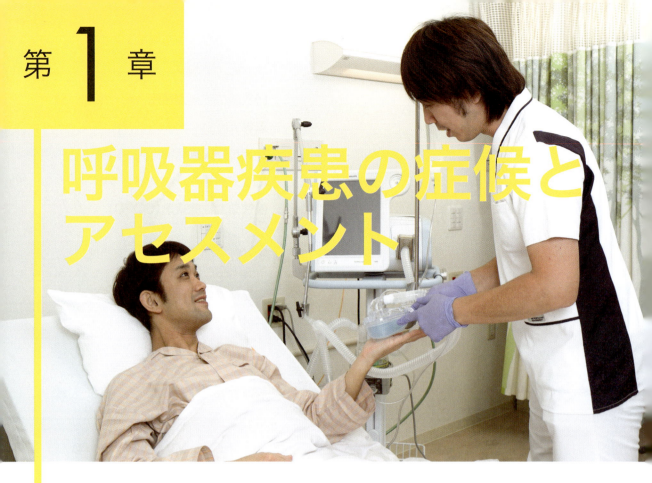

CONTENTS

1. 呼吸器の構造と機能
2. 呼吸のパターン
3. 咳嗽
4. 喀痰
5. 呼吸困難
6. 胸痛
7. チアノーゼ
8. 発熱

1 呼吸器の構造と機能

1 呼吸器系の構造

　呼吸器の主要な働きは肺が行っており,「呼吸器＝肺」とされることが多い(図1-1)[1].

　呼吸器系を分類すると,空気を出し入れする気道と,血液とガス交換する肺胞に分類される.

　また,気道は,上気道(鼻腔・咽頭・喉頭)と下気道(気管・気管支)からなり,下気道は気管から気管支,以後分岐を繰り返しながら細くなり,肺小葉の入り口で呼吸細気管支,さらに分岐して肺胞へと到達する.

2 肺・気管の構造

肺は気管支の分岐に併せて肺区域(S)が分けられる(図1-2)[1]．

右肺は上葉，中葉，下葉の3つに分けられ，さらに区域に分けられ，全体で10区域に分けられる．左肺は上葉，下葉に分けられ，上葉は上区・舌区に分けられ，全体で8区域に分類される．左肺は肺尖部で右肺のS^1+S^2に相当するS^{1+2}があり，左下葉にはS^7が存在しないのが一般的である．

❶ 右肺

斜裂(大葉間裂，major fissure)によって上葉・中葉と下葉が分かれ，水平裂(小葉間裂，minor fissure)によって上葉と中葉が分かれている．

❷ 左肺

斜裂(大葉間裂，major fissure)によって上葉

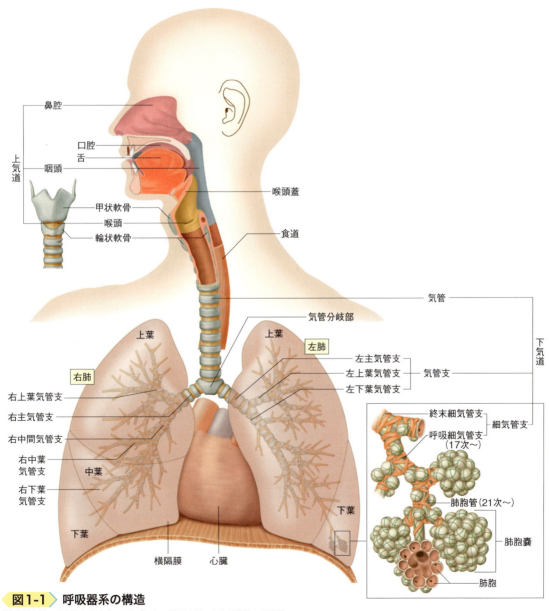

図1-1 呼吸器系の構造

(落合慈之監：呼吸器疾患ビジュアルブック，学研メディカル秀潤社，2011)

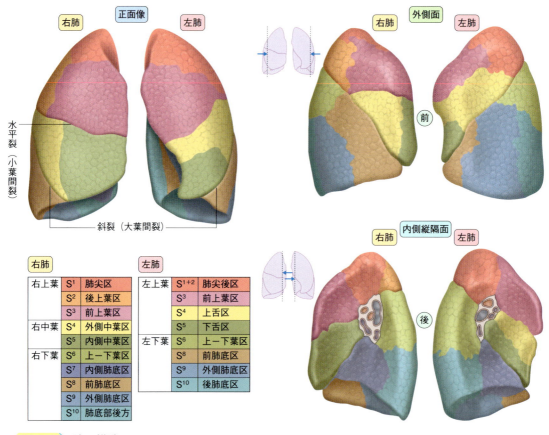

図1-2 肺の構造
(落合慈之監：呼吸器疾患ビジュアルブック，学研メディカル秀潤社，2011)

と下葉が分かれており，右肺の中葉に相当する部分は小舌（舌区）として上葉の一部になっている．

左肺は心臓が入る部分の分だけ小さい．

③ 気管

気管は，長さ10〜12cm，内径が1.1〜2.6cmの筒状の器官である（図1-3）[1]．

内径の50％が狭窄すると呼吸困難をきたすとされて，頸部の気管が狭窄すると吸気性呼吸困難，胸部の気管が狭窄すると呼気性呼吸困難となることが多い．

気管の前には甲状腺，後ろには食道が通っている．気管は第4〜5胸椎の高さで左右の主気管支に分枝する．右主気管支は左に比べ太く短く，右主気管支は2.5cm，左主気管支は4cm前後である．

分岐角は右が25〜30°前後が多いのに対し，左は斜め35〜45°である．右3葉（上葉・中葉・下葉），左2葉〔上葉（上区/舌区）と下葉〕に向けて気管も分岐していく．気管は23回前後分岐して肺胞に到達するとされている（図1-4）[1]．左右差は左胸郭内に心臓があることに起因している．

気管内腔を維持する軟骨は，気管から亜区域気管支まではついていることが多い．細気管支〜呼吸細気管支に軟骨はなく，間質の弾性線維が内腔を維持している．

軟骨は気管前方にあり，後方は平滑筋からなる膜様部になっている．ここには食道が通っており，食道と接している部分が膜様部で軟らかいため，食物が食道を無難に通過することができる．

気道内は呼吸のたびに外気にさらされており，ほこりなどの異物が常に入り込む可能性がある．これらほこりなどの異物を排出するため

に，気管支には粘液を生み出す杯細胞がある．杯細胞から粘液が産生され，気管から呼吸細気管支に肉眼ではみえない円柱線毛上皮細胞が異物を口側へ押し出し，異物は咳嗽・喀痰として排出される(図1-5)[1]．

❹ 肺小葉の構造

呼吸細気管支が支配する領域が肺小葉(1次小葉)で，肺細葉が3〜5個集まって結合組織で仕切られたものが肺小葉(2次小葉)である(図1-6)[1]．

肺胞は，気管支の最終分岐後の小さい袋状の組織で，肺胞上皮細胞と周囲の間質から形成されている．肺胞上皮細胞は，表面を9割覆っているⅠ型肺胞上皮細胞と，サーファクタント(界面活性物質)を分泌するⅡ型肺胞上皮細胞に分け

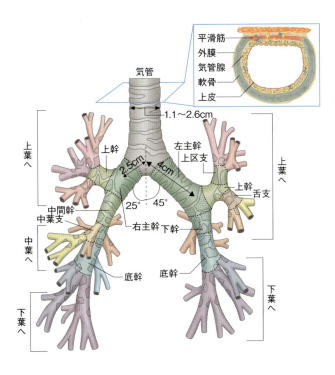

図1-3 気管支の分岐と気管の断面
(落合慈之監：呼吸器疾患ビジュアルブック，学研メディカル秀潤社，2011)

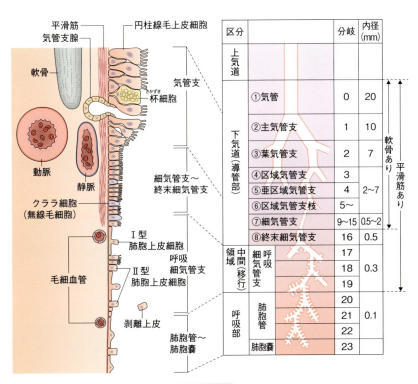

図1-4 気管支の分枝と総断面積
(落合慈之監：呼吸器疾患ビジュアルブック，学研メディカル秀潤社，2011)

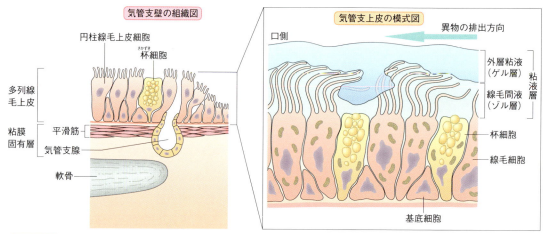

図1-5 気管支壁の断面と異物の排出
(落合慈之監:呼吸器疾患ビジュアルブック, 学研メディカル秀潤社, 2011)

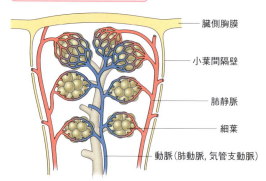

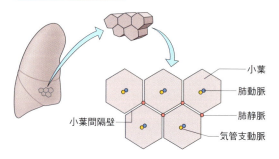

図1-6 肺小葉の構造
(落合慈之監:呼吸器疾患ビジュアルブック, 学研メディカル秀潤社, 2011)

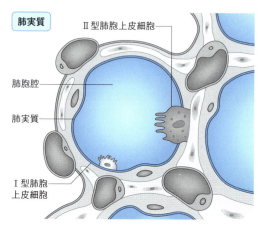

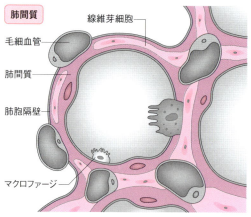

図1-7 肺胞

られる(図1-7).

肺胞ではガス交換が行われ、酸素は肺胞から毛細血管の血液中へ、二酸化炭素は血液中から肺胞腔へ放出される.

肺組織は、ガス交換に関連した肺実質と肺実質のあいだを埋める結合織からなる肺間質に分けられ、肺間質は肺胞隔壁のような結合組織である(図1-7).

引用・参考文献

1) 落合慈之監:呼吸器疾患ビジュアルブック, 学研メディカル秀潤社, 2011.

2 呼吸のパターン

1 換気

　肺は胸郭・横隔膜の運動によって生体と外界のあいだで換気(ガス交換)を行う.

　肺そのものには筋肉がなく,肺を取り巻く胸郭の伸び縮みにより受動的に膨張・収縮する(図2-1)[1)].

　安静吸気で働く筋肉は横隔膜と外肋間筋で,安静時吸気運動は主に横隔膜の収縮と弛緩による.

　横隔膜の収縮により横隔膜ドームが下降し,肺を膨らませ吸気を発生する.横隔膜の面積は約270cm^{2}で,安静時に横隔膜が1.5cm下降すると胸腔は縦に拡大し,約400mLの吸気が発生する.一回換気量(500mL)の8割が横隔膜の働きによる.

　呼気は主として肺と胸郭の反跳結果である.

　胸郭を肺を入れる箱と考えると,胸腔は胸郭と肺のあいだの胸膜に囲まれた気密スペースである.胸腔内圧は陰圧で,横隔膜や外肋間筋の収縮により胸郭の容積が拡大すると陰圧が強まり,吸気が発生する.

　肺は自ら膨らんだり縮んだりできないため,呼吸運動のほとんどは横隔膜が担っている.横隔膜の上下運動で胸郭内の圧力が変化して,肺が受動的に膨らんだり縮んだりする(図2-2).

　吸気は,横隔膜が収縮して胸郭内が陰圧になり空気が流入してくる.「息を吸う」よりは,「入ってくる」イメージに近い.

2 呼吸中枢と呼吸調節

　呼吸中枢は延髄にある.換気の速度やリズム,息の深さなどを無意識(不随意)に調整している.以下の3つのしくみでコントロールされている(図2-3)[1)].

・行動調節:行動・会話,感情などで意識的に呼吸を調節.
・化学的調節:PaO_2や$PaCO_2$,pHの変化などによって吸気を抑制し,呼気を促進.
・神経性調節:肺の膨張を感じると吸気を抑制し呼気を促進.

❶ 大脳皮質による調節呼吸(行動調節)

　呼吸は無意識(不随意)に行われているが,意識的に呼吸速度や深さを変えることも可能である.

❷ 化学的調節

　血液ガス(PaO_2, $PaCO_2$),pHに変化が生じると,情報が化学受容体から呼吸中枢へ伝わり呼吸のリズムや深さを変化させ換気量を増減し,血液ガスを生理的範囲で維持する.

　体内血液ガス変化を感知する器官は中枢化学受容野と末梢化学受容体に分類される.日常的

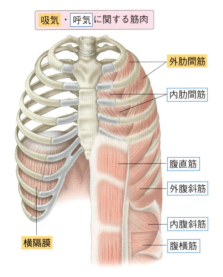

図2-1 吸気・呼気に関する筋肉

(落合慈之監:呼吸器疾患ビジュアルブック,学研メディカル秀潤社,2011)

には主に中枢化学受容野が働く．

❸ 神経性調節

下気道や肺には，肺の伸展を感知する伸展受容体が存在する．肺の膨張を感知すると迷走神経を介して吸息を抑制する．気道壁の伸展変化により吸息活動を抑制し，呼息への切り替えを行う反射をヘーリング・ブロイエル反射とよび，一回換気量が増大したときに肺の過膨張による損傷を防ぐ働きをしている．

❹ 交感神経と副交感神経による調節

一般の呼吸調節とは別に，気道系の調節として交感神経・副交感神経(迷走神経)によるものがある．

興奮したときに優位になる交感神経(極端な例は，動物などが興奮したときに髪を逆立て眼を見開き，よだれを垂らしながら荒い呼吸をしている状態)があり，交感神経により気道を広げて換気量を増やしている．

逆に副交感神経は迷走神経であり，気分を静めるような効果があり(瞑想にふけるようなイメージ)，気道も収縮していく．

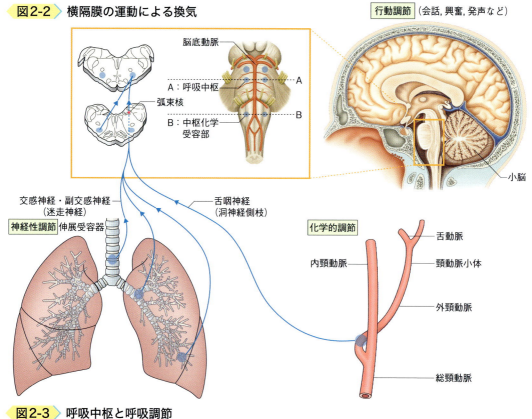

図2-2 横隔膜の運動による換気

図2-3 呼吸中枢と呼吸調節
(落合慈之監：呼吸器疾患ビジュアルブック，学研メディカル秀潤社，2011)

3 肺循環

肺の最大の役割は呼吸である．呼吸とは肺で血液のガス交換を行い，血中に酸素を取り込むことである．

肺循環は，全身から戻ってきた血液を右房（右心房）から肺に向かって送り出す肺動脈，肺で酸素を取り込み，左房（左心房）に戻ってくる肺静脈からなる．

外気から酸素を取り込む一般的な呼吸が外呼吸，血液中の酸素を体内の組織・細胞が取り込んで活動することを内呼吸を表現する場合もある（図2-4）[1]．

肺で酸素を十分に取り込み，体内に供給された酸素はエネルギー物質であるブドウ糖を代謝させ，エネルギーを得て代謝物質として二酸化炭素を生み出す．再び肺に血液が戻り，肺で二酸化炭素を放出する．

4 ガス交換

ガス交換は，肺胞で血液が酸素を取り込み，二酸化炭素を放出することである（図2-5）．吸入気中（大気圧，海抜0mとした場合）のO_2分圧は150mmHg，CO_2分圧はほぼ0mmHgに近いほど低い．一般的に，肺胞内の酸素分圧（P_AO_2）は100mmHg，CO_2分圧（P_ACO_2）は40mmHgである．肺胞に入ってくる血液（すなわち肺動脈）のO_2分圧は40mmHg，CO_2分圧は45mmHgである．

拡散とは，「ガスは分圧の高い方向から低い方向へ移動する」原理のことである．この拡散の原理にしたがってO_2，CO_2が移動する．肺胞ではO_2は肺胞気から血液へ，CO_2は血液から肺胞へ移動する．その結果，肺静脈（左心房に戻る血液）のO_2分圧とCO_2分圧はそれぞれ100mmHg，40mmHg前後と肺胞内分圧と等しくなり，ガス交換が行われたこととなる．

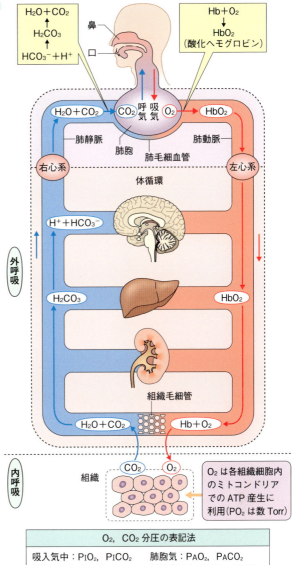

図2-4　肺循環と体循環
（落合慈之監：呼吸器疾患ビジュアルブック，学研メディカル秀潤社，2011）

5 死腔

死腔とは「解剖学的死腔＋生理学的死腔」のことである．解剖学的死腔は，口腔から終末細気管支までの肺胞まで届かない部分であり，生理学的死腔は，二酸化炭素の放出に機能していない肺胞領域のことである．

一般的に換気量は1回500mL，1分間で15回

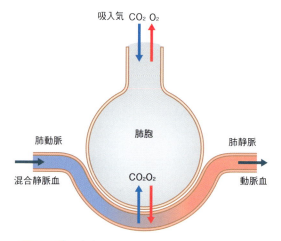
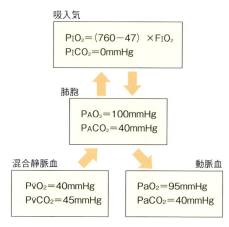

図2-5 肺胞におけるガス交換

とされている．分時換気量は7,500mL前後となるが，肺胞に到達するのはおよそ5,000mL前後である．

これには解剖学的死腔（図2-6）[1]が関与している．正常な成人の一回換気量は約500mL，このうち約350mLが肺胞まで届きガス交換に寄与する．残りの約150mLの空気は，口腔～終末細気管支までのスペースに残り，ガス交換に寄与しない．

ガス交換に寄与しない空気が存在する部分が「解剖学的死腔」である．解剖学的死腔の影響により，1分間の呼吸数を15回とすると肺胞換気量が5,250mL/分，肺血流量5,000mL/分と，効率の良い換気となっている．

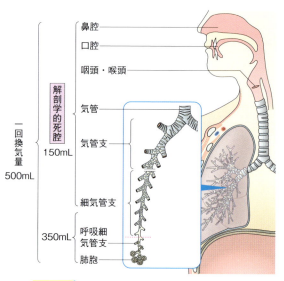

図2-6 解剖学的死腔

（落合慈之監：呼吸器疾患ビジュアルブック，学研メディカル秀潤社，2011）

6 酸素の運搬

肺胞から血管内に移動した酸素は，赤血球中のヘモグロビンと結びついて全身へ運ばれる．全身の組織に運ばれると，動脈内のO_2分圧100mmHgと組織内のO_2分圧40mmHgの差によりO_2が組織内へ拡散する．

O_2とヘモグロビンの結合能は，ヘモグロビンの酸素解離曲線（図2-7）[1]に従い酸素分圧によって決定される．酸素解離曲線における酸素分圧と酸素飽和度の関係は，S字様の関係にある．これは，肺や動脈のような酸素分圧が高い場所（60～100mmHg）では，多少のPO_2の低下でも酸素飽和度は高値を維持することを示している．つまり，血中のヘモグロビンが酸素と結合しやすいので放出しがたいことを示しており，O_2運搬にも適している．

一方，組織のようにPO_2が低い（＜60mmHg）場所では，わずかなPO_2の低下でも急激に酸素飽和度が低下する．すなわち，そこで大量の酸素がヘモグロビンから放出されることを示している．

酸素含量（CaO_2）は，

$CaO_2 =$ ヘモグロビン量×1.34×SaO_2
   $+ 0.0031 ×$ 動脈血酸素分圧

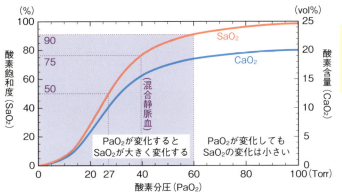

図2-7 酸素解離曲線
(落合慈之監:呼吸器疾患ビジュアルブック, 学研メディカル秀潤社, 2011)

で計算される．単位はvol%である．実際に組織に輸送されるO_2の量は「酸素含量×心拍出量」であり，心機能も重要である．

7 シャント

シャントとは，混合静脈血(肺動脈血)が肺胞でガス交換を受けずにそのまま左心系に流入する状態をいう．解剖学的シャントと生理学的シャントがある(図2-8)[2]．

解剖学的シャントとは，なんらかの理由で肺胞レベルの毛細血管でのガス交換を経由せずに肺静脈に血液が流れていく状態のことをいう．

生理学的シャントとは，肺胞レベルの毛細血管は経由しているものの通過した肺胞の換気が行われていないため，ガス交換されずに肺動脈に血液が流れていくことをいう．

8 換気量と血流量

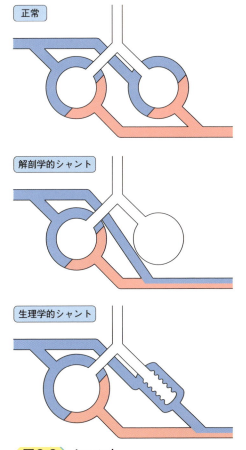

図2-8 シャント
(香山雪彦ほか:呼吸不全を理解するために，病棟で働く人のための生理学 改訂第4版, p.71, 学研メディカル秀潤社, 2013)

1つのガス交換単位における一定時間あたりの肺胞換気量を$\dot{V}_A$，毛細血管血流量を$\dot{Q}$と表す．$\dot{V}_A$と$\dot{Q}$の比を換気血流比($\dot{V}_A/\dot{Q}$)という(図2-9)[3]．

すべてのガス交換単位において換気血流比が均等であるときの肺胞気ガス組成を「理想肺胞気」という．肺胞気が理想肺胞気であれば最も効率よくガス交換を行うことができる．

すべてのガス交換単位において，右-左シャントや拡散障害がなければ，動脈血の酸素分圧(PaO_2)は理想肺胞気の酸素分圧(P_AO_2)と等しい．

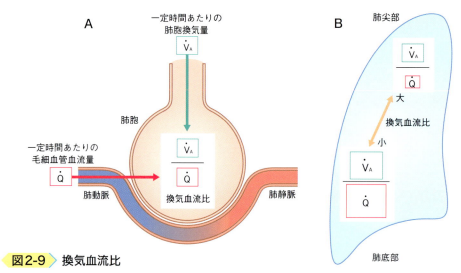

図2-9 換気血流比

すべてのガス交換において換気血流比(A)が均等であるときの肺胞気ガス組成を、「理想肺胞気」という。しかし、健常者でも、たとえば立位の場合、血流量、換気量ともに肺尖部よりも肺底部で大きくなる(不均等分布が生じている)が、不均等分布は換気量よりも血流量のほうが著しいため、換気血流比は肺尖部で大きく、肺底部で小さくなる(B)。
(医療情報科学研究所編:病気がみえる vol.4 呼吸器 第2版, p.28, メディックメディア, 2013)

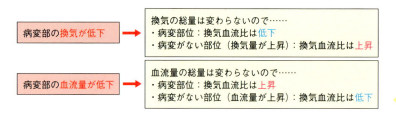

図2-10 換気血流比不均等

9 換気血流比不均等

換気血流比が均等ではないガス交換単位が肺全体に分布することを「換気血流比不均等」とよぶ。

さまざまな肺疾患により、換気や血流が障害されたガス交換単位があると、肺全体の換気と血流の総量は変わらないので、病変のない部位では病変部位とは逆の方向に換気血流比が変化し(図2-10)、換気血流比不均等の度合いが大きくなる。

換気と血流の総量が正常と同程度であっても、効率よくガス交換ができず、低酸素血症をきたす。

❶換気の低下

病変部の換気が低下すると、その部分の血流の酸素化は低下し、PaO_2が低下する。

❷血流の減少

病変部で血流が減少すると、その部分の肺胞は酸素の受け渡しが悪くなるため、病変部で流れることができなかった血流は正常部分に流れ込むが、正常部分の換気が増加しているわけではない。よって、正常部分では血流量>換気量となり、酸素化が不十分となる。病変部分では血流量<換気量となり、換気が生かされない。よって、全体としては酸素化が不十分になり、PaO_2が低下する。

引用・参考文献
1) 落合慈之監:呼吸器疾患ビジュアルブック。学研メディカル秀潤社, 2011.
2) 香山雪彦ほか:呼吸不全を理解するために。病棟で働く人のための生理学 改訂第4版, p.71, 学研メディカル秀潤社, 2013.
3) 医療情報科学研究所編:病気がみえる vol.4 呼吸器 第2版, p.28, メディックメディア, 2013.

3 咳嗽

1 はじめに

咳嗽は，気道内に貯留した分泌物や吸い込まれた異物を気道外に排除するための生体防御反応であり，ほぼすべての呼吸器疾患が原因になり得る．

咳嗽は持続期間により，3週間未満の急性咳嗽，3週間以上8週間未満の遷延性咳嗽，8週間以上の慢性咳嗽に分類する．このように分類することで，咳嗽の原因となる疾患がある程度予想できる．すなわち，急性咳嗽の原因の多くは感冒を含む気道の感染症であり，持続期間が長くなるにつれ，結核以外の感染症の頻度は低下し，慢性咳嗽においては感染症そのものが原因となることはまれである．

2 緊急性の高い咳嗽の原因と対処(表3-1)

❶ 気道異物

入院中の患者においては，気道異物が咳嗽の原因となることがある．「食事中に急に咳込んだ」などの病歴，吸気時に胸骨上の陥没や狭窄音に注意する．

気道異物が疑われる場合，なるべく多くの人を集め，救急カートを用意し，ハイムリッヒ手技を行い(図3-2)，喉頭鏡で喉頭展開を行ったうえで，マギール鉗子(図3-3)による異物摘出も試みる．また，気管挿管することを躊躇しない．

表3-1 緊急性を考慮した咳嗽の原因と典型的な患者背景・症状

急性咳嗽(3週間未満)	
緊急性の高い咳嗽	
気道異物	食事中の激しい咳嗽，チョークサイン(図3-1)
肺血栓塞栓症	長期臥床，術後，担がん患者
自然気胸・続発性気胸	COPD，間質性肺炎，胸水穿刺後，中心静脈カテーテル留置後
左心不全	心疾患の既往，大量の補液中
遷延性咳嗽(3週間以上8週間未満)	
緊急性はないが，見逃せない咳嗽	
肺結核	免疫抑制療法中，発熱，体重減少，寝汗など
肺がん	喫煙者，血痰，胸痛
慢性咳嗽(8週間以上)	
百日咳	学校・職場での接触歴，家族内発症，嘔吐を伴うような咳嗽，スタッカート様の咳嗽
マイコプラズマ気管支炎・肺炎	学校・職場での接触歴，小児との接触歴，家族内発症，頑固な咳嗽，喀痰はあまり伴わない
咳喘息	β刺激薬の吸入で軽快，アレルギー要素の存在
胃食道逆流症	肥満，臥位で増悪する咳嗽，食後の咳嗽
薬剤性	ACE阻害薬の内服中，化学療法，生物学的製剤，分子標的薬，アミオダロン

COPD：chronic obstructive pulmonary disease，ACE：angiotensin-converting enzyme

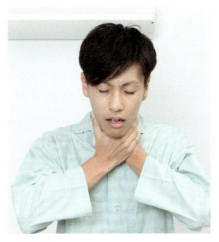

図3-1 窒息を示唆するサイン (universal choking sign)

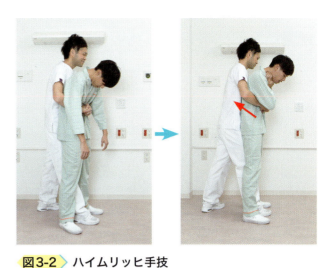

図3-2 ハイムリッヒ手技

患者の背後に立って胸骨とへその中間に両手を当て，持ち上げるように圧迫する．

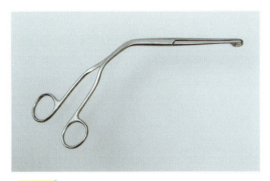

図3-3 マギール鉗子

❷ 肺血栓塞栓症（PTE）

　術後や担がん患者，長期臥床の入院患者に多い肺血栓塞栓症（pulmonary thromboembolism：PTE）については，咳嗽が主症状となることはまれではあるが，咳嗽に伴って急性に発症する呼吸困難や低酸素血症を認める場合，血痰，頻脈，血圧低下などを認める場合は，肺血栓塞栓症の可能性を念頭に置く必要がある．

　原因は通常，下肢の深部静脈血栓症であり，長期臥床，脱水症，感染症，手術後，担がん患者，下肢静脈瘤を持つ患者など，深部静脈血栓症を合併しやすい背景因子に注意が必要である．

　肺血栓塞栓症が疑われる場合は，モニタ，酸素投与，末梢ルート確保（造影CT撮影可能な耐圧式ルート）を行い，抗凝固療法（ヘパリン）を開始し，循環動態の維持を図る．

❸ 自然気胸

　呼吸器疾患の患者は肺に構造的異常を伴うことが多いことから，とくに誘因なく，気胸を発症する頻度は高い．医原性の気胸としては，非侵襲的人工呼吸や侵襲的人工呼吸中，気管支鏡施行後や胸水穿刺後には，常に気胸の合併リスクを念頭に置く．

　通常は，胸痛や呼吸困難を主訴とすることが多いが，発症時に咳嗽をきたすことがある．間質性肺炎やCOPD，肺がんなどに伴う気胸は緊張性気胸にいたる可能性もある．咳嗽に加えて，血圧低下，気管の変異，聴診における片側呼吸音の低下などを認めた場合には緊張性気胸も念頭にすぐに医師をコールする必要がある．Ⅱ度以上の気胸で有症状の場合は脱気を行う（p.317参照）．入院中の場合は，通常，胸腔ドレーンを留置する．

❹ 左心不全

　呼吸器疾患と診断され入院していても，患者層自体に高齢者が多いことや，肺炎に心不全を合併することが頻度として高いこともあり，咳嗽の原因が左心不全であることはしばしば経験

される．持続的な高血圧，尿量の減少，ピンク色のさらさらした喀痰，過剰な輸液などが原因となる．

また高齢者では，もともと慢性心不全を指摘されていない患者においても，肺炎を契機に急性の左心不全を発症することはまれではない．

左心不全が疑われる場合は，酸素投与，ファウラー位，利尿薬，降圧薬，抗凝固療法を行う．

3 緊急性はないが，見逃せない咳嗽の原因と対処

❶ 肺結核（図3-4）

長引く咳嗽の原因として，気管支・肺結核は常に念頭に置く．長期間にわたって，上気道炎，気管支炎として対症的な治療を受けたり，肺炎として一般病棟に入院して治療を行っていたりした場合，後に肺結核と診断されることがある．活動性結核の既往がある患者，高齢者，糖尿病患者，慢性腎臓病患者，胃切除後の患者，ステロイドや免疫抑制薬使用中の患者，HIV (human immunodeficiency virus) 感染症患者にはとくに注意が必要である．

肺結核が疑われた場合には，陰圧個室へ隔離し，医療従事者はN95マスクでの対応とする．喀痰抗酸菌検査によって確定診断を行うが，強く疑った時点で，抗結核薬を開始する．

❷ 肺がん

慢性の咳嗽が主訴で診断されるケースがある．通常，外来レベルで診断されることが多いが，肺炎として入院して治療後，気管支を閉塞するような病変として肺がんが診断されることがある．

肺がんが疑われる場合は胸部X線やCT検査が行われ，通常，気管支鏡検査やCTガイド下生検，外科的肺生検〔通常，VATS (video-assisted thoracic surgery)〕によって診断が行われる．

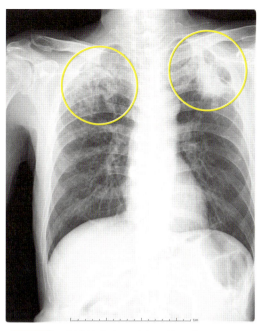

図3-4 肺結核患者の胸部X線写真
右肺尖部に空洞を伴う結節影と気道散布影，左肺尖部には結節影を認める（○）．

4 慢性的な咳嗽の原因

長期間続く咳嗽の原因は，気道感染後の咳嗽である．百日咳は意外に多く，咳嗽が続いて2週間以上経過していても感染性が持続していることがあり，抗菌薬の適応がある．

ほかに，咳喘息，後鼻漏，胃食道逆流症，および降圧薬であるACE阻害薬による咳嗽がある．これらは緊急性はないが患者のQOLを損なうものであり，鑑別や治療に試行錯誤が必要となる．

引用・参考文献
1) 大滝純司編著：不明熱を減らすための外来発熱診療ガイド−症候別の診かた・考え方，p.41-51，丸善出版，2012．
2) 山下雅知編著：ERトラブルシューティング 鍛えようER実践力，p.33-50，中外医学社，2010．
3) Polly E. Parsonsほか：呼吸器診療シークレット，（八重樫牧人ほか監訳），メディカル・サイエンス・インターナショナル，2008．
4) R.S.フレイザーほか：フレイザー 呼吸器病学エッセンス，（清水英治ほか監訳），西村書店，2009．

4 喀痰

1 はじめに

喀痰は咳嗽と関連づけて考えることが重要であり，第1章「3 咳嗽」(p.17)を十分に参照されたい．膿性痰は感染症が原因であることがほとんどであるが，肺結核と肺がんも原因として見落とさないことが重要である．

2 喀痰の原因(表4-1)

❶細菌性肺炎

臨床経過と身体所見，胸部X線所見から，総合的に診断する．喀痰培養検査にすすめたうえで抗菌薬加療を開始する．

❷肺真菌症

肺アスペルギルス症が代表的である．
喀痰細胞診検査・培養検査，画像検査，気管支鏡検査などで総合的に診断したうえで，抗真菌薬投与を開始する．免疫抑制状態にある患者には，疑われた段階で経験的治療（エンピリックセラピー）を開始することがある．

❸肺結核症

喀痰抗酸菌塗抹，核酸増幅法〔PCR (polymerase chain reaction)法が代表的〕，培養検査にて診断を行い，治療を開始する．喀痰抗酸菌塗抹陽性の排菌患者は，結核病棟（陰圧病棟）にて治療を行う．

❹肺非結核性抗酸菌症

肺結核との鑑別が問題となる．喀痰抗酸菌塗抹では結核との鑑別が不可能であり，MAC (*Mycobacterium avium-intracellurare* complex)であればPCR法で鑑別できるが，MAC以外の非結核性抗酸菌症の確定診断には培養検査の結果まで

表4-1 喀痰の原因とその特徴

考えられる疾患	喀痰の特徴
細菌性肺炎	膿性痰，時に血痰，喀痰培養・細胞診・胸部X線評価を要する
肺真菌症	
肺結核症	
肺非結核性抗酸菌症	
肺がん	
肺化膿症	膿性痰，悪臭あり
気管支拡張症	大量の膿性痰
アレルギー性気管支肺真菌症	粘稠痰，時に粘液栓
左心不全	さらさらしたピンク色の泡沫痰
肺胞タンパク症	さらさらした白色の泡沫痰

待たなければならないことがある．
治療は基本的には外来レベルで行われるが，有害事象が多く，入院管理にて薬剤調整が行われることもある．

❺嫌気性菌感染症による膿胸，肺化膿症

喀痰に悪臭を伴う．治療上，ドレナージが重要となるため，とくに膿胸の場合には，胸腔ドレーンを挿入し持続排液を行う．肺膿瘍に対しても経胸壁的に排膿が行われることもある．

❻肺がん（とくに肺胞上皮がん）

多量の喀痰が出る．胸部X線，胸部CTを行い，気管支鏡や，CTガイド下生検，超音波ガイド下生検，外科的肺生検などで確定診断を行う．その後ステージを決定し，外科的切除，もしくは化学療法，放射線療法など集学的治療を行う．

❼気管支拡張症

体位ドレナージや去痰薬などにより排痰の促進をする．エリスロマイシン少量持続投与などの加療を行うこともある．肺非結核性抗酸菌症がみられることがある．

引用・参考文献

1) 大滝純司編著：不明熱を減らすための外来発熱診療ガイド－症候別の診かた・考え方，p.41-51，丸善出版，2012．
2) 山下雅知編著：ERトラブルシューティング 鍛えようER実践力，p.33-50，中外医学社，2010．
3) Polly E. Parsonsほか：呼吸器診療シークレット，（八重樫牧人ほか監訳），メディカル・サイエンス・インターナショナル，2008．
4) R.S.フレイザーほか：フレイザー 呼吸器病学エッセンス，（清水英治ほか監訳），西村書店，2009．

5 呼吸困難

1 はじめに

呼吸困難とは，息をすることが不快か息をしづらいという主観的感覚である．患者の呼吸がそのときの活動強度に比べて過剰なときに，患者は呼吸困難を訴える（表5-1）．

2 急性の呼吸困難の原因と対処

❶上気道の閉塞

①異物誤嚥
食事中の突然の呼吸困難など状況証拠があれば，気道確保を行う．

②アナフィラキシー
なんらかの薬剤投与中もしくは，投与後であればすぐに中止し，経静脈的投与中であれば，ルートごと取り替える．すみやかにアドレナリンを筋注する．

表5-1 呼吸困難の原因となる病態とその背景・臨床的特徴

病態	特徴
上気道の閉塞	
異物誤嚥	食事中，食後の窒息サイン
アナフィラキシー	薬物投与直後，食後
末梢気道の閉塞	
気管支喘息	呼吸困難，喘鳴，激しい咳嗽
慢性閉塞性肺疾患（COPD）	呼吸困難，喘鳴，喀痰の増量
間質の異常	
間質性肺炎の急性増悪	急速に進行する呼吸困難
薬剤性肺障害	薬剤投与後に発症した呼吸困難
胸腔内病変	
気胸	突然の胸痛と呼吸困難，COPD，間質性肺炎を基礎疾患に持つ．気胸の既往歴
胸水貯留	肺がん，肺炎，肺結核，慢性心不全，肝硬変，腎不全など
肺循環に関する異常	
急性肺血栓塞栓症	担がん患者，術後，長期臥床，経口避妊薬内服中など
急性左心不全	慢性心疾患の既往，急性冠症候群，慢性心房細動
そのほか	
代謝性アシドーシス	糖尿病性ケトアシドーシス，末期腎不全による尿毒症，敗血症（乳酸アシドーシス）

COPD : chronic obstructive pulmonary disease

❷ 末梢気道の閉塞

①気管支喘息

気管支拡張薬の投与，ステロイド薬の投与，重症であれば，アドレナリンの皮下注が行われることもある．

②慢性閉塞性肺疾患（COPD）

急性増悪であれば，気管支喘息に準じた対応に加えて，非侵襲的陽圧換気（non-invasive positive airway pressure ventilation：NPPV）が行われることがある．

❸ 間質の異常

①間質性肺炎の急性増悪

急性増悪をきたし得る間質性肺炎は，間質性肺炎の中でも頻度の高い特発性肺線維症（idiopathic pulmonary fibrosis：IPF）である．急性増悪とは，IPFの慢性経過中に両肺野に新たな肺の浸潤影の出現とともに急速な呼吸不全の進行がみられる病態である．通常，IPFは慢性進行性の経過をたどるが，IPFの急性増悪では，急速な呼吸不全に陥る．

②薬剤性肺障害

薬剤性肺障害とは，肺を標的とする障害が，原因となり得る薬剤の使用下に発生し，その薬剤の中止か，ステロイド薬などの抗炎症薬使用で改善を認める場合もある．

その診断は，患者の呼吸困難，発熱，咳嗽などの訴えを主に，感染症との鑑別を念頭に置きながら，胸部X線写真，さらに胸部CTにおける異常陰影の検索が行われる．

❹ 胸腔内病変

①自然気胸（とくに緊張性気胸）

病側における呼吸音の減弱，打診における鼓音などを認める．緊張性気胸の場合にはすみやかな脱気を必要とする．

②胸水貯留

胸水穿刺ドレナージを行う．大量の場合には胸腔ドレーンを留置し，持続排液する．

❺ 肺循環に関する異常

①肺血栓塞栓症

診断と治療については，第1章「3 咳嗽」（p.17）を参照されたい．

②急性左心不全

急性冠症候群，弁膜症，過剰な輸液負荷，感染症などの心不全の原因となる疾患の検索のうえで，利尿薬，降圧薬，硝酸薬の投与などを行う．

❻ そのほか（代謝性アシドーシス）

糖尿病ケトアシドーシス，尿毒症，敗血症による乳酸アシドーシスなどが代表的であり，代謝性アシドーシスに対する呼吸性代償として頻呼吸となり呼吸困難を自覚することがある．

引用・参考文献

1) 大滝純司編著：不明熱を減らすための外来発熱診療ガイド−症候別の診かた・考え方，p.41-51, 丸善出版, 2012.
2) 山下雅知編著：ERトラブルシューティング 鍛えようER実践力, p.33-50, 中外医学社, 2010.
3) Polly E. Parsonsほか：呼吸器診療シークレット，（八重樫牧人ほか監訳），メディカル・サイエンス・インターナショナル, 2008.
4) R.S.フレイザーほか：フレイザー 呼吸器病学エッセンス，（清水英治ほか監訳），西村書店, 2009.

6 胸痛

1 はじめに

　胸痛は壁側胸膜由来の「胸膜痛」と，それ以外の「非胸膜痛」に分類される（表6-1）．

　胸膜痛は，通常，病歴でほかの胸痛と鑑別できる可能性がある．たいていは鋭い痛みで，吸気や咳嗽といった呼吸筋の動きで誘発される．突然発症することが多く，一時的なこともある．

　一方，非胸膜痛の鑑別は難しい．心疾患，とくに急性冠症候群（acute coronary syndrome：ACS）が最も重要な鑑別となる．随伴症状として，呼吸困難や悪心，冷感を伴う典型的な狭心痛は，虚血性心疾患（狭心症，心筋梗塞）や肺高血圧症でみられる．

2 胸膜痛の原因と対処

❶ 肺炎・感染性の胸膜炎・膿胸

　適切な培養検体を採取したうえで抗菌薬加療を開始する．胸水に対しては試験穿刺を行い，必要があれば，持続ドレナージを行う．

❷ 全身疾患に伴う胸膜炎（全身性エリテマトーデスや関節リウマチ）

　原疾患の治療が優先されるが，がん性胸膜炎，細菌性，結核性胸膜炎かの鑑別が必要となる．

❸ 肺梗塞

　循環の維持と抗凝固療法（通常はヘパリン持続投与）が中心となる．

❹ 気胸

　Ⅱ度以上の気胸は，脱気の適応となる（p.317）．

❺ 肋骨骨折

　3本以下でフレイルチェスト[*1]がなければ，鎮痛とバストバンドによる保存的加療となる．随伴する気胸や血気胸がある場合にはその治療が優先される．

> **用語解説**
> ***1　フレイルチェスト**
> 2本以上の連続する肋骨（または肋軟骨）が2か所以上で骨折すると，その部分の胸郭は不安定となり，自発呼吸では吸気時に支持性を失った部分が陥凹し，呼気時に突出する奇異呼吸となる．これをフレイルチェストという．

表6-1　胸痛の分類

壁側胸膜由来の疼痛（胸膜痛）	非胸膜痛
肺炎・感染性の胸膜炎・膿胸 膠原病全身疾患に伴う胸膜炎（全身性エリテマトーデス） がん性胸膜炎・悪性胸膜中皮腫・胸膜転移 肺梗塞 気胸 肋骨骨折 肋軟骨炎	狭心症・急性冠症候群 急性心膜炎 大動脈解離 食道破裂 胃食道逆流症

3 非胸膜痛の原因と対処

❶狭心症・急性心筋梗塞（虚血性心疾患）

鎮痛，酸素投与を行い，ニトログリセリン，抗血小板薬，抗凝固薬を投与する．

狭心症・急性心筋梗塞が疑われる場合は，酸素投与とモニター装着，可能ならば早急に末梢静脈路確保を行う．急性心筋梗塞または不安定狭心症と診断された場合には，通常は緊急心臓カテーテル検査と経皮的冠動脈形成術（percutaneous coronary intervention：PCI），または冠動脈バイパス術の適応となる．狭心症においては，不安定狭心症であれば準緊急で心臓カテーテル検査，PCIが行われる．詳細は成書に譲る．

❷胃食道逆流症（GERD）

胃食道逆流症（gastroesophageal reflux disease: GERD）は，呼吸器，心血管系の異常が否定された場合に鑑別にあがる．このため緊急性には乏しいが，患者のQOL低下につながる．プロトンポンプ阻害薬を診断的治療として投与することがある．待機的に上部消化管検査や，24時間pHモニタリング*2 にて診断が行われることがあるが，ほとんどは診断的治療となることが多い．

> 📖 **用語解説**
> **＊2　24時間pHモニタリング**
> 胃食道逆流の程度を評価するための検査で，酸性の（pHの低い）胃液が食道内に逆流すると食道内pH値が低下することを利用する．pHモニターの装置（直径2mmほどの軟らかいチューブ）を鼻から入れて先端部を食道内に留置し，pHの変動を24時間記録して，胃食道逆流の有無と程度を評価する．

❸心膜炎

前傾姿勢で疼痛が増悪するなどの身体所見がみられることがある．心電図で全誘導においてST上昇を認めることがあり，ACSとの鑑別が重要となる．急性心膜炎ではウイルス性が多いが，がん性心膜炎と結核性心膜炎は，重要な鑑別疾患となる．通常は，非ステロイド性抗炎症薬（non-steroidal anti-inflammatory drugs：NSAIDs）の投与や，心膜の開窓術が行われる．

❹胸部大動脈解離

突然発症の胸痛または背部痛，上肢血圧の左右差，疼痛の移動などが自覚されることがある．緊急性の高い疾患であり，心電図モニター，頻回のバイタルサイン，早急な降圧治療開始の必要性があり，早急な末梢静脈路の確保が望ましい．

引用・参考文献

1) 大滝純司編著：不明熱を減らすための外来発熱診療ガイド—症候別の診かた・考え方，p.41-51, 丸善出版，2012．
2) 山下雅知編著：ERトラブルシューティング 鍛えようER実践力，p.33-50, 中外医学社，2010．
3) Polly E. Parsonsほか：呼吸器診療シークレット，（八重樫牧人ほか監訳），メディカル・サイエンス・インターナショナル，2008．
4) R.S.フレイザーほか：フレイザー 呼吸器病学エッセンス，（清水英治ほか監訳），西村書店，2009．

7 チアノーゼ

　チアノーゼは，血液中に酸素と結合したヘモグロビンが減少することにより，皮膚や粘膜が青色から青色がかかった灰色になることをいう．

　チアノーゼは爪床や頬粘膜ではっきりするが，還元型ヘモグロビン5g/dL以上で出現するので，重篤な貧血がある患者では認められない．

　心疾患や肺疾患に関するチアノーゼは中枢性（低酸素型）という．血流が緩徐な場合や，組織での酸素消費が過剰になっているときは末梢性という（表7-1）[1]．

　適切な光の下で，中枢性のチアノーゼは動脈血液ガスの酸素飽和度75%に相当するので，中枢性チアノーゼは一般的に重症の低酸素血症の目安となる身体所見である．

引用・参考文献

1) 落合慈之監：呼吸器疾患ビジュアルブック，p.34，学研メディカル秀潤社，2011．
2) 大滝純司編著：不明熱を減らすための外来発熱診療ガイド―症候別の診かた・考え方，p.41-51，丸善出版，2012．
3) 山下雅知編著：ERトラブルシューティング 鍛えようER実践力，p.33-50，中外医学社，2010．
4) Polly E. Parsonsほか：呼吸器診療シークレット，（八重樫牧人ほか監訳），メディカル・サイエンス・インターナショナル，2008．
5) R.S.フレイザーほか：フレイザー 呼吸器病学エッセンス，（清水英治ほか監訳），西村書店，2009．

表7-1　チアノーゼの分類

分類	分布	原因	主な疾患・状況
中枢性	皮膚・粘膜（舌，口腔粘膜，四肢末梢，爪床など）	●動脈血酸素飽和度の低下 ・肺疾患 ・先天性心疾患 ・肺胞低換気 ・吸入気酸素分圧の低下	・呼吸器疾患 ・先天性心疾患，肺動静脈瘻 ・原発性肺胞低換気症候群，中枢神経抑制薬 ・高地
		●ヘモグロビン異常	●異常ヘモグロビン血症
末梢性	末梢の皮膚（四肢末梢，爪床など）	末梢血管床の循環不全，血管攣縮：酸素量ではなく酸素供給の減少（低酸素症）	●心拍出量減少（心原性ショック，うっ血性心不全など） ●寒冷曝露による血管攣縮（レイノー現象など） ●血管閉塞（閉塞性動脈硬化症，バージャー病など）

（落合慈之監：呼吸器疾患ビジュアルブック，p.34，学研メディカル秀潤社，2011）

8 発熱

1 発熱と呼吸器症状（咳嗽・喀痰・呼吸困難・胸痛）

呼吸器症状を伴う発熱患者で頻度が高いのは，肺炎である．基礎疾患の少ない若年者はマイコプラズマ肺炎などの非定型肺炎の占める割合が多いが，全年齢を通して肺炎球菌肺炎の頻度は高い．肺の基礎疾患や免疫抑制者では，緑膿菌，肺結核，ニューモシスティス肺炎を忘れてはならない．高齢者では，呼吸器症状に乏しい肺炎があり注意を要する．

肺炎以外の重要な鑑別疾患は，肺がんによる腫瘍熱と閉塞性肺炎，細菌性肺炎に極めて類似した症状と画像所見の器質化肺炎，敗血症などがあげられる（表8-1）．

表8-1 考えられる疾患の診断と治療

		原因	特徴	診断	治療
急性上気道炎 急性気管支炎		かぜウイルス	上気道症状，咳嗽	臨床診断	対症療法
市中肺炎	細菌性肺炎	肺炎球菌，インフルエンザ桿菌，モラキセラ	発熱，膿性痰，胸痛，A-DROPスコア	喀痰検査，肺炎球菌尿中抗原，胸部X線	抗菌薬
	非定型肺炎	マイコプラズマ，クラミドフィラ・ニューモニエ，レジオネラ菌	喀痰を伴わない頑固な咳嗽，A-DROPスコア	臨床診断，血清学的診断，マイコプラズマ迅速検査，レジオネラ尿中抗原	抗菌薬
百日咳		百日咳菌	咳嗽発作，スタッカート	臨床診断，血清診断	抗菌薬，接触予防
ウイルス性肺炎		インフルエンザウイルス，アデノウイルス，サイトメガロウイルス	高熱や全身の筋肉痛	胸部X線，迅速テスト	呼吸管理，抗ウイルス薬
肺結核		結核菌	長引く咳嗽，喀痰	胸部X線，喀痰検査	保健所へ連絡，専門医療機関紹介，抗結核薬
ニューモシスチス肺炎		免疫抑制状態，AIDS	発熱と呼吸困難，ステロイド薬，免疫抑制薬による治療中，HIV感染症患者	発熱，肺門部優位のすりガラス陰影，LDH高値	専門医療機関へ紹介
閉塞性肺炎		腫瘍	繰り返す発熱・咳嗽	胸部X線，喀痰細胞診	手術，放射線化学療法
胸膜炎		細菌，結核菌	発熱と片側の胸痛	身体所見，胸部X線，胸水穿刺	抗菌薬，鎮痛薬
間質性肺炎		特発性，薬剤性，急性好酸球性肺炎，夏型過敏性肺臓炎	急性から亜急性の呼吸困難時に発熱あり	病歴，聴診で背部にfine crackle，胸部X線にてすりガラス陰影	専門医療機関へ紹介
代謝性アシドーシス		敗血症	発熱，頻呼吸，頻脈，意識障害，末梢冷感	代償性の頻呼吸，末梢血流低下によるSpO_2測定不良	末梢静脈路確保し，十分な補液を行いつつ，全身管理

AIDS : acquired immunodeficiency syndrome, HIV : human immunodeficiency virus, LDH : lactic dehydrogenase

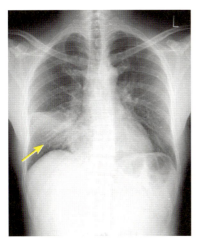

図8-1 細菌性肺炎のX線写真

気管支透亮像(→)を伴う浸潤影と葉間胸水がみられる．

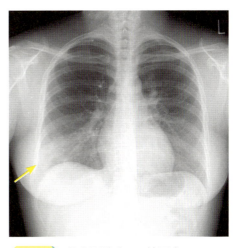

図8-2 非定型肺炎のX線写真

肺容量減少を伴わない，均一な濃度の浸潤影(→)．

❶急性上気道炎/急性気管支炎

　急性に発症した発熱，咳嗽を主訴に来院する患者の大多数が「かぜ症候群」である．基礎疾患のない生来健康な成人であればまずは対症療法を行うが，呼吸困難を伴う場合，咳嗽，膿性痰，胸痛などがある場合，極端に食欲低下している場合などは，肺炎を疑う．

❷市中肺炎

①細菌性肺炎

　急性の発症，喀痰が終日続けて出る場合，呼吸数が20回以上の頻呼吸の場合などは，細菌性肺炎が鑑別に入るが，臨床症状のみで診断は困難なことが多い．これに加えて聴診で一側の呼吸音減弱や，crackleの聴取がある場合に参考になる．

　胸部X線が診断には重要である(図8-1)．胸部X線でも所見があり，肺炎と診断したら，非定型肺炎か細菌性肺炎かの鑑別を行う．その後，成人市中肺炎のガイドライン(A-DROPスコア)[1]を参照に重症度を決定し治療を行う．細菌性肺炎を疑う場合，治療開始前に喀痰培養を出しておく．喀痰がうまく喀出できない場合には，3％高張食塩水吸入も考慮される．

②非定型肺炎

　生来健康な若年者で，喀痰を伴わない乾性咳嗽，頭痛や筋肉痛など，呼吸器症状以外が目立つ場合には，マイコプラズマやクラミドフィラ・ニューモニエによる非定型肺炎を疑う(図8-2)．もちろん，高齢者にも発症する．

　マイコプラズマ，クラミドフィラ・ニューモニエは，血清抗体価による診断があるが，迅速に結果は判明せず，ペア血清での診断となるので実用性が乏しいのが問題である．マイコプラズマに関しては，急性期迅速診断として，血清IgM（immunoglobulin M）を測定するイムノカードマイコプラズマ®が販売されており，診断の一助になる．

　ただし，成人でマイコプラズマIgM抗体の保有率が高いことなどから，あまり特異度は高くない．臨床症状と身体所見を重視して総合的に診断する．

　非定型肺炎のうち，最も重症化しやすく入院適応となるのは，レジオネラ肺炎である．発熱と呼吸器症状に加えて，頭痛や失見当識，筋肉痛など，呼吸器症状以外の症状が出やすいといわれる．また，比較的徐脈であることも多いとされる．

　しかし，レジオネラ肺炎を疑う根拠として最も重要なのは病歴である．最近2〜3週間以内

に温泉へ行った既往のある場合や，自宅で24時間循環式風呂を使用している場合は注意が必要である．

レジオネラ尿中抗原検査は，血清1型に関しては，感度90％を超えるが，ほかの血清型の感度は10％前後と低いため，本検査が陰性であっても感染を否定はできない．集団感染することがあるので，家族歴や周囲に似たような症状があるかどうかについての問診が重要である．また重症化リスク因子としては，喫煙者，免疫抑制状態の患者があげられている．

❸ ウイルス性肺炎

2009年のH1N1新型インフルエンザの大流行の際に，インフルエンザA型ウイルスによる肺炎が話題となった（図8-3）．

流行期に典型的な臨床症状や迅速検査でインフルエンザと診断され，乾性咳嗽や呼吸困難があり，頻呼吸や，SpO$_2$が93％以下に低下しているような場合には，インフルエンザウイルスによる肺炎を考える．高齢者や免疫抑制患者では，発症48時間以内にタミフル®やリレンザ®の投与を考慮する．

インフルエンザウイルス感染後の細菌性肺炎の合併は，高齢者や免疫抑制患者で多くみられ，起炎菌の頻度は，肺炎球菌，黄色ブドウ球菌が多いとされる．

H1N1インフルエンザウイルス重症化のリスク因子は，季節性インフルエンザとの相違があり，比較的若年30歳以下の患者で，肥満の患者，妊婦が重症化しやすいとされる．

❹ 肺結核

発熱と呼吸器症状を伴う疾患で，最も盲点となりやすいのは肺結核である．2014年時点で，日本は，人口10万人あたり約16人の新規年間発症率であり，中蔓延国といわれる．

結核を発症しやすい患者層としては，肺結核の既往がある患者，担がん状態，2型糖尿病，慢性腎臓病，ステロイド薬内服中の患者，免疫抑制薬内服中の患者，胃切除後の患者，大酒家，

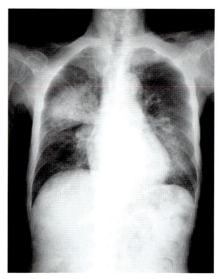

図8-3 インフルエンザウイルス性肺炎のX線写真

周囲にすりガラス影を伴う浸潤影．

そしてHIV感染症が主なものであるが，生来健康な患者にも発症する．

また，高齢者で結核既往がある場合，「肋膜」（結核性胸膜炎のこと），「肺門リンパ節炎」（1次結核のこと）の既往がある場合は，再燃性の活動性感染リスクが高いため注意して積極的に疑う．しかし，なんの基礎疾患もない若年者にも発症しうる．ただし，このような若年者に結核が疑われる場合は，HIV感染症の潜在を考慮に入れる．

2週間以上長引く咳嗽は，一度は肺結核を疑い，胸部X線を撮影し，可能なら喀痰検査が勧められる．

結核菌と非結核性抗酸菌症〔とくにMAC（*Mycobacterium avium-intracellulare* complex）症〕との鑑別には，核酸増幅法，とくにPCR（polymerase chain reaction）法やLAMP（loop-mediated isothermal amplification）法が有用である．結核を疑った場合は，治療は専門医療機関での治療導入が望ましい．

❺ 閉塞性肺炎

肺がんは，咳嗽，血痰，胸痛などの症状が進

行期になるまで出にくく，早期肺がんはほとんどの場合は無症状であるため，診断が胸部X線検診で行われることが多く，早期発見が遅れがちとなる．

比較的中枢気道へ進展するタイプの肺がんの場合には，閉塞した気道の末梢に肺炎を発症することがある．短期間に同じ肺葉に肺炎を繰り返す場合，寝たきりではない患者が胸部X線で区域性の浸潤影を示すパターンの肺炎を認めた場合，抗菌薬投与にいまひとつ反応が乏しい肺炎をみた場合は，腫瘍に伴う閉塞性肺炎を鑑別に入れる．

教科書的には，扁平上皮がん，小細胞がんが中枢気道に進展しやすいが，これらの組織型の肺がんは喫煙との関連が強いがんである．

長期間の喫煙歴があり，肺炎を繰り返す場合には，閉塞性肺炎を積極的に疑って，喀痰細胞診が施行される．診断確定には通常気管支鏡検査，もしくはVATS（video-assisted thoracic surgery）生検が行われる．

❻ 過敏性肺臓炎，急性好酸球性肺炎

詳細は成書に譲るが，感染症以外に，急性の経過で発熱と呼吸困難をきたす代表的な疾患を2つ呈示する．

①過敏性肺臓炎

夏場の高温多湿な時期に，古い倉庫や，押し入れの掃除を行った後，発熱と呼吸困難を示すといったような症状が典型的である．わが国では夏場に多いため，「夏型過敏性肺臓炎」ともよばれる（図8-4）．

そのほかの過敏性肺臓炎としては，鳥に関連する鳥飼病や，加湿器肺などがある．鳥を飼っている人や自宅やベランダに鳥がよく来る人，鳥がたくさんいる公園に定期的に行く人などに出現した発熱と呼吸困難，エアコンを使用し始めた後から出現した発熱と呼吸困難などの症状は，真菌や粉塵，微粒子に伴う過敏性肺臓炎の可能性がある．発熱と呼吸困難に伴い，このような病歴があった場合には過敏性肺臓炎を鑑別に入れる．

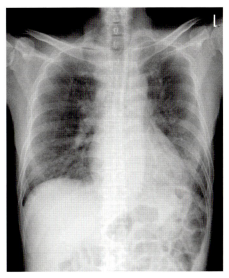

図8-4 夏型過敏性肺臓炎のX線写真
肺野全体の小葉中心性粒状影．

②急性好酸球性肺炎

若年者（多くは10代後半〜20代）が喫煙を開始して2週間以内に発熱と呼吸困難を訴えた場合に，急性好酸球性肺炎を疑う．また，長期間禁煙していた後に喫煙を再開した際にも発症することがある．

胸部X線で肺野全体のすりガラス陰影を認め（図8-5），胸水貯留を伴うことがある．

禁煙ですみやかに改善するが，呼吸不全をきたした場合には，ステロイド薬投与の適応がある．ステロイド薬に対する治療反応はよい．

2 医療面接と診断診察のポイント

①問診，随伴症状

呼吸困難や，咳嗽，膿性痰，胸痛を認める場合は，肺炎，胸膜炎を強く疑う所見である．

②生活歴

喫煙歴の聴取は重要である．喫煙歴が長い高齢者などでは肺がんによる閉塞性肺炎の可能性も念頭に入れる．最近1か月以内の温泉入浴歴，自宅での24時間循環型浴槽の使用は，レジオネ

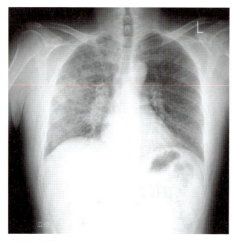

図8-5 急性好酸球性肺炎のX線写真

肺野末梢を中心とした浸潤影．

ラ肺炎も起炎菌として疑う．

③基礎疾患

口腔内の不衛生，未治療のう歯，糖尿病，慢性腎臓病，肝硬変，ステロイド薬，免疫抑制薬の使用，担がん患者，HIV感染症患者などでは細菌性肺炎や膿胸のリスクがある．

④生活場所

老人保健施設，介護施設入所中，長期療養型病院入院中，医療関連の肺炎を発症するリスクが高い患者層では，緑膿菌肺炎，MRSA (Methicillin-resistant *Staphylococcus aureus*)肺炎に注意が必要である．

3 診察のポイント

①バイタルサイン

呼吸数の増加（20回/分以上），SpO_2の低下，頻脈，血圧低下，意識障害は呼吸不全の可能性がある．

②末梢冷感，チアノーゼの有無

ショック，低酸素血症を疑う所見である．

③聴診

一側の呼吸音の低下，限局した部位にcoarse crackleを聴取するなどは大葉性肺炎を疑うポイントである．高齢者の誤嚥性肺炎は下葉に頻度が高いので，背部の聴診が重要である．ただし聴診所見が正常であるからといって，肺炎を否定することは困難である．

④簡易迅速キット

- 尿中抗原：肺炎球菌尿中抗原，レジオネラ尿中抗原（血清型Ⅰ型のみ）
- 血清診断：マイコプラズマIgM迅速検査
- 咽頭ぬぐい液：インフルエンザウイルス迅速キット

⑤肺炎を疑った場合

成人市中肺炎のガイドラインに沿ってスコアを計算し，外来加療か入院加療の適応かを判断する．しかし，スコアにこだわらずに，総合的診断で，外来加療が困難と思われた場合には入院適応となる．もし外来加療可能で細菌性肺炎が疑われる場合，治療抵抗性の場合や，その後に入院加療が必要になったときの治療方針検討のために，抗菌薬投与前に極力喀痰の培養検査の提出を行う．

⑥発熱と呼吸器症状の患者をみた場合

いつも肺結核を忘れない．急性の経過で呼吸困難を伴う血痰が出現した場合は，肺血栓塞栓症も鑑別の1つにあがる．肺炎の影に潜む肺がんの存在を忘れない．繰り返す肺炎に要注意である．喫煙歴の聴取は受動喫煙も含めて重要である．

引用・参考文献

1) 日本呼吸器学会市中肺炎診療ガイドライン作成委員会：成人市中肺炎診療ガイドライン，日本呼吸器学会，2007．
2) 大滝純司編著：不明熱を減らすための外来発熱診療ガイド―症候別の診かた・考え方，p.41-51，丸善出版，2012．
3) 山下雅知編著：ERトラブルシューティング 鍛えようER実践力，p.33-50，中外医学社，2010．
4) Polly E. Parsonsほか：呼吸器診療シークレット，（八重樫牧人ほか監訳），メディカル・サイエンス・インターナショナル，2008．
5) R.S.フレイザーほか：フレイザー 呼吸器病学エッセンス，（清水英治ほか監訳），西村書店，2009．

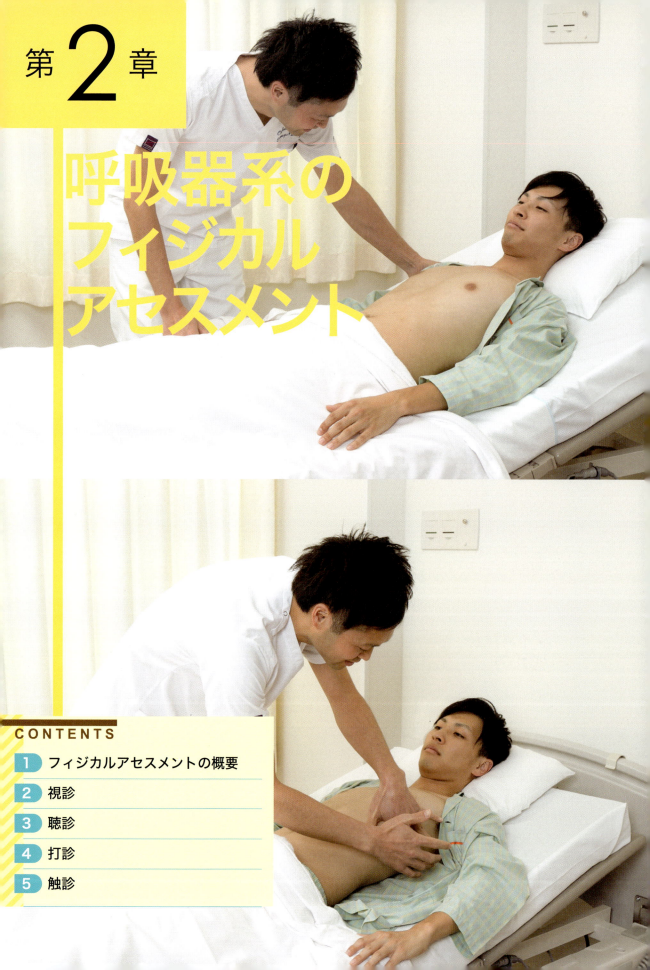

第2章
呼吸器系のフィジカルアセスメント

CONTENTS
1. フィジカルアセスメントの概要
2. 視診
3. 聴診
4. 打診
5. 触診

1 フィジカルアセスメントの概要

1 フィジカルアセスメントとは？

対象者の身体の形態・機能の状態を評価することが目的の技術・方法で，以下の5つから構成される．

①問診（健康歴の聴取）
②視診
③聴診
④打診
⑤触診

2 観察の順序

観察は侵襲の少ない順番で，①から⑤の順に行う．身体への刺激が強い観察から行うと，生じた痛みによりその後の観察が困難となり，正確な観察結果が得られないことがある．

3 フィジカルアセスメントの考え方

「20cm四方の段ボール箱の中に何かが入っています．箱を開けずに箱の中身を当ててみよう．さて，中身を調べるためには，どのような方法があるか」

箱全体を隅々まで見る（視診），箱に耳を当てて中の音を聴く（聴診），箱を叩いて音を聴く（打診），箱を持ち上げて重さを調べる（触診），箱を振って音を聴く（触診），手のひらを箱に当てて振り，手のひらに伝わる振動を感じてみる（触診）など，たくさんの方法がある．

箱を開けずにさまざまな手段を用いて中身を推察する．これがフィジカルアセスメントの考え方である．

4 フィジカルアセスメントで重要となること

❶ 解剖生理を理解する

前述のように段ボール箱の中身を当てるためには，箱を持って重さを調べることは有効な手段である．しかし，それは段ボール箱という箱の構造や重さなどをすでに知っているからこそ成り立つことである．もしも，段ボール箱自体見たことも触ったことがない人であれば，まず段ボール箱を学ぶことから始めなくてはならない．つまり，フィジカルアセスメントでは，人体の構造や生理機能を理解していなければアセスメントすることは困難であり，解剖生理の理解が必須である．

❷ 正確な観察技術を身につける

聴診は聴診器を適切に使用できなければ正確な所見は得られない．また，打診についても打診技術を身につけていなければ，打診音は得られない．アセスメントするためには，正確な観察技術を身につけることが必要である．

❸ 疾患の知識

「この徴候が出現しているなら，この疾患・状態が考えられる．それならこの徴候もあるはずである」または，「この徴候が出現しているなら，この疾患・状態が考えられる．しかし，この徴候がないので，この疾患は否定される」というように，所見から考えられる状態や疾患をアセスメントしながら，観察を進め，欲しい情報を収集しにいくことが大切である．

5 呼吸器系のフィジカルアセスメントの実際

呼吸器系のアセスメント方法，問診の内容，聴取すべきポイントの例を示す（図1-1,表1-1, 2）．

表1-1 問診の内容

①	現在の健康状態	主訴，症状など
②	現病歴	いつから，どのように発症したかなど
③	既往歴	手術歴，入院・通院歴，常用している内服薬など
④	生活歴	住環境，生活環境，最近の行動・旅行歴など
⑤	社会歴	仕事内容，仕事の環境，過去の職業など
⑥	家族歴	近親者の病歴など

表1-2 問診で聴取すべきポイントの例

S	兆候と症状 (Signs and symptoms)	どんな症状，所見がいつ起こったか？
A	アレルギー歴 (Allergy)	薬物，食物，環境因子に対するアレルギー歴
M	薬物療法の情報 (Medication)	どんな薬物を使用しているか，その理由は？最後の使用はいつか？
P	既往歴 (Past medical history)	健康状態，既往歴，外科的治療の有無
L	最終飲食 (Last meal)	最後に摂取した飲み物，食べ物と摂取時間
E	イベント (Event leading to presentation)	症状が出現した経緯，どのように進展したか？

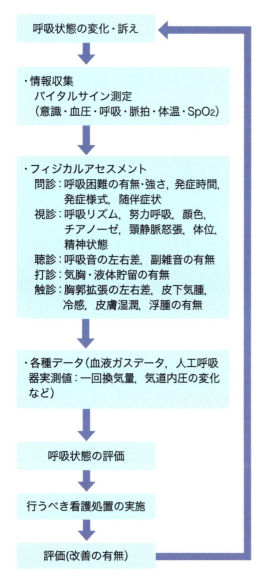

図1-1 呼吸器系のアセスメント方法

2 視診

1 視診とは

　肉眼または検鏡を用いて，身体の形・色・性状などを観察する方法である．口臭・体臭などの匂いの観察も視診に分類される．また，気道内分泌物の観察も行う（表2-1）．

2 視診のポイント

①必ず視診を最初に行う
②観察部位はよく露出する（ただし，プライバシーには常に配慮する）
③観察のポイント（左右対称性，色，位置，性状，口臭・体臭など）
④観察の環境（適切な明るさ，保温・室温の配慮）

❶ チアノーゼの有無

　顔面，指先に出現しやすい．貧血の患者では出現しにくい〔第1章「7 チアノーゼ」（p.25）〕．

❷ 呼吸状態の観察

　呼吸数の正常範囲は12〜20回/分である．呼吸リズムが一定で規則的かどうか，また呼吸の深さは一定か（浅い呼吸ではないか）を観察する．

❸ 努力様呼吸の有無（図2-1）

　努力様呼吸の有無を観察する．異常例としては，努力性呼吸（鼻翼呼吸，肩呼吸，下顎呼吸，鎖骨上窩の陥没など）や補助呼吸筋（胸鎖乳突筋，僧帽筋，斜角筋，尾翼筋など）を使用した呼吸である．

❹ 患者の体位（図2-2）

　起坐呼吸や患者の動作（喉をおさえている，胸を擦っているなど）の異常がないか観察する．

表2-1　気道分泌物の性状と原因

分類	性状	病態
淡血性泡沫状	泡沫状（粘稠性なし）	肺循環のうっ血による漏出液
漿液性	液状様	肺，気管支毛細管の透過性亢進
粘液性	透明粘稠，白色粘稠	気管支分腺で肺細胞からの粘液分泌亢進
粘液膿性	白黄色粘稠	粘液分泌亢進に感染が加わる
膿性	黄色膿状	気道，肺の細菌・真菌感染
血性	鮮血色	気道・肺からの出血
血性	暗赤色	口鼻腔からの血液の流入

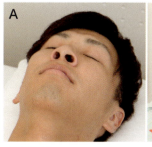 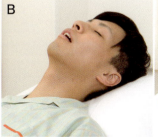 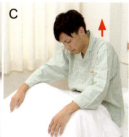 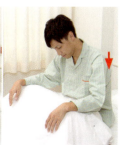

図2-1　努力様呼吸
A）鼻翼呼吸：吸気時に鼻腔が大きく開く．B）下顎呼吸．C）肩呼吸：呼吸補助筋の使用．

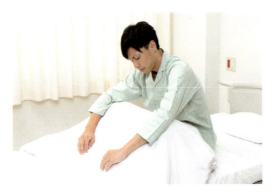

図2-2 起坐呼吸

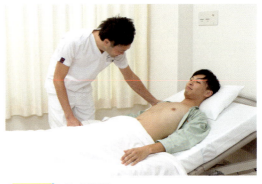

図2-3 胸部視診

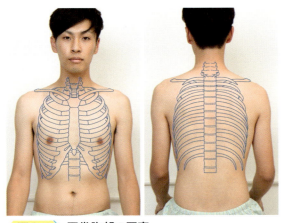

図2-4 正常胸部の写真

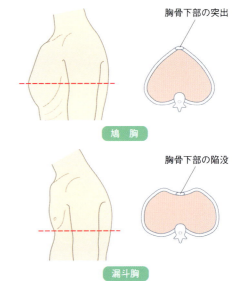

鳩胸 — 胸骨下部の突出

漏斗胸 — 胸骨下部の陥没

❺ 胸部の異常（図2-3）

皮膚の色調，外傷の有無，形状の左右差がないかを観察する．異常例としては，異常な皮膚蒼白，瘢痕，打撲痕，出血などがある．

❻ 胸郭の形状と動き

胸郭，鎖骨，肋骨が左右対称かどうかを観察する（図2-4）．胸郭の「前後径：横径」の正常は約1:2である．異常例としては，鳩胸，漏斗胸，脊椎側彎症，脊椎後彎症などがある（図2-5）[1]．樽状胸では，前後径が大きくなる．また，胸郭の動きは左右差があれば異常である（図2-6）．

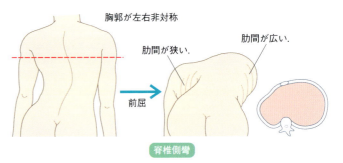

脊椎側彎 — 胸郭が左右非対称，肋間が狭い，肋間が広い，前屈

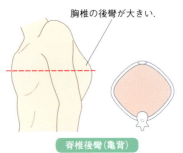

脊椎後彎（亀背） — 胸椎の後彎が大きい．

図2-5 胸郭の変形

（落合慈之監：呼吸器疾患ビジュアルブック，p.36，学研メディカル秀潤社，2011）

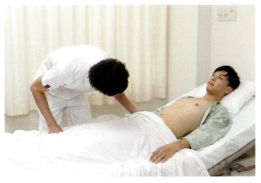

図2-6 胸郭の動きの観察
足方向から，目線の高さに注意し観察する．

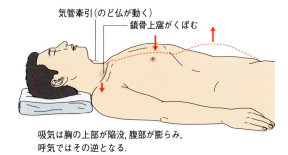

図2-7 シーソー呼吸
（道又元裕：見てできる臨床ケア図鑑 ICUビジュアルナーシング，p.55，学研メディカル秀潤社，2015）

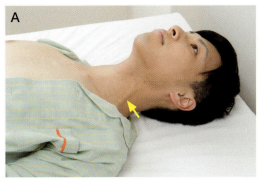

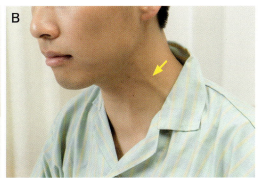

図2-8 外頸静脈怒張
A)臥位での怒張，B)坐位での怒張

❼ シーソー呼吸と吸気時の肋間の陥没（図2-7）[2]

吸気時に胸腔内圧は陰圧となるが，気道の閉塞などで空気が肺に流入できないと，胸郭や肋間などが陥没する状態となる．シーソー呼吸では，吸気時に胸郭が陥没，腹部が膨隆し，呼気時にはその逆となる．また，吸気時に肋間が陥没する．

❽ 外頸静脈の観察（図2-8）

外頸静脈より中心静脈圧を推定できる．
通常，臥位時には外頸静脈は観察できる．
起坐位としても外頸静脈が観察できる場合は，中心静脈圧が上昇していることが予測される．

中心静脈圧が高くなる緊急性の高い疾患としては，心不全，緊張性気胸，心タンポナーデなどがある．

❾ 気道分泌物の観察

気道内分泌物の観察をする（表2-1）．

引用・参考文献

1) 落合慈之監修：呼吸器疾患ビジュアルブック，p.36，学研メディカル秀潤社，2011．
2) 道又元裕：見てできる臨床ケア図鑑 ICUビジュアルナーシング，p.55，学研メディカル秀潤社，2015．
3) 山内豊明：フィジカルアセスメントガイドブック，医学書院，2010．
4) 藤崎郁ほか：フィジカルアセスメント完全ガイド，学研メディカル秀潤社，2002．
5) 横川美樹ほか：成人看護学 ヘルスアセスメント，ヌーヴェルヒロカワ，2005．

3 聴診

1 聴診とは

聴診器などを使い，体内に発生する音を聴取する方法である．体内で発生する音には，肺音，心音，血管音，腸蠕動音などがある．

2 肺音聴診の目的

聴取した肺音から，肺への空気の流入の程度や障害の有無を判断することである．肺音の聴診で得られる情報は，呼吸状態をアセスメントする上で，最も重要である．

3 聴診器の使い方

聴診器には膜面とベル面がある（図3-1）

①膜面
- 膜を皮膚に密着させる．
- 高調な音を聴くのに適している（呼吸音，腸蠕動音，正常な心音）．

②ベル面
- あまり密着させず軽くあてる．
- 低調な音を聴くのに適している〔異常心音（Ⅲ音，Ⅳ音），心雑音，血管性雑音〕．

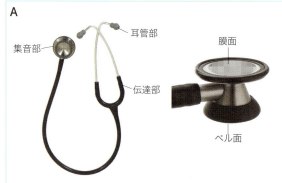
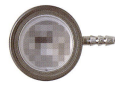

聴診器の膜面（ダイヤフラム面）
- 呼吸器の聴診によく用いられる．
- 低音がカットされ高音が聴取しやすい．
- 皮膚と一体となって振動する必要があるので，胸壁に密着させる．ただし，密着しすぎると集音口がふさがれるので注意する．

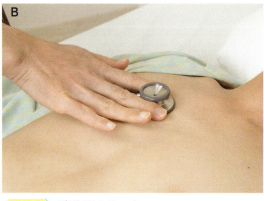
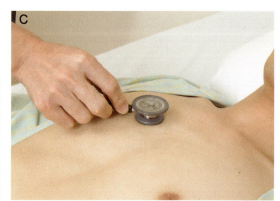

図3-1 聴診器のあて方
A）聴診器，B）膜面のあて方，C）ベル面のあて方

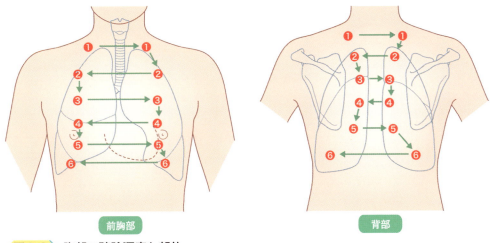

図3-2 胸部の聴診順序と部位

（真船健一：臨床ベーシックテクニックⅡ 身体診察の基本 動画ではじめてわかる診察手技, p.59, 学研メディカル秀潤社, 2012）

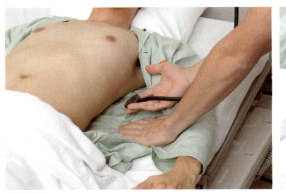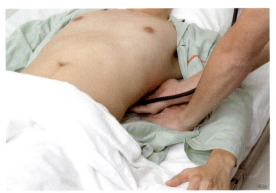

図3-3 臥床中患者の背中への聴診器のあて方

片方の手でマットレスを押し下げ，背中に聴診器を滑り込ませる．

4 肺音聴診の目的

❶聴診の位置

肋骨上は避け，肋間で聴取する．最低でも，1か所で吸気・呼気の1周期以上は聴取する．対称的に左右交互に聴取する（図3-2）[1]．

❷背面（下葉領域）の聴診

臥床中の患者は経過とともに重力により下葉に分泌物が貯留し，下側肺傷害を起こしやすい．このため，下葉領域である背面を聴診し，継続的に観察することが大切である．

観察する際には，ベッドのマットレスなどを押し下げ，聴診器を患者の背部に差し入れたり，側臥位とし聴取する（図3-3）．

5 呼吸音の聴診

肺音は，正常所見である「呼吸音」と異常所見である「副雑音」に分けられる（図3-4）[2]．

❶聴取部位と聴取される呼吸音

正常な場合は，気管部では気管呼吸音，気管分岐部では気管支肺胞呼吸音，肺野全体では肺胞呼吸音が聴取される（図3-5，図3-6）[1,3]．もしも肺胞呼吸音が聴かれる部位である肺野で，気管呼吸音や気管支肺胞呼吸音が聴取され

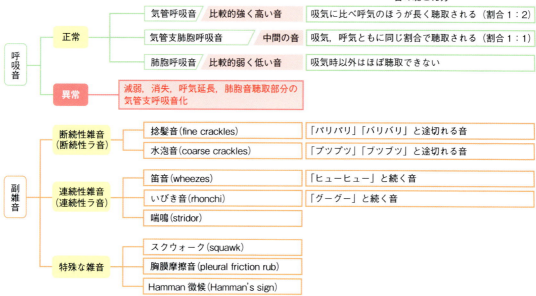

図3-4 肺音の分類

(落合慈之監:呼吸器疾患ビジュアルブック, p.41, 学研メディカル秀潤社, 2011を改変)

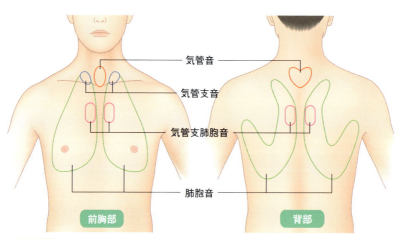

図3-5 聴取部位と呼吸音の関係

(真船健一:臨床ベーシックテクニックⅡ 身体診察の基本 動画ではじめてわかる診察手技, p.59, 学研メディカル秀潤社, 2012)

る場合は異常である．これは，病変や炎症などにより異常に音が伝わりやすくなっていることが考えられる．

❷ 呼吸音の減弱・消失の有無，左右対称性

・正常所見：呼吸音は左右対称に聴取され，減弱・消失はない．

・異常所見：左右差，減弱，消失部位がある．無気肺，液体貯留時(胸水・血胸)，気胸など．

❸ 呼吸音の増強の有無，左右対称性

・正常所見：呼吸音は左右対称に聴取され，増強はない．

・異常所見：左右差，増強部位がある．肺炎，肺

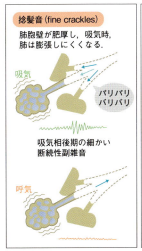
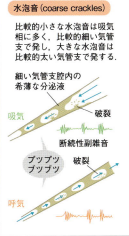
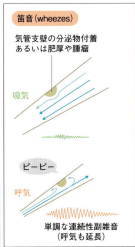
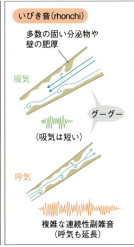

図3-6 副雑音の発生機序

(岡安大仁ほか：ナースのための聴診スキルの教室，p.66，学研メディカル秀潤社，2007を改変)

線維症などで呼吸困難時換気量が増大すると，呼吸音が増大する．また，腫瘍などで気管支が閉塞すると，閉塞側で減弱・消失，健側で代償性に増大する．

❹ 呼気延長の有無

- 正常所見：「吸気：呼気」の割合は聴取部位により一定であり，呼気延長はない．
- 異常所見：正常の割合より呼気が延長している．気管支喘息など．

> **ポイント**
> 音の強さ，高低差，呼気相・吸気相での長さの割合

❺ 呼吸の副雑音（異常な呼吸音）

正常では，副雑音が聴取されることはない．どのような時でも副雑音が聴取されれば，なんらかの異常が示唆される．

①連続性ラ音
（グーグー，ヒューヒューなどと続く音）

① 低音性連続性ラ音（類鼾音，いびき音：rhonchi）
- 音の特徴：低調な連続性ラ音で，いびきに似ている．吸気・呼気時ともに聴取される．
- 原因疾患・病態：
  a) 比較的太い気管支の一部に狭窄がみられるとき
  b) 痰などの分泌物貯留，腫瘍などによる気管・気管支狭窄

c）太い気管支への分泌物貯留が考えられるため，気管吸引実施の絶好のタイミングである
②高音性連続性ラ音(笛声音：wheezes)
・音の特徴：ピーピーという高調な連続音で，主に呼気時に聴取される．
・原因疾患・病態：細い気管支の狭窄がある場合．気管支喘息(代表例)，腫瘍による気管・気管支狭窄，肺気腫など．

②断続性ラ音
(ブツブツ，パリパリなど途切れる音)

①細かい断続性ラ音(捻髪音：fine crackle)
・音の特徴：細かい，比較的単調な断続性ラ音で，呼気時に液体で満たされた肺胞が，吸気時に気流が開放され，プツプツはじけるような音がする．髪の毛を耳の前でこすり合わせたときに生じるような，パリパリとした音が特徴である．主に吸気時に聴取される．
・原因疾患・病態：うっ血性心不全初期，肺炎初期，肺水腫初期など．

②粗い断続性ラ音(水泡音：coarse crackle)
・音の特徴：低調な粗い断続性ラ音で，液体の中を通過する空気の動きによって，粗いはじけるような，ブツブツという音が特徴である．吸気，呼気時ともに聴取される．
・原因疾患・病態：肺水腫，うっ血性心不全，肺炎など．

ポイント
副雑音聴診では以下の点に注意する
①連続性か，断続性か？
②高音か，低音か？
③音の性質は？
④部位・場所は？
⑤吸気・呼気時のどちらに聴かれるのか？

引用・参考文献
1) 真船健一：臨床ベーシックテクニックⅡ 身体診察の基本 動画ではじめてわかる診察手技，p.59，学研メディカル秀潤社，2010．
2) 落合慈之監：呼吸器疾患ビジュアルブック，p.41，学研メディカル秀潤社，2011．
3) 岡安大仁ほか：ナースのための聴診スキルの教室，p.66，学研メディカル秀潤社，2007．
4) 山内豊明：フィジカルアセスメントガイドブック，医学書院，2010．
5) 藤崎郁ほか：フィジカルアセスメント完全ガイド，学研メディカル秀潤社，2002．
6) 横川美樹ほか編：成人看護学 ヘルスケアアセスメント，ヌーヴェルヒロカワ，2005．

4 打診

1 打診とは

観察者の手指や打腱器で胸部・腹部・背部・腱などを打ち，音の響きから臓器の位置・組織の密度などを判断する方法である．

2 打診の種類

打診には以下の3つの方法がある．胸部の打診では，主に間接打診法を用いる．
① 直接打診法：指や打腱器で直接打診する方法（腱反射など）
② 間接打診法：指の上から打診する方法（胸部，腹部の観察など）
③ 叩打診法：手の上から拳で打診する方法（腰背部の疼痛確認など）

3 間接打診法（図4-1）

① 叩く部位に，利き手ではない手の指を密着させる（叩く指以外の指は付けない）（図4-1①）．
② 利き手の中指等で，第1関節付近を叩く（打診指を直角に当てる）（図4-1②）．
③ 手首の力を抜き，手首のスナップを利かせ，叩いた瞬間に跳ね返すようにすぐに離す（図4-1③）．

打診音を得るためには，正しい手技と繰り返し練習が必要である．うまく打診音が出せない場合は，自分の身体を繰り返し打診することが手技の習得に効果的である．

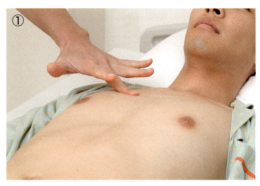
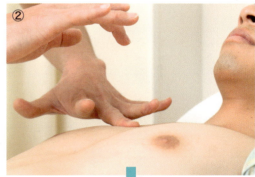
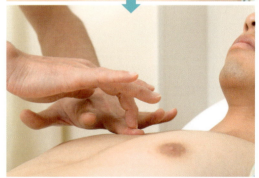
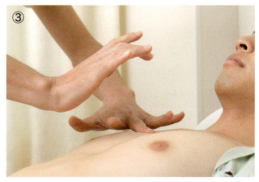

図4-1 間接打診法の手技

表4-1 打診音の種類

音の種類	高さ	共鳴	示すもの	基本的に聴取される部位
鼓音	高調	太鼓を叩いたような音	胃・腸管の空気，ガスの貯留	心窩部から臍部
共鳴音	低調	鈍く響く	肺の空気の含有	第2肋間鎖骨中線上
濁音	低調	鈍い	臓器・液体貯留・腫瘍など	大腿部

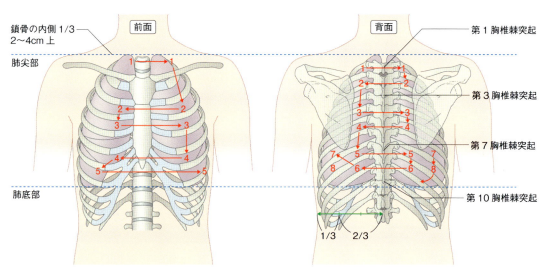

図4-2 打診部位と順序
左右交互に打診し，左右の打診音を比較する．

表4-1に，各打診音が聴取される部位を示した．識別や練習などにも活用してほしい．

4 胸部領域での打診音

打診音の種類によって音に特徴はあるものの，「この音がそうだ」というような，絶対的なものではない．打診音の識別には，ほかの部位での打診音やほかの音と比較して識別することが大切である．異常例としては，肺野で濁音がする場合には，炎症，胸水貯留，腫瘍の存在，肺の硬化が疑われる．また，高い共鳴音や鼓音がする場合には肺気腫や気胸などが疑われる．

ポイント
打診音の識別は以下の3点に注意する
①音の強さ（大きいか？　小さいか？）
②音質（高いか？　低いか？）
③音の長さ，響き（長く響いて振動する音か？　短くとぎれる音か？）

5 胸部領域の打診の方法

肋骨上は避け，左右対称に肋間を打診する（図4-2）．正常所見では肺野全体で共鳴音になる．

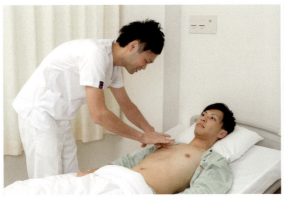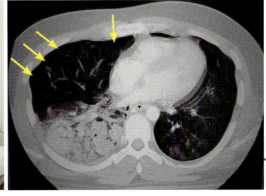

図4-3 気胸

臥位時，空気(→)は身体の前面に貯留する．このため，前胸部で，鼓音の有無を観察する．

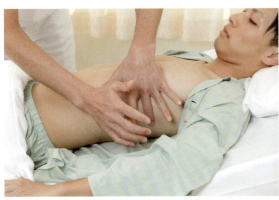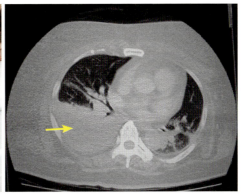

図4-4 胸水

臥位時，液体(→)は身体の背面に貯留する．このため，側胸部で濁音の有無を観察する．

6 異常所見の探し方

❶胸部での打診

仰臥位で臥床している場合，重力により空気は前胸側に貯留し，液体は背面側に貯留する（図4-3, 4）．解剖学的に気体，液体の貯留部位をイメージし，前胸部，側胸部を打診することが大切である．前胸部の打診では鼓音や高い共鳴音の有無を，側胸部の打診では濁音の有無を観察する．

気胸が進行し，完全に肺が萎縮している場合は，側胸部でも鼓音が聴取される．

❷横隔膜可動域の観察（図4-5）

坐位保持が可能で，呼吸を止めるなどの協力が得られる場合，以下の方法で，横隔膜の可動域を観察することができる．

① 息を完全に吐き出し，止めてもらう．
② 背部の打診を行い，濁音と共鳴音の境界に印をつける．
③ 次は，大きく息を吸って止めてもらう．
④ ②で付けた印から足側方向に向かって打診し，濁音と共鳴音の境界に印をつける．

この2つの距離が横隔膜の可動域となる．

正常所見は，3～5cm以上で左右差はない．可動域が狭い場合は，肺気腫や腹部の病変（腹

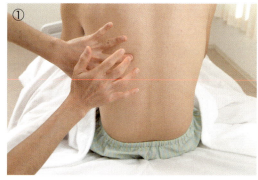
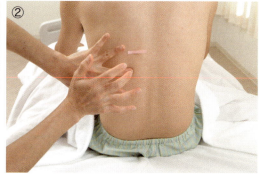
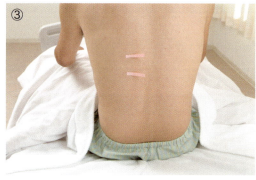

図4-5 横隔膜可動域の観察
①呼気時に印をつける．
②吸気時に印をつける．
③2つの印の距離を測定する．

水，腫瘍），痛みなどによる呼吸抑制が考えられる．肺気腫では肺の過膨張により横隔膜の位置が足側方向に低下する．

引用・参考文献
1) 山内豊明：フィジカルアセスメントガイドブック，医学書院，2010．
2) 藤崎郁ほか：フィジカルアセスメント完全ガイド，学研メディカル秀潤社，2002．
3) 落合慈之監：呼吸器疾患ビジュアルブック，学研メディカル秀潤社，2011．
4) 横川美樹ほか編：成人看護学 ヘルスケアアセスメント，ヌーヴェルヒロカワ，2005．

5 触診

1 触診とは

　対象者の身体を観察者の手指で触り，身体の形・大きさ・温度・動き・振動・圧痛などを観察する方法である．ほかの診察と比べて身体への侵襲がいちばん強いため，原則として触診は最後に行う．最初に疼痛の強い部位から触診すると，生じた痛みによりその後の観察が困難となり，正確な観察結果が得られないことがある．

2 触診の方法

①安全・安楽への配慮（爪を短く，手を温かくする．触る前に声を掛ける）
②手の部位を使い分ける
・指先→細かい識別（脈拍，組織の性状）
・手掌→振動，動き
・手背→皮膚の温度の比較など
③触診の種類
・表面の触診（皮下気腫の有無など），浅い触診（圧痛の有無など），深い触診（圧痛，胸郭動揺の有無など）
④触診の順序
・皮膚表面の触診から軽い触診，強い触診の順序で行う
⑤痛みを訴えている部位，視診上異常がありそうだと考えられる部位は最後に触診する

3 胸郭の拡張性

　両手を胸郭下部に当て，呼気時と吸気時での拇指間の広がりを観察する．正常では左右対称に3〜4cm程度開く（図5-1）．片方が弱く左右差がある場合は，片肺に肺炎や胸水貯留，気胸，換気量の減少が疑われる．また，左右両方の拡張性が悪い場合は，肺気腫，胸郭運動の制限，換気量の減少が考えられる．

4 皮膚異常

　皮膚の握雪感（皮下気種）の有無を観察する（図5-2）．
　皮下気腫とは，皮下組織内に空気が貯留した状態であり，気胸や肺損傷を伴った肋骨骨折，

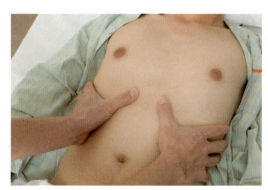 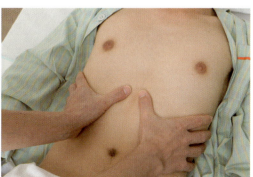

図5-1　胸郭の拡張性の観察

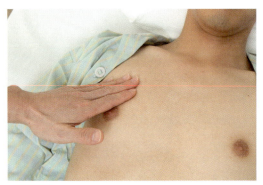

図5-2　皮膚異常の観察

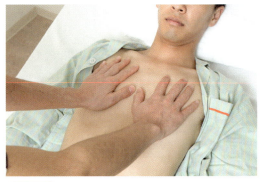

図5-3　胸壁の振動の観察

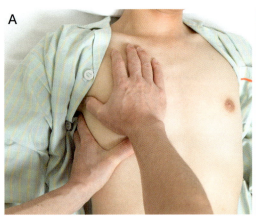
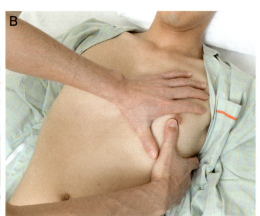

図5-4　圧痛，胸郭の動揺の観察
A)右側，B)左側

肺・気管・気管支・食道の損傷などによって出現する．皮膚を触診すると，皮下で空気が弾け，プチプチするような感触を感じる．この感触は，雪を握った時や踏みしめたときの感覚に似ていることから，握雪感などと表現される．

5　胸壁の振動

胸壁に手のひらを当て，吸気・呼気に同調する振動の有無を観察する(図5-3)．

気管に分泌物や腫瘍などがある場合，空気が通過する際にそれらが移動や振動することで手のひらに振動を感じる．振動が発生している部位に，異常があることが示唆される．

異常例としては喀痰貯留，気道・気管狭窄などがある．

6　圧痛，胸郭の動揺

手のひら全体を使って胸部を触診し，圧痛や胸郭動揺を観察し，肋骨骨折や打撲の有無などを確認する(図5-4)．

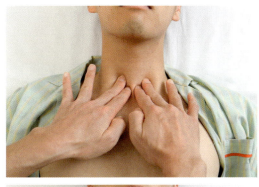
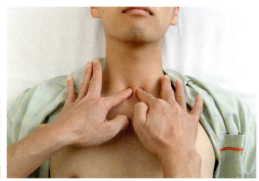
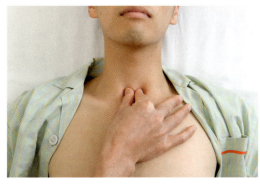

図5-5 気管偏位の観察

7 気管偏位

　鎖骨上部付近の気管に触れ，気管が両鎖骨の中央にあるかを観察する(図5-5)．

　左右いずれかに気管が偏位している場合，偏位と反対側に緊張性気胸が生じている可能性がある．気管の偏位は緊張性気胸が進行してから出現することが多く，緊急度が高い状態であるため意識レベルの低下，呼吸促迫，冷汗，頻脈などのショック症状を合わせて観察することが大切である．

引用・参考文献
1) 山内豊明：フィジカルアセスメントガイドブック，医学書院，2010．
2) 藤崎 郁ほか：フィジカルアセスメント完全ガイド，学研メディカル秀潤社，2002．
3) 落合慈之監：呼吸器疾患ビジュアルブック，学研メディカル秀潤社，2011．
4) 横川美樹ほか編：成人看護学 ヘルスアセスメント，ヌーヴェルヒロカワ，2005．

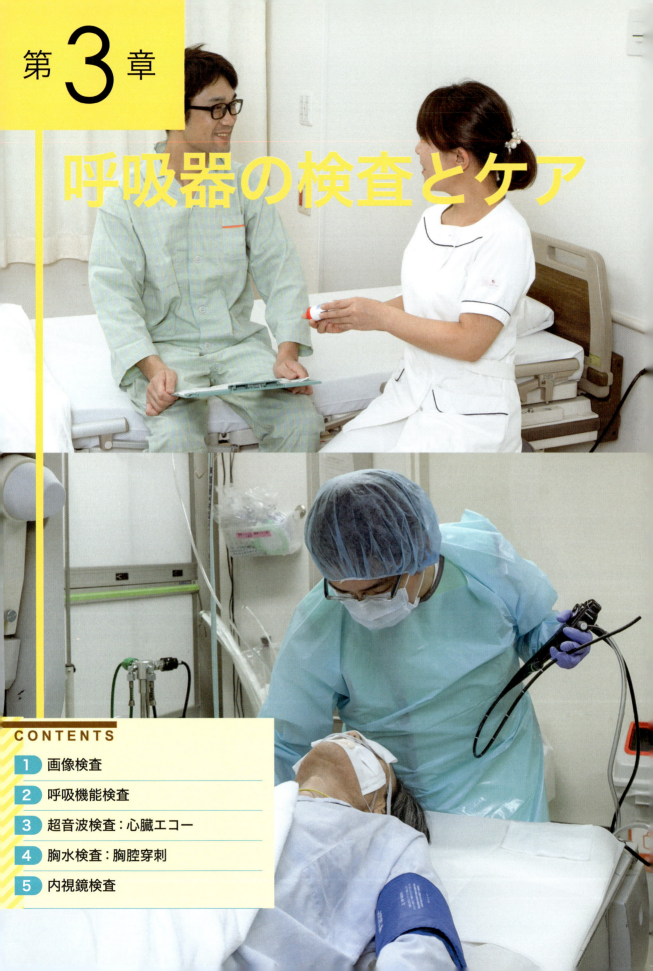

第3章 呼吸器の検査とケア

CONTENTS
1. 画像検査
2. 呼吸機能検査
3. 超音波検査：心臓エコー
4. 胸水検査：胸腔穿刺
5. 内視鏡検査

1 画像検査　①X線検査

1 X線とは

　X線撮影はX線を目的の物質に照射し,透過したX線を検出器で可視化することで,内部の様子(肺や心臓,肺のあいだにある縦隔など)を知る画像検査法である.ほかの検査に比べ簡便に行えるため多く実施されている.

2 X線の特徴(図1-1-1)

　呼吸器領域の撮影では,肺がん,肺結核,肺炎など,異常が白い影として描出され,気胸,肺気腫などは病気のあるところの空気が多くなるので黒く描出される.また,気管支拡張症や胸水なども観察可能である.

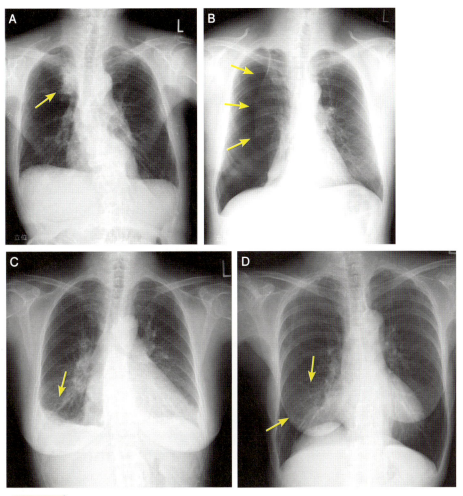

図1-1-1 胸部異常陰影画像
A)右上葉肺がん:右上葉に突出した肺がんが認められる(→).
B)気胸:縮小した肺陰影が認められる(→).
C)肺水腫:肺内に貯留する水が認められる(→).
D)非結核性抗酸菌症:非結核性の抗酸菌による感染症では,肺は白く抽出される(→).胸部CTで特徴がはっきりする.

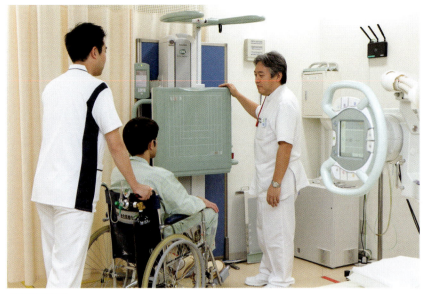

図1-1-2 検査の説明
撮影前に検査部位など概要を説明し,協力を依頼する.

3 X線検査の実際

主な撮影部位は胸部となるが,撮影部の金属類は除去し,更衣を行い,診断に必要な体位を取ってもらい撮影を行う.通常は1部位につき1方向または2方向の撮影を行う.

4 X線検査の手順

❶X線検査前の準備

検査室受付にてバーコードリーダーでバーコードが印刷されたリストバンドを照合し,患者本人を確認する.

①検査の説明(図1-1-2)

検査について説明を行う.患者が女性の場合は,あらかじめ妊娠の確認を行う.妊娠中で検査が必要な場合は,胎児の被曝を防止するため,胎児に放射線が当たらないようプロテクターで遮蔽して検査を行うなど配慮する.

②注意事項の説明

①撮影中は体を動かさないようにすること(図1-1-3).
②金属製品〔ネックレス,ブラジャー,ピアス,ボタン,貼付薬(湿布),カイロ,家庭用磁石入り絆創膏(商品名:エレキバン®),服のプリントなど〕は,外しておく.

❷検査室への移送から検査中

①患者の状態に合わせた移送方法を選択する.酸素投与中の場合は,酸素ボンベを用いる.患者搬送前に,酸素の残量と使用可能な時間を確認しておくことが重要である.なお,残量計算については第6章「1 酸素療法」(p.173)を参照.
②患者氏名をフルネームで確認する(指さし呼称確認).
③撮影時は,撮影部位により体位や姿勢を変えることがあるため,必要に応じて介助を行う.酸素投与中の場合は,酸素吸入器具に合わせた対応を行う(図1-1-4).酸素ボンベの残量確認は事前に行っているが,退室時も行う.

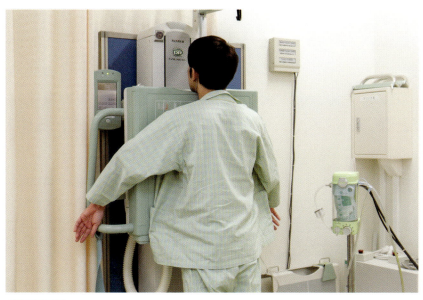

図1-1-3 撮影時の体位
ボタンなどが撮影範囲に入らないように，注意してポジショニングを行う．

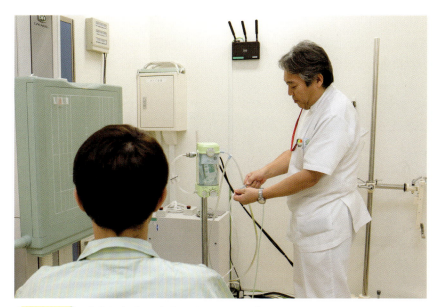

図1-1-4 酸素投与中の患者に合わせた対応
酸素チューブなどが撮影範囲に入らないように注意する．

④病室で撮影を行う場合は，同室者へ説明し，同意を得てから行う．

❸ 検査終了後

①患者の状態に合わせた移送方法で病室に帰室する．
②移送や体位や姿勢を変えたことによる呼吸状態の変化，自覚症状，酸素化の状況などを観察する．

引用・参考文献

1) 石井靖人ほか：X線検査．整形外科ビジュアルナーシング，（近藤泰児監），p.58-60，学研メディカル秀潤社，2015．
2) 林 邦昭ほか編著：新版 胸部単純X線診断ー画像の成り立ちと読影の進め方ー，学研メディカル秀潤社，2000．

1 画像検査 ②CT検査

1 CTとは

CTは最も簡便で普及しているデジタル画像診断装置の1つであり，扇状のX線ビームを人体の周囲で回転させ，透過X線量を計測し，断層画像を得る検査法である（図1-2-1）[1]．

2 CTの特徴

CTは水を0，空気を-1,000と定めたX線吸収度（Hounsfield unit：HU）により，白から黒までの濃淡として画像を構成する（図1-2-2）[1]．
等吸収域は軟組織とほぼ等しい濃淡を示す領域，高吸収域は軟組織より白い領域（骨，急性期の出血，筋肉，腫瘍，石灰化），低吸収域は軟組織より黒い領域（脊髄液や囊胞，脂肪，空気）のことである．

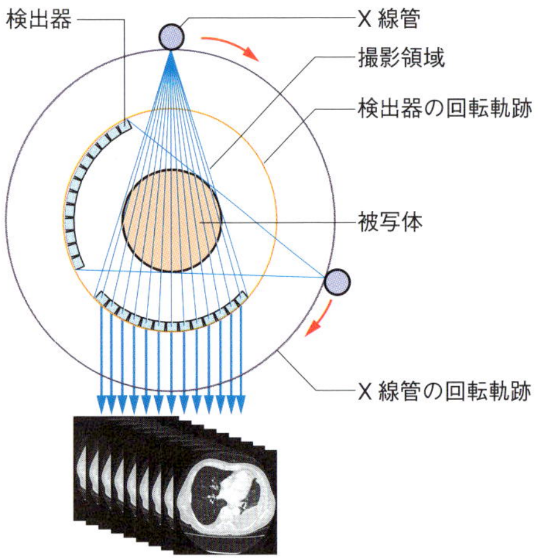

3 CTガイド下肺生検

CTガイド下肺生検は，実際にCT装置で身体の断面像を見ながら肺の病変部に生検針を刺して組織を採取する検査（図1-2-3）で，肺や縦隔，胸膜などの病変の確定診断の1つとして行われる．
① 生検を行う部位周辺のCT画像を撮影する．
② 目的部位が写ったCT画像を参照し，針を刺す最善の経路を画面から決定する．
③ CTの画像を見ながら，呼吸停止下のもと病変の組織を採取する．

生検後は肺全体のCT撮影を行い，異常がなければ検査を終了する．検査終了後は病室にてしばらくのあいだベッド上で安静が必要である．

4 CT検査の実際

呼吸器領域の検査は，古くから単純X線撮影が主流であり，現在でもその役割は変わらない．しかし，近年のCT装置やMRI装置の目覚ましい発展とその普及により，より微細な疾患や

図1-2-1 CT装置（多列検出器）

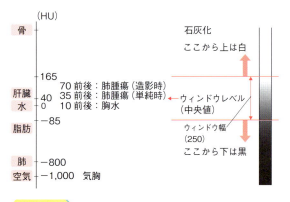

図1-2-2 CT画像の濃淡

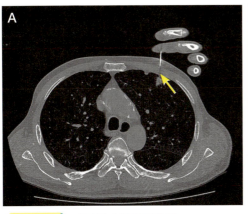
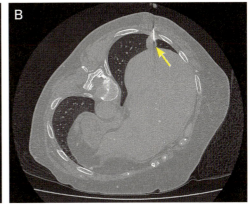

図1-2-3　CTガイド下肺生検
CT画像を参照することで，正確に病変部に穿刺（→）できる．

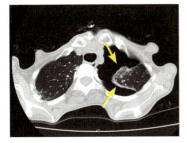

図1-2-4　気胸
胸腔内に溜まった空気により，肺実質が萎縮した状態が認められる（→）．

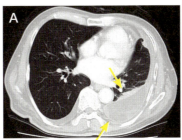

図1-2-5　胸水
A）肺野条件，B）縦隔条件．胸腔内（肺外）に溜まった水が認められる（→）．

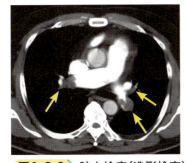

図1-2-6　肺血栓症（造影検査）
肺動脈が血栓などにより閉塞した状態で，造影CTでよく抽出される．黒く抽出されているところが血栓で，造影剤（白い部分）の走行が遮断されている．

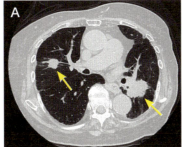

図1-2-7　肺腺がん
A）肺野条件，B）縦隔条件．薄いスライス厚により，よく抽出される（→）．

早期診断が可能となっている．

呼吸器領域のCT検査では，ヘリカルCTの普及により，多くの薄い画像を短時間で撮影できる．これに単純撮影と造影撮影を組み合わせたり，縦隔条件と肺野条件の画像を比較して診断を行うことが重要となる（図1-2-4〜7）．

とくに，肺野条件の薄いスライス画像〔高解像度CT（high resolution CT：HRCT）〕は，従来のX線断層撮影を凌駕し，肺がん，肺炎，肺結核，肺気腫および気管支拡張症の評価に有用である．

肺がんでははっきりとした白い影が映り，が

第3章　呼吸器の検査とケア

んの大きさ，場所，浸潤の度合いや転移の可能性などの情報が得られる．

肺炎ではうっすらとした影がみられ，肺結核では空洞や小さな結節の影となる．肺気腫では肺胞が壊れてスポンジのような空洞がみられ，気管支が細くなっているのが描出される．

5 CT検査の手順

❶CT検査前の準備

①検査の説明

検査の説明書を使用して，検査の目的・検査の内容について患者・家族に説明する．説明後，検査内容を理解しているか確認し，検査に対する不安に配慮し，必要に応じて説明を補足する．

②注意事項の説明

①撮影中は，体を動かさないようにする．
②金属製品（ヘアピン，イヤリング，義歯，湿布など）は外しておく．これは撮影した画像に写ってしまう可能性があり，またアーチファクト*1により正確な検査部位の画像が描出できなくなるためである．
③造影剤を使用する場合は，アレルギー，気管支喘息，薬物過敏症，造影剤による副作用の有無について確認する．
④検査前の食事・飲水制限については，検査前一食が絶食となる場合と，乳製品以外の飲水は可能である場合がある．医師の指示に従う．
⑤内服薬を中止するかについては医師の指示に従う．糖尿病薬（ビグアナイド系，表1-2-1）は，ヨード造影剤との併用により乳酸アシドーシスをきたすことがあるため，併用

📖用語解説

*1　アーチファクト
体の動き（患者要因）や物質（物理的要因），装置の機能により作り出された人体情報以外の障害陰影である．回避するには，患者に対するポジショニング時の工夫や事前検査説明などが有効である．

表1-2-1　糖尿病薬

一般名	商品名
メトホルミン	メデット®，メトグルコ®，ネルビス®，グリコラン®，メトリオン®
ブホルミン	ジベトス，ジベトンS

注意とされている．糖尿病薬を服用中の患者は検査の48時間前から内服を中止し，造影剤投与後も48時間は内服禁止となる．
⑥患者が女性の場合は，あらかじめ妊娠の確認を行う．CT検査はX線を用いるため，検査前に主治医に報告する．
⑦造影剤は母乳中にも排泄されるため，検査後48時間は授乳を中止する．

③検査前の確認

①排尿を済ませる．
②ヘアピン，イヤリング，義歯，湿布などが外されているか確認する．
③金属類・金具のない衣類を着用するか，指定の検査着を借用する．

造影剤を使用する場合は，さらに以下についても確認する．

- アレルギー問診の内容，同意書の確認を行う．
- 耐圧性能の高い点滴ルートを使用する．
- 腎機能が低下している患者の場合は，造影剤腎症（contrast induced nephropathy：CIN）のリスクを軽減させるために，検査前に0.9％生理食塩液（等張性補液）を滴下するなどしてハイドレーション（積極補水）を行う可能性があるため，医師の指示に従う．

❷CT検査室への移送から検査中

①患者の状態に合わせた移送方法を選択する．酸素投与中の場合は，酸素ボンベを用いる．患者搬送前に，酸素の残量と使用可能な時間を確認しておくことが重要である．なお，残量計算については第6章「1 酸素療法」（p.173）を参照．
②患者氏名をフルネームで確認する（指さし

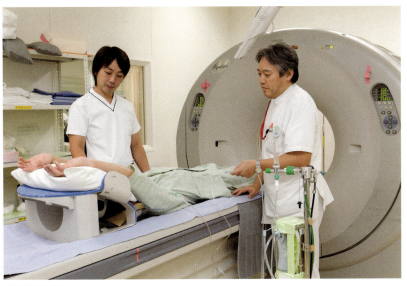

図1-2-8 注意事項の説明

検査前の事前説明により,有用な画像情報を得ることができる.

呼称確認).
③撮影台へ移動する.その際,転倒しないようゆっくり注意深く介助する.
- 急な動作は起立性低血圧などを起こす可能性があるため注意する.
- 安楽な体位で撮影が行えるようポジションを合わせる.
- 酸素投与中の場合は,酸素吸入器具に合わせた対応を行う.

④検査を開始していくうえでの注意事項を患者に説明する(図1-2-8).
- 撮影中は体を動かさないようにすること.
- 造影剤注入時は体が熱く感じるが,アレルギーではないため,体を動かさないようにし,時間が経過すると落ち着いてくるため心配ないこと.
- 過敏反応(くしゃみ,咳嗽熱感,血管痛,蕁麻疹,瘙痒感,悪心,嘔吐,動悸など)を自覚したときにはすぐに医療スタッフに伝えること.
- 注射部位に急激な痛みや違和感が生じた場合にはすぐに医療スタッフに伝えること.

⑤検査中は患者の一般状態を観察する.造影剤使用時は静脈内注後に,血管痛の有無と気分不快などが出現していないか観察する.

❸CT検査終了後

①患者の状態に合わせた移送方法で病室に帰室する.
②造影剤を使用した場合は,アレルギー症状や気分不快などが出現していないか観察と確認を行う.遅発性アレルギーについて説明しておく.
③水分制限が必要な患者を除き,水分を十分摂取するように説明する.これは造影剤の排出遅延によりCINが出現する可能性があるためである.
④移送や体位や姿勢を変えたことによる呼吸状態の変化,自覚症状,酸素化の状況などを観察する.

引用・参考文献
1) 石井靖人ほか:X線検査.整形外科ビジュアルナーシング,(近藤泰児監),p.61-64,学研メディカル秀潤社,2015.
2) 病院の検査の基礎知識.
http://medical-checkup.info/article/43067123.html(2015年12月4日検索)
3) CTガイド下肺生検.慶應義塾大学病院医療・健康情報サイト(KOMPAS).
http://kompas.hosp.keio.ac.jp/contents/000344.html(2015年12月4日検索)

1 画像検査　③MRI検査

1 MRIとは

　MRIは強い磁場の中に生体(患者)を置き,電磁波を照射することにより体内の水素原子からの反響信号を画像化したものである.

　自然状態では,体内の水素原子核はそれぞれバラバラな方向を向いている.そこに強力な磁場を与えると,水素原子核は一斉に一方向を向く.そこに電波〔RF (radio frequency)パルス〕を当てると水素原子核が一斉に,電波の強さによりある特定の方向を向く(磁気共鳴現象).そして電波を切ると,水素原子核は強力な磁場を与えた状態に戻る.このときの水素原子核の戻り方の緩急によって生じる受信電波の強弱により画像コントラストを付け,疾患の形態を表す.

2 MRIの特徴

　MRIの特徴は,非常に高い分解能をもち,生体の微細な局所解剖,病変変化を,X線を利用せず,被曝せずにとらえることが可能であり,断層面を任意に選択できることにある.

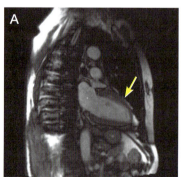
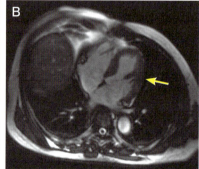

図1-3-1　サルコイドーシスの疑いのある心臓

A)矢状断,B)水平断.サルコイドーシスは多くの臓器に発症する原因不明の肉芽腫性疾患である(→).心臓MRI検査では,そのほかの心筋症との鑑別に有用で,初期の炎症や局所心筋の肥厚や浮腫を観察する.

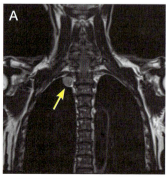
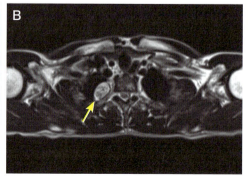

図1-3-2　右上縦隔腫瘍

A)矢状断,B)水平断.縦隔周辺の臓器から発生した腫瘍を指す(→).縦隔疾患はMRIによる多方向からの観察や造影剤を使用した強調画像などが有用である.

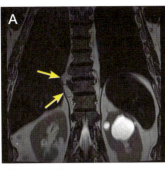 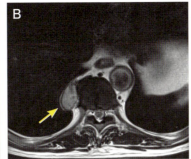 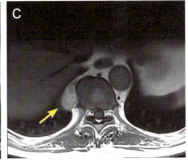

図1-3-3 神経原性腫瘍
A) 前額断，B) T2水平断，C) T1水平断．神経から発生する腫瘍(→)で，後縦隔(胸の後方)から発生するものが多い．CT，MRIによる検査が，腫瘍の局在や進展度を観察するのに有用である．

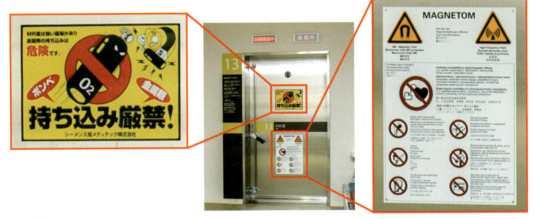

図1-3-4 MRI室の入り口に明記された禁忌事項

撮像法には基本的なT1強調画像，T2強調画像[*1]，FLAIR（fluid-attenuated inversion recovery）画像や拡散強調画像，ガドリニウム化合物を用いた造影剤増強像などがある（図1-3-1～3）．

呼吸器領域では，肺の画像診断においてMRI検査は役割が限定されているが，胸壁と境を接する腫瘍の評価などではCTよりも好まれる．

造影剤が使用できないときも，同様の効果が得られる，被曝がないなどの長所もあるが，一方で，撮像時間が長いなどの短所もある．

> **用語解説**
> ***1 T1強調画像とT2強調画像の違い**
> T1強調画像では，脂肪や出血などは白い高信号となり，水は黒い低信号で描出される．T2強調画像では，水分が多い（脳脊髄液，腫瘍，炎症部位など）と白い高信号で描出される．T1強調画像はCTに近い画像となるが，病変の鑑別にはT2強調画像が有用である．

3 MRI検査の実際

強力な磁力を用いて行う検査のため，金属製品はすべて取り除き検査室には持ち込まない（図1-3-4）．医師，看護師，検査室スタッフによる持ち込みも同様に禁止である．金属製品を身に着けていると熱傷を生じるリスクがあり，また体内に金属製品が挿入されている場合には，磁力によって機器が移動し事故が発生する．ただし，体内に金属製品が挿入されている場合でも，その材質によっては検査可能なものもある．

最近では，MRI検査が可能なペースメーカーも用いられている．MRI検査対応ペースメーカーには「条件付きMRI対応ペースメーカー

ド」が発行される．

検査を実施するためにはペースメーカー側とMRI装置側の条件がすべて満たされている必要がある．

①ペースメーカー側の条件
- 植込み型ペースメーカーとリードがすべて条件付きMRI対応機器であること
- ペースメーカー以外に体内植込み型の非MRI対応機器が体内にないこと

②MRI側の条件
- 検査時の被験者の姿勢
- そのほかの撮像条件が満たされていること

③MRI検査が受けられない条件
- ペースメーカー植込み後6週間以内
- ペースメーカーが胸部以外に植込まれている場合
- リードが損傷している疑いがある場合

MRI検査の可否については循環器の医師と協議する．また，検査は施設基準を満たした施設でのみ施行可能である．

4 MRI検査の手順

❶MRI検査前の準備

①検査の説明
説明書を使用し，検査の目的・検査の内容について患者・家族に説明する．説明後，検査内容を理解しているか確認し，検査に対する不安に配慮し，必要に応じて説明を補足する．

②注意事項の説明
①急激に磁場を変化させ検査を行うため大きな音が出る．希望する患者には耳栓などを使用できること，狭い筒状の装置の中でCT検査より長く（30分〜1時間程）横になっていなければならないことを説明する．
②金属製品は，すべて取り除いて検査することを説明する．
　例：指輪，アクセサリー類，眼鏡，ヘアピン，義歯，カイロ，磁気治療器類，カラーコンタクトレンズ，時計，携帯電話，カード類など

患者の身体に使用している医療機器類のうち，金属製の物を確認し，可能であれば取り外す（**表1-3-1**）．外せないものがある場合は医師に確認する．義眼，刺青，アートメイクなどは熱傷の原因となる．金属はアーチファクトや装置の故障の原因となる．義眼や刺青の場合はリスクを説明し，了承が得られた場合のみ実施している．納得してもらえない場合は，主治医に相談して中止する．

③造影剤を使用する場合は，アレルギー，気管支喘息，薬物過敏症，造影剤による副作用の既往の有無について確認する．
④検査前の食事・飲水制限については，医師の指示に従う．検査前一食が絶食となる場合と乳製品以外の飲水は可能である場合がある．
⑤ガドリニウム造影剤は尿路血管用ヨード造影剤と比べて投与量が少ないため，腎機能に対する影響は少ないとされている．
⑥患者が女性の場合は，あらかじめ妊娠の確認を行い，検査前に主治医に報告する．
⑦造影剤は母乳中にも排泄されるため，検査後48時間は授乳を中止する．

③検査前の確認
①排尿を済ませる．

表1-3-1 確認すべき金属製医療機器類

取り外し可能な医療機器や医療材料	輸液ポンプ 人工呼吸器 心電図モニター送信機 翼状針 ディスポーザブル電極
体内に埋め込まれている医療用金属材料	ペースメーカー 人工関節 ステント クリップ コイル 人工内耳 避妊リング 一部の心臓人工弁

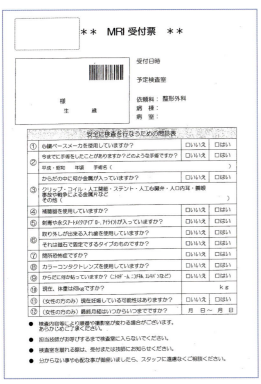

図1-3-5 受付時のチェック表

②検査前のチェック表(図1-3-5)を用いて、金属製品がすべて外されているか確認する.
③検査着に着替える.
　造影剤を使用する場合は、さらに次の点に注意する.
・アレルギー問診の内容,同意書の確認を行う.
・耐圧性能の高い点滴ルートを使用する.
・重症腎障害患者に対するガドリニウム造影剤使用によって,腎性全身性線維症の発現のリスクが上昇することが報告されているため,腎機能の確認を行う.

❷MRI検査室への移送から検査中

①患者の状態に合わせた移送方法を選択する.その際はMRI用の車椅子,MRI用ストレッチャーなど,MRI専用のものを使用する.また点滴スタンドやパルスオキシメーターなどの機器を使用している場合も,同様にMRI専用のものに替える.
②患者氏名をフルネームで確認する(指さし呼称確認).
③チェック表内容の確認,再度金属探知機を使って金属製品の確認を行う(図1-3-6).介助する看護師自身が身に着けているものも最終確認を行う.
④撮影台へ移動する.その際,転倒しないようゆっくり注意深く介助する.急な動作は起立性低血圧などを起こす可能性があるため注意する.安楽な体位で撮影が行えるよ

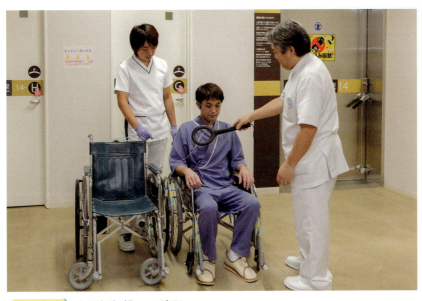

図1-3-6 金属探知機での確認

うポジションを合わせる.
⑤検査を開始していくうえでの注意事項を説明する.
- 撮影中は体を動かさないようにすること.
- 造影剤注入時は体が熱く感じるが,アレルギーではないため,体を動かさないようにし,時間が経過すると落ち着いてくるため心配ないこと.
- 過敏反応(くしゃみ,咳嗽熱感,血管痛,蕁麻疹,掻痒感,悪心,嘔吐,動悸など)を自覚したときにはすぐに医療スタッフに伝えること.
- 注射部位に急激な痛みや違和感が生じた場合にはすぐに医療スタッフに伝えること.
⑥検査中は患者の呼吸状態および一般状態を観察する.造影剤使用時は静脈内注射後に,血管痛の有無と気分不快などが出現していないか観察する.

❸MRI検査終了後

①患者の状態に合わせた移送方法で病室に帰室する.
②造影剤を使用した場合は,アレルギー症状や気分不快などが出現していないか観察と確認を行う.遅発性アレルギーについて説明しておく.
③水分制限が必要な患者を除き,水分を十分摂取するように説明する.これは,造影剤の排出遅延により造影剤腎症が出現する可能性があるためである.
④移送や体位や姿勢を変えたことによる呼吸状態の変化,自覚症状,酸素化の状況などを観察する.

引用・参考文献

1) 石井靖人ほか:X線検査.整形外科ビジュアルナーシング,(近藤泰児監),p.65-68,学研メディカル秀潤社,2015.
2) 肺の診断と治療に関する手技-胸部画像-,メルクマニュアル18版 日本語版.
http://merckmanual.jp/mmpej/sec05/ch047/ch047b.html
(2015年12月4日検索)

2　呼吸機能検査　①スパイロメトリー

1 概要

　肺から出入りする空気の量を時間軸で記録した曲線をスパイログラム（肺気量分画）といい（図2-1-1）[1]，そこから肺活量（VC），1秒量（FEV$_1$），1秒率（FEV$_1$%），最大換気量（MVV）を測定または算出して換気の状態を把握することをスパイロメトリーという．

　身長，体重，年齢，性別，検査時の温度，湿度，気圧をもとに予測値を算出し，実測値と比較して正常範囲内であるか換気の状態，障害をみる．

2 肺機能の測定

　肺に出入りする空気の量は，スパイロメーターで測定する．これによって肺機能の異常を簡単に検査することができる．すなわち，空気を入れた円筒と口を管でつないで呼吸すると，円筒は呼吸のたびに上下運動を繰り返し，これをドラム上の記録紙に描画させる．

　スパイロメーターで測定できる呼吸気量を表2-1-1に示す．

　スパイロメーター以外で測定される呼吸気量を表2-1-2に示す．適度な機能的残気量は呼吸によって急激に肺胞内ガス組成が変化するのを防ぐが，肺気腫のように機能的残気量が増加しすぎると換気率が低下し低酸素症の原因となる．

3 検査機器

　スパイログラムの測定に使用するスパイロメーターには，測定原理から2種類の機種がある．

① 容積型

　閉鎖回路を用いて密閉空間に換気させ，換気

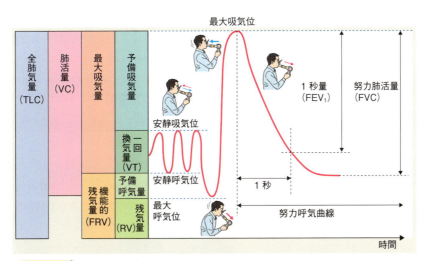

図2-1-1　スパイログラム（肺気量分画）
スパイロメトリーでは残気量（RV）は測定できないため，全肺気量（TLC），機能的残気量（FRV）は求めることはできない．
（落合慈之監：呼吸器疾患ビジュアルブック，p.44，学研メディカル秀潤社，2011）

表2-1-1　スパイロメーターで測定できる呼吸器量

一回換気量 (tidal volume：VT)	毎回の呼吸で肺を出入りする空気の容積
予備吸気量 (inspiratory reserve)	安静時吸息の終了からさらに最大努力により追加吸入し得る空気の容積 (2,000～2,500mL)
予備呼気量 (expiratory reserve)	安静時呼息の終了からさらに努力して呼出し得る最大量(1,000mL)
肺活量 (vital capacity：VC)	一回換気量＋予備吸気量＋予備呼気量 ・男性(4,000～4,500mL) ・女性(3,000～4,000mL)
時間肺活量 (timedvital capacity)	最大吸気位の状態から，努力してできるだけすばやく息を吐き出させ，1秒間で肺活量の何％を呼出できるかを示す．71％以上が基準値である

表2-1-2　スパイロメーター以外で測定される呼吸気量

残気量 (residual volume：RV)	安静呼気位から最大息を吐き出した際に肺の中に残っている空気の量 (1,500mL)
全肺気量 (total lung capacity：TLC)	肺活量＋残気量(5,500～6,000mL)
機能的残気量 (functional residual volume：FRV)	予備呼気量＋残気量(2,500mL)

量を時間で微分して算出する．

② **気流型**

解放回路系で，気流計を用いて気流量を測定し，時間で積分して換気量を算出する．

4　検査の実際

患者の協力が絶対条件となるため，患者には十分に説明し，理解を確認しながら検査を進める．

測定時は基本的には坐位で椅子に座り，背筋を伸ばして行う．衣服については，きつく締めつける下着やベルトなどはゆるめる．ただし，医療用のコルセットを使用している場合は，外してはいけないことがあるため，担当医などに確認する．

痛みはないが，思いきり吸ったり吐いたりを最低2回繰り返すため，呼吸が苦しい検査である．

❶身長・体重測定，そのほか，喫煙歴などを聞き取る．
❷肺活量(VC)測定
・鼻を閉鎖し(ノーズクリップを装着，図2-1-2①)，マウスピースを隙間があかないようにくわえる．
・2～3回通常の呼吸を繰り返す(図2-1-2②)．
・呼気を吐けなくなるまで吐ききる(図2-1-2③)．
・吐ききったら，胸いっぱい，もう吸えないところまで吸う(図2-1-2④)．
・ゆっくり全部吐ききる(図2-1-2⑤)．
・吐ききったら息を吸って，通常の呼吸に戻す．

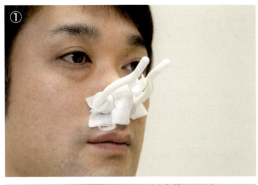
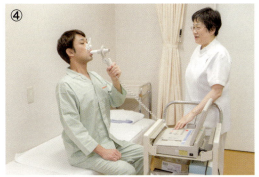
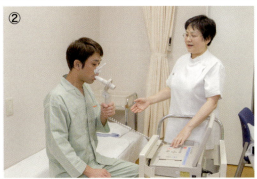
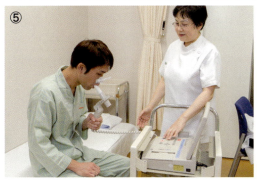
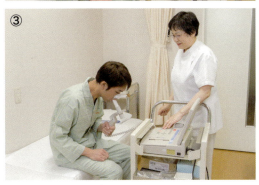

図2-1-2 気流型のスパイロメーターを使用した測定

5 検査結果の評価

　肺活量と努力性肺活量から，換気状態は正常，拘束性換気障害，閉塞性換気障害，および混合性換気障害に分類される（図2-1-3）．

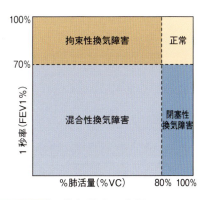

図2-1-3 換気障害の分類

引用・参考文献
1) 落合慈之監：呼吸器疾患ビジュアルブック，p.44，学研メディカル秀潤社，2011．
2) 日本呼吸器学会肺生理専門委員会編：呼吸機能検査ガイドライン－スパイロメトリー，フローボリューム曲線，肺拡散能力－，メディカルレビュー社，2004．
3) 医療情報科学研究所：病気がみえる vol.4 呼吸器，p.146-149，メディックメディア，2010．

2 呼吸機能検査　②フローボリューム曲線

1 フローボリューム曲線とは

努力性肺活量（forced vital capacity：FVC）から得られるフローボリューム曲線（図2-2-1）[1]は疾患により特徴的な波形となる（図2-2-2）[2]。

最大呼気速度をピークフローといい，中枢側の気道の閉塞性変化を反映する．

FVCの50％，25％を$\dot{V}_{50}$，$\dot{V}_{25}$と表し，1秒率の低下より鋭敏であるため早期の閉塞性換気障害の発見に役立つ．

検査の実施時はスパイロメトリーとほぼ同じだが，最大吸気位から一気に最大呼気にさせる．

検査評価はスパイロメトリー（p.63参照）と併せて評価する．

引用・参考文献

1) 落合慈之監：呼吸器疾患ビジュアルブック，p.46，学研メディカル秀潤社，2011.
2) 日本呼吸器学会肺生理専門委員会編：臨床評価−異常値を呈する疾患の鑑別−．呼吸機能検査ガイドライン−スパイロメトリー，フローボリューム曲線，肺拡散能力−，p.48，メディカルレビュー社，2004.
3) リウマチ・アレルギー情報センター：肺機能，ピークフローモニタリング．http://www.allergy.go.jp/allergy/guideline/01/contents_10.html#a（2015年12月4日検索）
4) 医療情報科学研究所：病気がみえる vol.4 呼吸器，p.146-149，p.172，メディックメディア，2010.

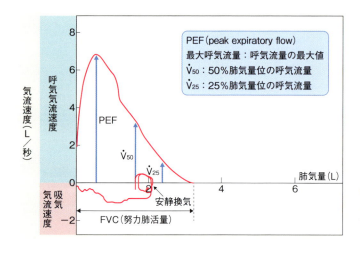

図2-2-1　フローボリューム曲線

（落合慈之監：呼吸器疾患ビジュアルブック，p.46，学研メディカル秀潤社，2011）

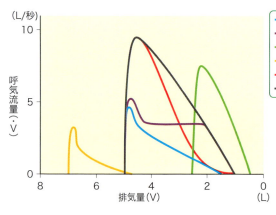

図2-2-2　疾患別のフローボリューム曲線

（日本呼吸器学会肺生理専門委員会編：臨床評価−異常値を呈する疾患の鑑別−．呼吸機能検査ガイドライン−スパイロメトリー，フローボリューム曲線，肺拡散能力−，p.48，メディカルレビュー社，2004より一部改変）

2 呼吸機能検査 ③残気量，機能的残気量，拡散能

1 残気量

❶残気量(RV)の定義

残気量(residual volume：RV)は，最大呼気位で肺内に残存している気量で(図2-3-1)[1]，スパイロメトリーでは測定できない．

❷原理

濃度のわかっているヘリウム(He)ガス(不活性化ガス)を含んだ閉鎖されたガス空間の中で被験者に呼吸をさせると，肺内と空間内の濃度はやがて均一化される．肺内と空間内の呼吸により，He濃度は次第に減少し，完全に混合すると，一定の濃度値をとるようになる．回路内に排出されるCO_2はソーダライムで吸収除去される．

He濃度の減少が0.02％以下になったところで検査を終了する．

❸残気量の測定

①マウスピースをくわえ，鼻をつまむ(p.65の図2-1-2①を参照)．ここからは口だけで，くわえた管の中の空気のみで呼吸する．ふだんの楽な呼吸を3〜5分続ける．
②測定が終わるまで管を外さないように患者に説明する．楽な呼吸の時間は，肺の大きさなどにより5分以上(7〜8分)になる場合もある．

❹検査時の注意事項

・検査時間は10分前後である．
・検査時の姿勢や患者の努力により結果は大きく変わることがある．
・背筋を伸ばして姿勢よく座り，より良い結果を出せるよう一緒にがんばることが重要である．

❺基準値と臨床的意義

性別・年齢・身長によって基準値(予測値)は変化するが，実測値が予測値の±20％以内であればおよそ正常範囲内であるといえる．

全肺気量(total lung capacity：TLC)，機能的残気量(functional residual capacity：FRC)，RVの疾患による肺気量分画の特徴[2]を図2-3-2に示す．

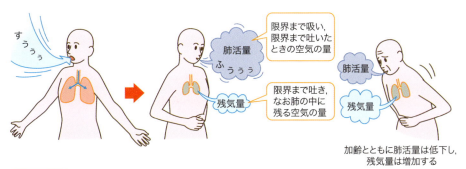

図2-3-1 肺気量と残気量
(医療情報科学研究所：病気がみえる vol. 4 呼吸器 第2版, p.59, メディックメディア, 2013)

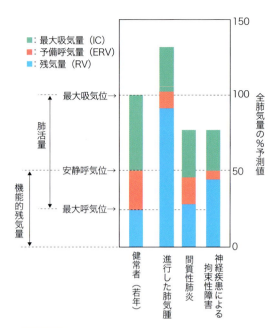

図2-3-2 疾患による肺気量分画の特徴

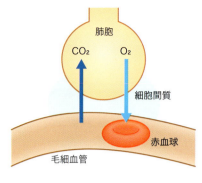

図2-3-3 ガス交換の仕組み

これを酸素の拡散という(図2-3-3).血液は,酸素化されると身体全体にこの酸素を運ぶ.拡散の別の形態は,二酸化炭素を含む血液が肺に戻ってくる場合をさす.二酸化炭素は,血液から出て,呼気を介して排出される.これを二酸化炭素の拡散という.

肺拡散検査は,酸素と二酸化炭素の拡散の双方を分析する.

❶主な目的とする疾患

・気腫
・肺高血圧症(肺動脈の高血圧)
・サルコイドーシス(肺の炎症)

❷検査法(1回呼吸法)(図2-3-4)

①精密検査用のマウスピースをくわえさせ,ノーズクリップを装着し,患者は口で呼吸する.
②患者は通常の呼吸を数回行い,最大呼気後,機器内の空気を一気に吸う(最大吸気).この空気には,少量の(安全な量の)一酸化炭素が含まれている.
③患者は,5秒間,息止めをする(ここで肺に一酸化炭素が拡散する).
④その後,肺に保持していた空気をすばやく,すべて吐き出す(最大呼出).
⑤この吐き出された空気を,採取し,分析する.

2 機能的残気量

予備呼気量+残気量を表す.
スパイロメトリーでは検査できない.

3 肺拡散

肺拡散検査は,空気を酸素化された血液に変換する肺の効率性を検査する.この過程を,拡散とよぶ.

ヒトは呼吸によって,鼻と口から酸素を含む空気を吸い込む.空気は,気管を通って肺に移動する.肺に入ると,だんだん細くなる気管を通過し,最終的に,肺胞とよばれる小さな嚢に達する.

肺胞から,酸素は近隣の血管中の血液に入り,

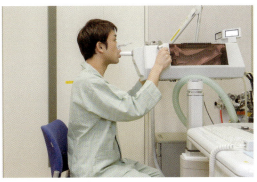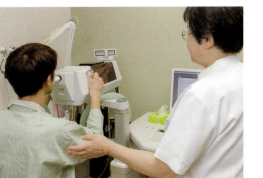

図2-3-4 肺拡散検査

❸結果

この検査では，一酸化炭素がどのくらいの量吸入され，どのくらいの量が吐き出された呼気中に存在しているかを調べることにより，患者の拡散容量を判断する．

吸入された空気中に含まれていた元来の一酸化炭素量と，吐き出された空気中に含まれていた一酸化炭素量により拡散能を評価する．

吐き出されたサンプル中に含まれていた一酸化炭素量がはるかに少ない場合は，多量の一酸化炭素量が肺から血液中に拡散したことを示し，肺機能は保たれていると評価する．2種のサンプル中に含まれていた量があまり変わらない場合は，肺の拡散能は制限されていることを意味する．

❹注意事項

①運動直後や食後などは肺毛細血管血液量の変化が予測されるため検査は避ける．検査開始前5分は安静を保ち，食後2時間以上経過してから行う．
②酸素吸入は5分以上前から中止とする．
③飲酒は4時間前，喫煙は24時間前から禁止とする．
④2回目を実施する際は深呼吸を2〜3回行い，肺内に残った一酸化炭素を完全に排気させてから行う．

引用・参考文献

1) 医療情報科学研究所：病気がみえる vol. 4 呼吸器 第2版，p.59，メディックメディア，2013.
2) 大久保善朗ほか：臨床検査学講座 生理機能検査学 第3版，p.245，医歯薬出版，2010.
3) 落合慈之監：呼吸器疾患ビジュルブック，p.44，学研メディカル秀潤社，2011.
4) (社)日本呼吸器学会：呼吸機能検査ガイドライン−スパイロメトリー，フローボリューム曲線，肺拡散能力−，メディカルレビュー社，2010.

2 呼吸機能検査　④動脈血ガス分析

1 はじめに

　生体にとって組織へ酸素を供給するということは，生命を維持するうえで最も重要な要素の1つである．全身の組織に酸素を供給するため，肺は酸素を体内に取り込むという重要な役割を果たしている．そのため，肺の状態を正しく評価することは，患者のさまざまな病態を理解し，ケアするうえ必須であるといえる．その際，臨床で多く利用されているのが動脈血ガス分析である．

2 血液ガスとは

　血液ガスとは，血液中の酸素と二酸化炭素のことである．動脈血ガス分析とは，肺でガス交換された動脈血に含まれる動脈血酸素分圧(PaO_2)や動脈血二酸化炭素分圧($PaCO_2$)，水素イオン指数(pH)(表2-4-1)を血液ガス分析装置(図2-4-1)にて分析する検査のことである．

3 呼吸不全とは

　呼吸不全は，動脈血ガス分析にて，PaO_2の低下あるいは$PaCO_2$の上昇を認める状態である．室内気(F_IO_2:0.21)吸入時にPaO_2が60Torr以下あるいは$PaCO_2$が45Torr以上を示せば呼吸不全の診断とされる．

❶ I型呼吸不全

　動脈血ガス分析にて，PaO_2のみが60Torr以下を呈した状態である．つまり，酸素化障害のみをさす．

❷ II型呼吸不全

　動脈血ガス分析にて，PaO_2が60Torr以下に加えて$PaCO_2$が45Torr以上を伴う状態である．つまり，酸素化障害に加え換気不全も合併している状態である．

表2-4-1　血液ガス分析の基準値

名称	基準値
PaO_2	90±10Torr
$PaCO_2$	40±5Torr
SaO_2	96〜98%
pH	7.4±0.05
HCO_3^-	24±2mEq/L
BE	0±2mEq/L
AG	12±2mEq/L
乳酸	0.5〜2.0mmol/L

HCO_3^-とBEは計算値．

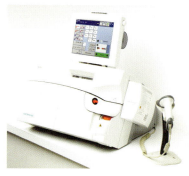

図2-4-1　血液ガス分析装置
〔写真提供：シーメンスヘルスケア・ダイアグノスティック(株)〕

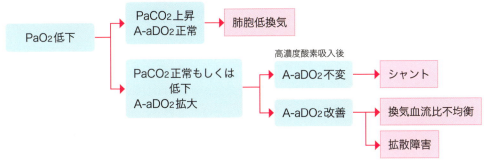

図2-4-2 低酸素血症の鑑別

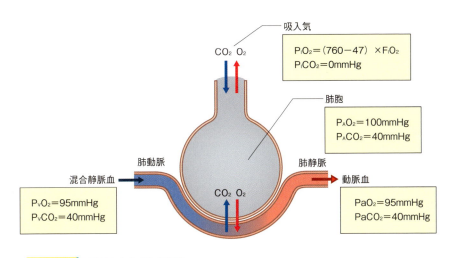

図2-4-3 肺胞でのガス交換

4 低酸素血症とは

低酸素血症とは，PaO_2が60Torr以下の状態をいう．ただし，PaO_2は加齢に伴い自然に低下するため，

$PaO_2 = 107.2 - (0.43 \times 年齢)$

を基準とする．

低酸素血症にいたる病態はさまざまであるが，低酸素血症の原因は肺胞低換気，肺内シャント，換気血流比不均衡，拡散障害の4つである（図2-4-2）．

5 A-aDO₂（肺胞気－動脈血酸素分圧較差）とは

肺胞気酸素分圧（P_AO_2）と動脈血酸素分圧（PaO_2）の差であり，肺における血液酸素化能を表す指標になる（図2-4-3）．

計算式は，$A\text{-}aDO_2 = P_AO_2 - PaO_2$ となる．
P_AO_2は，次の式で計算できる．

$P_AO_2 = (760 - 47) \times F_IO_2 - (PaCO_2/0.8)$

正常では，室内気吸入下で10mmHg以下であるが，年齢とともに増加する．数字が大きいほど酸素化が悪い．吸入気酸素濃度の増大により開大（F_IO_2 1.0で200mmHg以下）する．

6 動脈血液ガス分析の見方

❶ポイント1

PaCO₂, PaO₂に注目する.

❷ポイント2

患者の呼吸不全は, Ⅰ型であるのかⅡ型であるのかをアセスメントし, pHに注目する. PaCO₂の値は40±5mmHgであり, 肺胞換気量によりPaCO₂は増減する. また, PaCO₂は代謝障害によっても増減する. そのため, PaCO₂が呼吸性障害あるいは代謝性障害により増減しているかを鑑別する必要がある. これらを鑑別するためには, 酸塩基平衡を理解する必要がある.

❶酸塩基平衡を考えるときの基本事項 ＜その1＞

正常値には多少幅があるが, 酸塩基平衡を考えるときは図2-4-4の値を基準とする.

血液のpHはPaCO₂とHCO₃⁻のバランスによって決定され, pHが7.4より低い状態を「アシデミア」, pHが7.4より高い状態を「アルカレミア」という(図2-4-5). 基本的にHCO₃⁻の変化は代謝性障害で起こるのに対し, PaCO₂の変化は呼吸性障害で起こる. PaCO₂とHCO₃の変化から, 代謝性障害なのか, あるいは呼吸性障害なのかを鑑別する.

血液のpH変化をもたらす病態を「アシドーシス」「アルカローシス」という(図2-4-6).

以上は, 1次酸塩基平衡をみる場合の基本的な考え方である.

7 水素イオン指数(pH)とは

水素イオン(H⁺)の量を示している. 血液が酸性かアルカリ性のどちらに傾いているかを示す指標である. 血液のpHは7.35～7.45と極めて狭い範囲に維持されている. pHが正常範囲から逸脱するとさまざまな生理機能に障害が生じる.

生命が維持し得る血漿pHは6.8～7.8である.

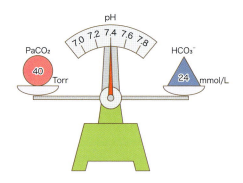

図2-4-4 酸塩基平衡を考えるうえでの基準値

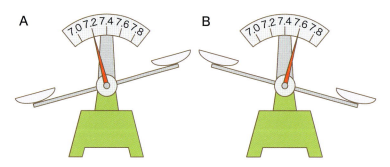

図2-4-5 アシデミアとアルカレミア

A) pHが7.4より低い値を示す状態をアシデミアという.
B) pHが7.4より高い値を示す状態をアルカレミアという.

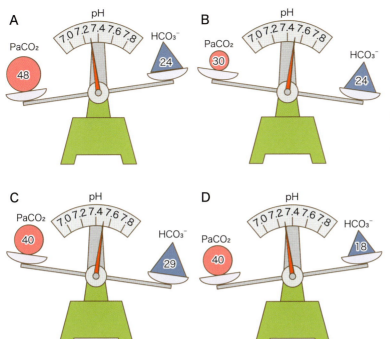

図2-4-6 アシドーシスとアルカローシス

A) pHは7.4より低い，PaCO₂は40より大きい，HCO₃⁻は24で正常値
　→呼吸性アシドーシスとなる
B) pHは7.4より高い，PaCO₂は40より小さい，HCO₃⁻は24で正常値
　→呼吸性アルカローシスとなる
C) pHは7.4より高い，PaCO₂は40で正常値，HCO₃⁻は24より大きい
　→代謝性アルカローシスとなる
D) pHは7.4より低い，PaCO₂は40で正常値，HCO₃⁻は24より小さい
　→代謝性アシドーシスとなる

❷ 酸塩基平衡を考えるときの基本事項＜その2＞（図2-4-7）

・代謝性障害と呼吸性障害は混合して起こり得る．
・代謝性アシドーシスと代謝性アルカローシスは同時に起こり得る．
・呼吸性アシドーシスと呼吸性アルカローシスは同時に起こり得ない．

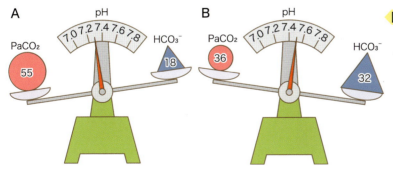

図2-4-7 代謝性障害と呼吸性障害の混合

A) pHは7.4より低い，PaCO₂は40より大きい，HCO₃⁻は24より小さい
　→呼吸性アシドーシスおよび代謝性アシドーシスとなる
B) pHは7.4より高い，PaCO₂は40より小さい，HCO₃⁻は24より大きい
　→呼吸性アルカローシスおよび代謝性アルカローシスとなる

引用・参考文献
1) 勝 博史：血液ガス分析は定期的に必要なの？，重症集中ケア 14(1)：24-29，2015．
2) 尾野敏明：重症患者の全身管理−生体侵襲から病態と看護ケアが見える− 第2版，（道又元裕編），p.73-77，日総研出版，2011．
3) 長谷川隆一：クリティカルケア実践の根拠，（道又元裕ほか編），p.42-43，照林社，2012．
4) 小竹良文：人工呼吸管理実践ガイド，（道又元裕ほか編），p.18-22，照林社，2009．

2 呼吸機能検査　⑤パルスオキシメーター

1 パルスオキシメーターとは

パルスオキシメーターとは，ヘモグロビンの酸素結合率を非侵襲的に簡便かつ連続的でタイムリーにモニタリングできる機器のことである（図2-5-1）．パルスオキシメーターで測定されたものをSpO2（経皮的動脈血酸素飽和度）という．SpO2とSaO2（動脈血酸素飽和度）は混同されることがあるが，別物である．

2 SaO2とは

SaO2はarterial（動脈の）oxygen（酸素）saturation（飽和度）であり，COオキシメーターという機器で酸素化ヘモグロビンと還元ヘモグロビンの比率を測定した実測値である．

パルスオキシメーターには，"kg"や"℃"のように世界標準や国際温度標準といった基準となる物差しがない．そのため，各メーカーは独自に精度を定義している．図2-5-2のようにSpO2はSaO2の近似値となるが，測定条件などにより誤差が生じることも念頭に置く必要がある．

3 パルスオキシメーターの原理

パルスオキシメーターは，酸素化ヘモグロビンと還元ヘモグロビンの吸光度の違いを判別し，酸素結合率を識別している．

酸素化ヘモグロビンとは，酸素と結合したヘモグロビンのことであり，酸素と結合していないヘモグロビンを還元ヘモグロビンという．

ヘモグロビンは，4つの酸素分子と結合している状態，または酸素分子と全く結合していない状態で安定する（酸素分子3つと結合する状態や2つと結合する状態はない）．図2-5-3のようにすべてのヘモグロビンに酸素が結合していれば酸素飽和度（SO2）は100％となり，半分しか結合していなければ酸素飽和度50％となる．

吸光度とは，光を吸収する度合いのことである．物質は光を吸収する度合いが異なり，酸素化ヘモグロビンは赤外光を吸収しやすく，還元

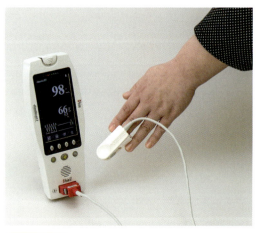

図2-5-1　パルスオキシメーター

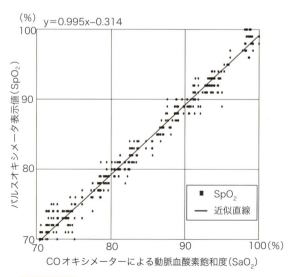

図2-5-2　人を用いたSpO2精度評価試験結果例（コニカミノルタ社製）

「パルスオキシメータPULSOX-1」取扱説明書，コニカミノルタ（株）

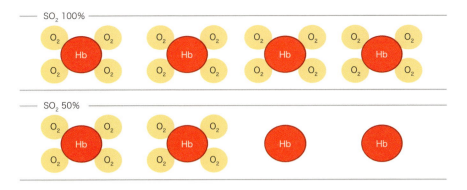

図2-5-3 酸素飽和度（SO₂）とは
SO₂は，血液中のヘモグロビンが酸素と結合している割合を示す．

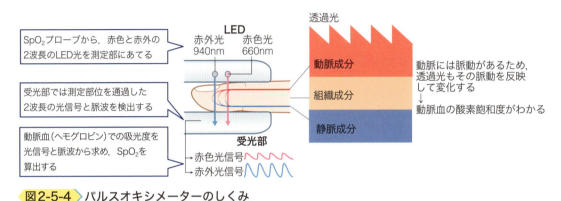

図2-5-4 パルスオキシメーターのしくみ
（道又元裕監：見てできる臨床ケア図鑑 ICUビジュアルナーシング，p.73，学研メディカル秀潤社，2014を一部改変）

ヘモグロビンは赤色光を吸収する特性がある．動脈血と静脈血を比べてみると，動脈血は酸素化ヘモグロビンの割合が多いため鮮紅色となり，静脈血は還元ヘモグロビンの割合が多くなるため暗紫色となる．パルスオキシメーターは吸光特性を利用し，発光部から人の目で見ることができる赤色光と人の目では見ることができない赤外光を発光し，吸収されず透過してきた光を受光部で受けることによりヘモグロビンの酸素結合率を識別している（図2-5-4）[1]．

また，パルスオキシメーターは脈動を利用し，動脈血の要素だけを抽出する．動脈血は心拍と同期して脈動しており，指先においても脈動している．この脈動を利用して動脈血の要素だけを抽出し，酸素化ヘモグロビンと還元ヘモグロビンの比率を演算することによりパルスオキシメーターはSpO₂値を表示する．

4 酸素解離曲線のポイント

呼吸不全の定義は，PaO_2が60mmHg以下とされている．PaO_2が60mmHgのとき，SaO_2は90％となる（図2-5-5）．

- PaO_2が60mmHg以下になるとSaO_2は急激に低下する．"SpO_2"が90％以下を示す場合は，酸素療法が適応される可能性が高いため，すぐに酸素を投与できる準備をしておく必要がある．医師が，"SpO_2が90％以下の場合は，ただちに報告を"という意味はここにある．
- PaO_2が97mmHgのときに，"SpO_2"は100％に近い値となる．
- PaO_2が100mmHg以上の場合は，SaO_2は100％を示し変化しない．PaO_2が200mmHgから

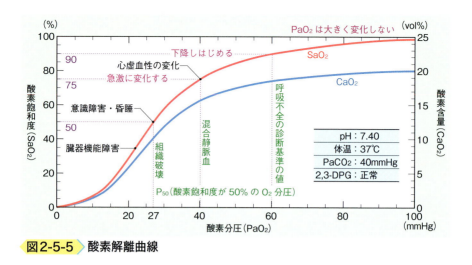

図2-5-5 酸素解離曲線

表2-5-1	記憶しておくとよいSaO₂, PaO₂

	SaO₂	PaO₂
若年健常者動脈血	98	97
老年健常者動脈血	95	80
呼吸不全の定義	90	60
HOT基準値	88	55
正常静脈血	75	40
P50	50	27
耐え得る最低点	35	20

P50は，ヘモグロビンの酸素飽和度が50%のときの酸素分圧．

100mmHgに低下し，患者になんらかのイベントが発生していてもSaO₂は100％のままである．そのため，"SpO₂が100％だから大丈夫"と過信していると，急変時の対応が遅れる可能性がある（表2-5-1）．

・PaO₂が40mmHgのときにSaO₂は75％となり，混合静脈血酸素分圧と同じ値となる．心臓の虚血性変化が惹起される可能性があるため，心電図変化などにも注意しなければならない．

酸素解離曲線は，①血液のpH，②二酸化炭素，③体温，④赤血球の2,3-DPG（赤血球内の嫌気性解糖の中間産物．2,3-diphosphoglyceric acid）の影響を受けて曲線が左右に偏位する（図2-5-6）．

5 パルスオキシメーター装着時の注意点

・プローブの装着位置がずれると，発光部から出た光が指尖部を通過せず，測定値は不正確になる．

・青色や黒色のマニキュアは赤色光の波長を吸収する．そのため，測定値は不正確になる．ほかの色でも測定値への影響が不明であるため，マニキュアは測定前に除去するべきである（図2-5-7）．

・パルスオキシメーター装着部位は温度が2～3℃上昇するため，熱傷を生じる可能性がある．装着部位の皮膚状態を4～8時間ごとに観察し，装着部位を変更する必要がある．

・粘着テープ型プローブ（図2-5-8）を装着する場合は，きつく巻きつけたつもりはなくても，テープの種類により装着後に収縮するタイプのものがある．きつすぎる装着は，血管を圧迫し脈動が小さくなり安定した測定を阻害する．また，組織の圧迫により，低温熱傷や圧迫壊死などの皮膚障害を生じる可能性がある．そのため，粘着テープ型プローブは巻きつけるのではなく，皮膚に沿わせるように貼付する．

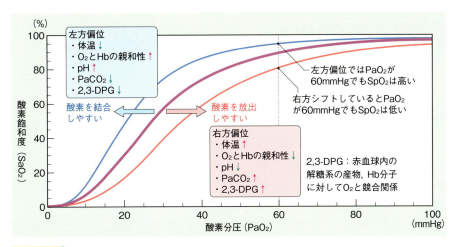

図2-5-6 酸素解離曲線の左方偏位・右方偏位

①パルスオキシメーターの示す値は，酸素解離曲線が偏位している場合には，予想するPaO₂の値が異なることを念頭において，状態をアセスメントする必要がある．
②2,3-DPG（2,3-ジホスホグリセリン酸）は赤血球内に多く存在し，Hbの酸素親和性を弱めることによって，酸素運搬能を調節している物質．少ないとHbは酸素を放しにくくなって，組織への酸素移行の割合が低下する．それと同時に肺での酸素を取り込みにくくする．逆に2,3-DPGが多いとHbは酸素を放出しやすくなり，組織への酸素移行割合が増える．

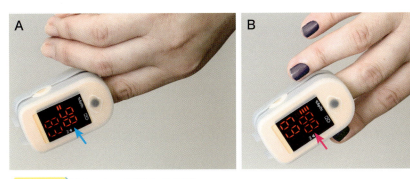

図2-5-7 マニキュアによる影響

マニキュアを塗っていない指（A）で測定するとSpO₂は98％を示している（→）が，マニキュアを塗った指（B）で測定すると，SpO₂は88％に低下している（→）．

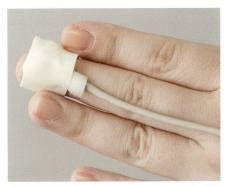

図2-5-8 粘着テープ型プローブの装着

引用・参考文献

1) 宮田結花：SpO₂モニター．ICUビジュアルナーシング，（道又元裕監），p.73-76，学研メディカル秀潤社，2014．
2) 堀川由夫編著：パルスオキシメータを10倍活用する血液ガス"超"入門．p.20-28，医学書院，2013．
3) 日本呼吸器学会肺生理専門委員会：Q&Aパルスオキシメータハンドブック．
https://www.jrs.or.jp/uploads/uploads/files/guidelines/pulse-oximeter_medical.pdf（2016年3月7日検索）
4) 遠藤祐子：呼吸器系モニタリング：重症集中ケア11（2）：8-11，2012．
5) コニカミノルタ（株）：「パルスオキシメーター知恵袋」パルスオキシメーターの精度とは？．
http://www.konicaminolta.jp/healthcare/products/pulseoximeters/knowledge/before/choice/accuracy.html（2016年3月7日検索）
6) 日本光電工業（株）：プローブ装着のポイント．
http://www.nihonkohden.co.jp/iryo/point/spo2point/point.html（2016年3月7日検索）

2 呼吸機能検査　⑥呼吸抵抗

1 概要

喘息や慢性閉塞性肺疾患(chronic obstructive pulmonaly disease：COPD)では，気道閉塞や肺の柔軟性の低下などにより呼吸機能が低下する．スパイロメトリーによる努力性肺活量の1秒量は気道閉塞を簡便に把握できるが，患者にとっては苦しい検査であり，症状とデータが一致しないことがある．

広域周波オシレーション法は安静時呼吸を繰り返す，患者負担がほとんどない検査である．

2 測定原理

スピーカーボックスから圧を送り込みながら，呼吸器内(実際には口腔内)の気圧と流量を測定する．
①呼吸抵抗の呼吸周期依存性
②呼吸抵抗の周波数依存性

を測定し，呼気時，吸気時の呼吸抵抗の変化を観察する(図2-6-1, 2)．

3 検査法

マウスピースをくわえて頬が振動しないように押さえ，鼻から呼気がもれないようクリップを装着した状態で，数回，ふつうに呼吸する．

4 結果の評価

❶ 呼吸周期依存性

呼気時と吸気時の抵抗値に差が生じる．COPD患者は吸気時よりも呼気時の抵抗が高いが(呼気時に気管支内径が狭窄)，健常者は気管支内腔の変化がほとんどみられないので，呼気時と吸気時の抵抗に差がない．

❷ 周波数依存性

5Hz程度の低い周波数と20Hz程度の高い周

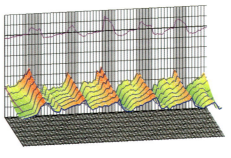

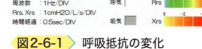 図2-6-1　呼吸抵抗の変化
A)健常者，B)気管支喘息患者．
〔写真提供：チェスト(株)〕

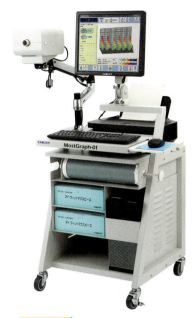

図2-6-2 呼吸抵抗測定装置
〔写真提供：チェスト(株)〕

5 解析項目の意味

- Rrs（呼吸抵抗）：空気抵抗や組織の摩擦など，エネルギー消費を伴う抵抗成分の合計．気道内径の大小と関係する．
- Xrs（呼吸リアクタンス）：エネルギー消費を伴わない弾性や慣性による抵抗の合計．呼吸器系の弾力性や気道内のガス量の変化などが影響する．
- R5：周波数5Hzの抵抗値．
- R20：周波数20Hzの抵抗値．
- R5-R20：周波数依存性5Hz（R5）と20Hzの（R20）抵抗値の差．
- Fres：共振周波数．リアクタンスの値が0になるときの周波数．肺の弾性を表す．Fresが高いことは肺が硬いことを示す．

波数での抵抗値に差が生じる．上気道の柔軟性やCOPD患者における換気不均等などが，周波数依存性の主な要因といわれている．健常者は差がほとんどない．

引用・参考文献

1) 日本呼吸器学会肺生理専門委員会編：臨床評価－異常値を呈する疾患の鑑別－．呼吸機能検査ガイドライン－スパイロメトリー，フローボリューム曲線，肺拡散能力－．メディカルレビュー社，2004．
2) 医療情報科学研究所：病気がみえる vol.4 呼吸器．p.146-149，メディックメディア，2010．
3) チェスト(株)：総合呼吸抵抗測定装置MostGraph-01．http://www.chest-mi.co.jp（2015年12月7日検索）

3 超音波検査：心臓エコー

1 超音波検査とは

　超音波とはヒトの可聴域（20kHz）以上の周波数を持つ音のことで，振動を伝える縦波（疎密波）を発生させる．超音波検査は，超音波の特性を利用した音波（振動）を発生させ，媒質（振動を伝える物質）により異なる反射時間の変化の違いを利用して描出する．

　超音波の進行速度は組織の構成により違い，空気は330m/s，水は1,480m/s，血液は1,570m/sである（表3-1）．腸管のような空洞を持つ臓器，骨のように固い組織では超音波の進行が異なり，その反射も異なる．また，超音波は「吸収」「散乱」「反射」「拡散」により減衰する．

　超音波画像は性質上，アーチファクト（虚像）を見ることがある．たとえば，結石があるとその後方に特徴を持つ黒色虚像がみられる．アーチファクトを考慮しながら，実像を見抜くことが重要な技術となる．

表3-1　各組織における音速

媒体	音速(m/s)
空気	330
血液	1,570
脳	1,540
脂肪	1,450
軟部組織（平均）	1,540
腎臓	1,560
頭蓋骨	4,080
水	1,480

2 心臓超音波検査の特徴

　超音波検査は放射線被曝などの危険性はなく，妊婦や乳児にも安全に検査できる．またベッドサイドで検査できることから診療に欠かせない．とくに心臓はその動き（心筋の状態や弁の開閉など）をリアルタイムに検索できることから，欠かせない検査となっている．

3 心臓超音波検査の意義

　心臓と血管の動きと血流が可視化され，心機能と形態を評価できる．構造異常や壁運動異常，異常血流などから心疾患の診断・治療決定にかかわる情報が得られる．

　主な測定方法としては，Mモード，ドプラ心エコー法が用いられる．

❶Mモード（長軸断面像，図3-1）

　壁厚や心内腔径の計測，弁の動きを測定するのに用いられる．

❷ドプラ心エコー法

　ドプラ効果を利用し，血流の向き，速さを測定，表示する方法である．

①カラードプラ法（図3-2）

　弁逆流や狭窄などの異常血流の検出，程度の判定に用いられる．

②連続波ドプラ法

　血流速度を測定するのに用いられる．狭窄部では血流速度が高速になるため，弁の狭窄の程度を知ることができる．

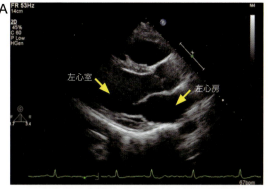
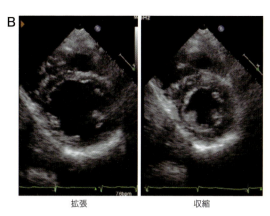
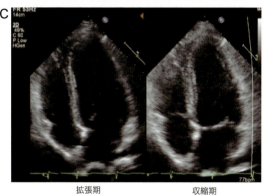
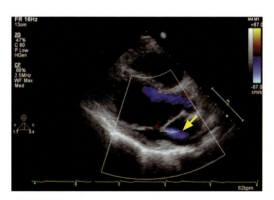

図3-2 カラードプラ法

僧帽弁逆流（→），大動脈弁逆流および中隔欠損など，異常血流を観察する．

図3-1 Mモード
A）左室長軸像：左室拡張期であるため，左心房と左室間にある僧帽弁開放，左室から連続する大動脈弁は閉鎖している．
B）左室短軸像：左室の僧帽弁位から心尖部まで観察し，心筋の収縮が均等かどうかで梗塞などを判定する．左室内の血栓，粘液腫など形態の観察も行う．
C）心尖四腔断面像：左室心筋の収縮度，および左室腔内の異物などの観察，ドプラ法で弁の逆流，ならびに心房心室の中隔欠損などを観察する．

4 検査法

　左側臥位にして胸骨から心臓を観察する．左手を挙上させて肋間を広げ，呼吸の指示をする．画像を見ながら，プローブの位置と機器を調節し，画像を鮮明にするため調節する（図3-3）．

　動画をDVD記録することもあるが，通常は静止画像をプリントアウトまたはファイリングする．

　検査時間は30分程度で食事制限などはない．検査装置も小型化され，ベッドサイドでできる検査として「聴診器代わり」と言われている．

　プローブを肋間に接触させて検査するため，多少の圧迫があるが，検査時のリスクはほとんどない．検査するためにゼリーを塗布するため，検査後にふき取る必要があるが，検査終了後のケアはとくに必要ない．

　心臓超音波検査で測定する項目を表3-2にまとめた．

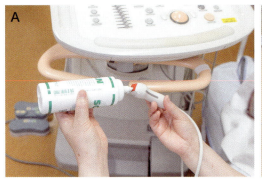
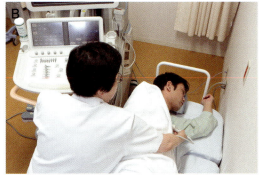

図3-3 心臓超音波検査の様子

表3-2 心臓超音波検査項目

検査項目（単位）	
LADs	収縮末期左房径（mm）
AODd	拡張末期大動脈径（mm）
IVSd	拡張後期心室中隔厚（mm）
LVIDd	拡張後期左室短径（mm）
LVPWd	拡張後期左室後壁厚（mm）
IVSs	収縮後期心室中隔厚（mm）
LVIDs	収縮後期左室短径（mm）
LVPWs	収縮後期左室後壁厚（mm）
HR	心拍数
EDV	左室拡張末期容積（mL）
ESV	左室収縮末期容積（mL）
SV	1回拍出量（mL）
CO	心拍出量（mL）
EF	左室駆出率（%）
FS	左室内径短縮率（%）

5 特殊な検査

経食道心エコー法は，内視鏡を使用して食道側から行う心臓超音波検査のため，検査前は禁食となる．

引用・参考文献

1) 大久保善朗ほか：臨床検査学講座 第3版 生理機能検査学，p.387-405, 医歯薬出版，2013.
2) 医療情報科学研究所：病気がみえる vol.2 循環器 第3版，p.41-45, メディックメディア，2014.

4 胸水検査：胸腔穿刺

1 胸腔穿刺とは(図4-1)

胸部外傷や肺疾患・細菌性感染の患者に対し，①穿刺針を用いて胸腔内貯留液採取し診断する，②排液することで圧迫症状の軽減を図る，③脱気や薬液の注入を行う手技である．

胸水の性状は，表4-1のように分類できる．

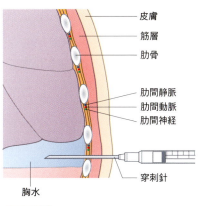

図4-1 穿刺部位

表4-1 胸水の性状

血性	がん性胸膜炎，外傷性血胸
膿性	膿胸，肺膿瘍
白濁	乳び胸（リンパ管胸管損傷）

2 必要物品(図4-2)

①滅菌スピッツ
②カテラン針(23G)
③シリンジ(10mL，50mL)
④局所麻酔
⑤穿刺針(クランプキャス)
⑥消毒
⑧丸穴布
⑦滅菌ガーゼ

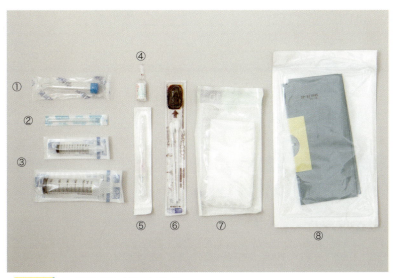

図4-2 胸腔穿刺に必要な物品

3 検査の実際

❶検査前

①医師から患者・家族へ，検査の目的と実施内容・合併症のリスクなどを説明し同意を得る．
②医師の説明に加え，患者・家族に検査の流れや注意事項(表4-2)の説明を行う．
③問診票などを用いて次の確認を行う．
・アレルギーの有無
・出血傾向(肝疾患，血液疾患，抗凝固薬抗血小板薬の内服)の有無
・既往歴および内服薬の内容
④穿刺前のバイタルサインと，呼吸状態や呼吸音を確認する．

❷検査の実施

①排尿を済ませ処置室へ案内する(患者の状態に合わせ処置室への移動を行う)．
②医師の指示の体位がとれるよう介助する(図4-3)．
③穿刺部位周囲を広く開ける．ただし不必要な露出がないよう配慮する．
④処置用シーツを使用し汚染を防ぐ．
⑤必要な場合，エコー(図4-4)を準備する．
⑥医師が穿刺部位の消毒をする介助を行う(図4-5)．
⑦医師が滅菌手袋を装着し局所麻酔を実施する．胸腔穿刺は感染予防のため清潔操作で行

表4-2 注意事項

・穿刺時は呼吸を一時止め，安全に穿刺ができるよう協力が必要であること
・穿刺中は，安全のためできるだけ咳やくしゃみをしないようにすること
・穿刺中に苦痛を感じたときには我慢せず，手で合図をすること

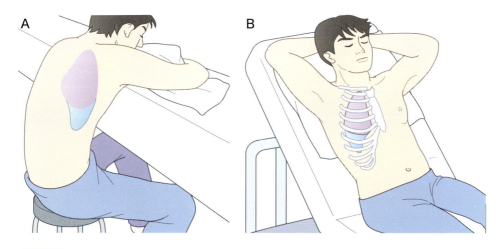

図4-3 検査中の体位
A)オーバーテーブルを使用した体位．テーブルの上に枕を置き，その上に両腕と頭部をのせる．
B)ファウラー位．ヘッドアップして頭の上で穿刺側の腕を，反対の腕で固定する．

われる．看護師は間接介助を実施する（図4-6）．

⑧患者に息を止めるようもう一度声をかけ穿刺実施．穿刺中はゆっくりと浅い呼吸をするよう説明する．

⑨医師が貯留液を採取した場合，滅菌スピッツを近づけ受け取る（図4-7）．

⑩排液・脱気中はとくに患者の呼吸状態，顔色，血圧，咳の状態に注意する．

⑪抜針したら圧迫止血を行う．

⑫終了したら患者に告げ安楽な体位をとりバイタルサインを確認する（図4-8）．

⑬検査中，患者は不安を抱きやすいので，必要に応じて目隠しやタッチングなどを行い不安の緩和に努める．

❸検査後

①1時間程度の安静となることを患者に説明し，24時間は呼吸状態や血圧・脈拍の変動，血痰の有無を確認する．痛みの程度，浸出液の状態に注意する．

②合併症としては，肺損傷による血胸，大量急激排液による肺水腫，穿刺針からの大気逆流

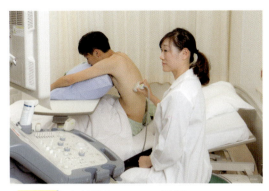

図4-4　穿刺部をエコーで確認

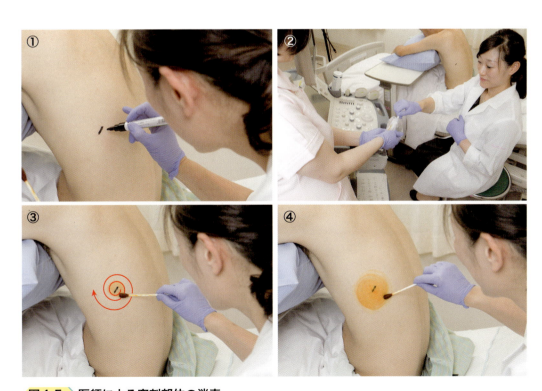

図4-5　医師による穿刺部位の消毒
①穿刺部位に印をつける．
②滅菌スティックを清潔操作で医師に渡す．
③穿刺予定部位を中心に，同心円上に消毒する．
④消毒の完了．

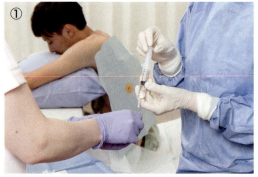
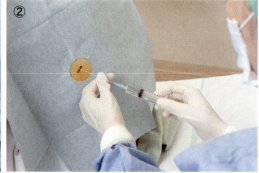
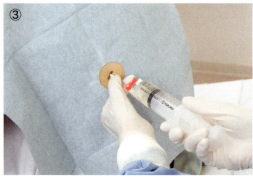

図4-6 局所麻酔の介助

①局所麻酔の介助を行う．
②医師が皮下に浸潤麻酔を行う．
③次いで，深部に麻酔を行う．

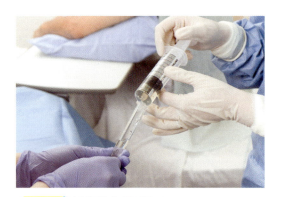

図4-7 貯留液を受け取る

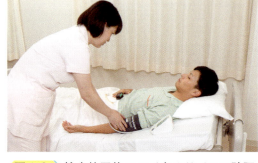

図4-8 検査終了後のバイタルサインの確認

による気胸，循環虚脱によるショック，肋間神経刺激による疼痛，感染などが考えられる．
③検査当日の入浴は禁止し，翌日，穿刺部位に問題がなければ入浴を許可する．

引用・参考文献

1) 高木 康編著：新訂版 看護に生かす検査マニュアル，p.144，サイオ出版，2015．
2) ナーシング・スキル日本版．
 https://nursingskills.jp（2015年12月7日検索）

5 内視鏡検査 ①気管支鏡検査

1 気管支鏡検査とは

口または鼻から直径6mm程度のファイバーを挿入し，気管支・肺など呼吸器疾患を診断するための検査処置である(図5-1-1, 2).

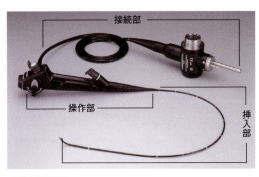

図5-1-1 気管支鏡
(写真提供：オリンパスメディカルシステムズ(株))

2 目的

ファイバーを挿入して内腔の観察や組織・細胞・分泌物などの検体を採取し，疾患の診断に用いる．経気管支生検(TBLB)，気管支肺胞洗浄(BAL)，擦過細胞診，またレーザーを用いて腫瘍の縮小消滅を行うこともある．

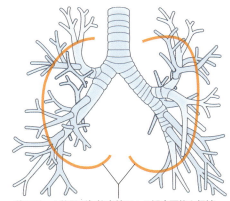

線で囲った範囲が気管支鏡により観察可能な領域

図5-1-2 気管支鏡で観察できる領域
(落合慈之監：呼吸器疾患ビジュアルブック，p.78，学研メディカル秀潤社，2011)

3 検査の実際(図5-1-3)

❶前日

(1) 医師から患者・家族へ，検査の目的と実施内容・合併症のリスクなどを説明し同意を得る．
(2) 医師の説明に加え，患者・家族に検査の流れや必要物品の説明を行う．
(3) 問診票などを用いて次の確認を行う．
 ・アレルギーの有無
 ・出血傾向(肝疾患，血液疾患，抗凝固薬・抗血小板薬の内服)の有無
 ・内視鏡検査経験の有無
 ・既往歴および内服薬の内容
(4) 検査前日・当日の食事・飲水制限と内服について確認と説明を行う(検査当日朝に内服する場合もある)．
(5) 検査中は話ができないため，苦しいときなどは手をあげて知らせるよう説明する．

❷当日検査前

(1) 検査着へ着替え義歯・眼鏡・装飾品がないことを確認する．検査中はモニターを装着するため上半身は素肌に検査着を着用する．
(2) 点滴・前投薬の確認をする．
(3) 排尿後，車椅子に移動し前投薬を投与する．投与後にふらつきが生じることがあるため，車椅子に移乗後実施する．また前後のバイタルサインを確認する．
(4) 必要物品(同意書，アレルギー問診票，必要

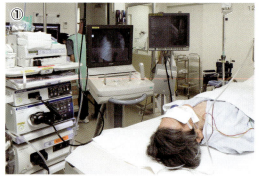
①検査台に移動し，仰臥位になる

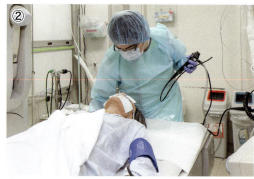
②苦しいときの合図などの説明

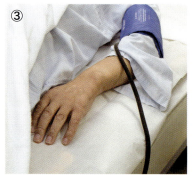
③手の合図がわかるようにする

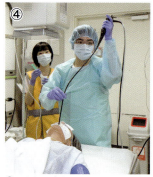
④口または鼻からファイバーを挿入

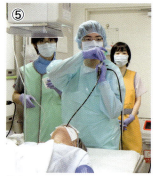
⑤声門に咳止めを散布する

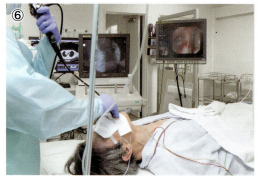
⑥ファイバーを奥へ進める

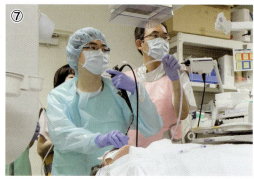
⑦気道分泌物を回収する

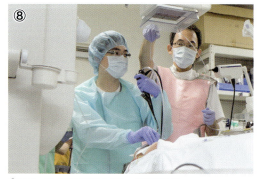
⑧エコーガイド下にガイドシースを進める

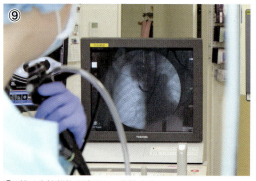
⑨X線で生検部位を確認し，生検する

図5-1-3　検査の実際

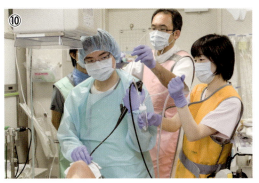
⑩ガイドシースを抜く

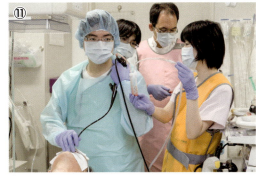
⑪洗浄液を回収し，必要時検体を確認し提出

図5-1-3 検査の実際（つづき）

な薬剤，ティッシュペーパー，タオル）を持参し，酸素ボンベ付き車椅子で移動する．
(5) 内視鏡室看護師に申し送りを行う（同意書，アレルギーの有無，既往歴，内服の状態，患者の状態，補聴器の有無）

❸ 検査開始

(1) 咽頭麻酔を行う．
(2) 検査台に移動し，仰臥位になるよう介助する（図5-1-3①～③）．
- 心電図モニター，SpO_2モニター，自動血圧計，酸素カヌラ（指示量）を装着する．
- 鎮痛薬を静注する．
- マウスピースをかんでもらい，薬液が目に入らないよう目の部分をガーゼで覆う．
- 検査中に苦しいときなどは，手で合図（手を上げるなど）をするよう説明する．
(3) ファイバーの挿入（図5-1-3④～⑪）
- モニターを見ながら，呼吸状態などを観察する．
(4) 検査終了
- 鎮痛薬に対する拮抗薬を静注し，覚醒を促す．
- ゆっくりと上体を起こし，覚醒状態を確認してから，検査台から車椅子に移動する．

❹ 検査後

(1) 内視鏡室の看護師より申し送りを受ける．
(2) 帰室後，バイタルサインを確認する．呼吸状態は呼吸音や呼吸困難の有無，SpO_2を確認する．
(3) 麻酔・鎮痛薬からの覚醒状態や意識レベルの確認を行う．
(4) 組織を採取した場合は出血の危険があるため，血痰の状態・血圧に注意する．
(5) 患者に安静の必要性，食事飲水制限の必要性を説明する（検査後2時間床上安静で禁飲食となる）．
(6) 緊急時に備えナースコールの位置などを改めて患者に説明する．
(7) 検査2時間後，含嗽と飲水を実施し，嚥下に問題がなければ食事を開始して安静解除となる．
(8) 検査3時間後に，胸部X線を撮影する．

引用・参考文献
1) 落合慈之監：呼吸器疾患ビジュアルブック，p.78，学研メディカル秀潤社，2011．
2) 高木 康編著：新訂版 看護に生かす検査マニュアル，p.143，サイオ出版，2015．

5 内視鏡検査 ②胸腔鏡検査

1 胸腔鏡検査とは

経皮的に胸腔内にポートを挿入し，胸腔鏡で胸腔内の観察・組織採取を行う検査である(図5-2-1)．

2 目的

胸腔鏡を挿入し，内腔の観察や組織・細胞・胸水などの検体を採取して疾患の診断に用いる．

3 検査の実際

❶前日

①医師から患者・家族へ，検査の目的と実施内容・合併症のリスクなどを説明し同意を得る．
②医師の説明に加え，患者・家族に検査の流れや必要物品の説明を行う．
③問診票などを用いて次の確認を行う．
　・アレルギーの有無
　・出血傾向(肝疾患，血液疾患，抗凝固薬や抗血小板薬の内服)の有無
　・既往歴および内服薬の内容
④検査前日・当日の食事・飲水制限と内服について説明する(当日朝に内服がある場合もある)．

❷当日：検査前

①検査着へ着替え，義歯・眼鏡・装飾品がないことを確認する．検査中はモニターを装着するため，上半身は素肌に検査着を着用する．
②点滴・前投薬の確認をする．
③投与後にふらつきが生じることがあるため，排尿後，車椅子に移動してから前投薬を実施する．また投薬前後のバイタルサインを確認する．
④必要物品を確認する．同意書・アレルギー問診票・必要な薬剤を持ち，酸素ボンベ付き車椅子で移動する．
⑤内視鏡室の看護師に申し送る(同意書・アレルギー・既往歴・内服の状態・患者の状態・補聴器の有無)．

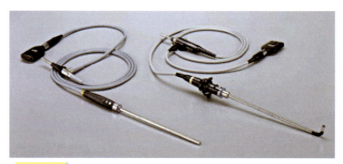

図5-2-1 胸腔鏡

(写真提供：オリンパスメディカルシステムズ(株))

❸当日：検査後

①内視鏡室の看護師より申し送りを受ける（全身状態とドレーンの陰圧設定）．
②帰室後，バイタルサインを確認する．呼吸状態（呼吸音や呼吸困難の有無・SpO_2）を確認する．
③出血の危険性があるため，ドレーン排液状態・挿入部位の状態・血圧に注意する．またドレーンからのリークや皮下気腫の有無の観察も行う．
④患者に安静の必要性，食事・飲水制限の必要性を説明する（検査後2時間は床上安静で禁飲食）．
⑤緊急時に備え，ナースコールの位置など改めて説明する．
⑥胸腔ドレーン挿入中の注意事項を説明する．

> **注意事項：**
> ドレーン挿入部を触らない，ドレーンを引っぱらない，自分の体でドレーンを圧迫しないなど．

⑦検査2時間後，含嗽と飲水を実施し，嚥下に問題がなければ食事開始し安静解除となる．
⑧検査3時間後，胸部X線撮影を行う．

引用・参考文献
1）高木 康編著：新訂版 看護に生かす検査マニュアル，p.143，サイオ出版，2015．

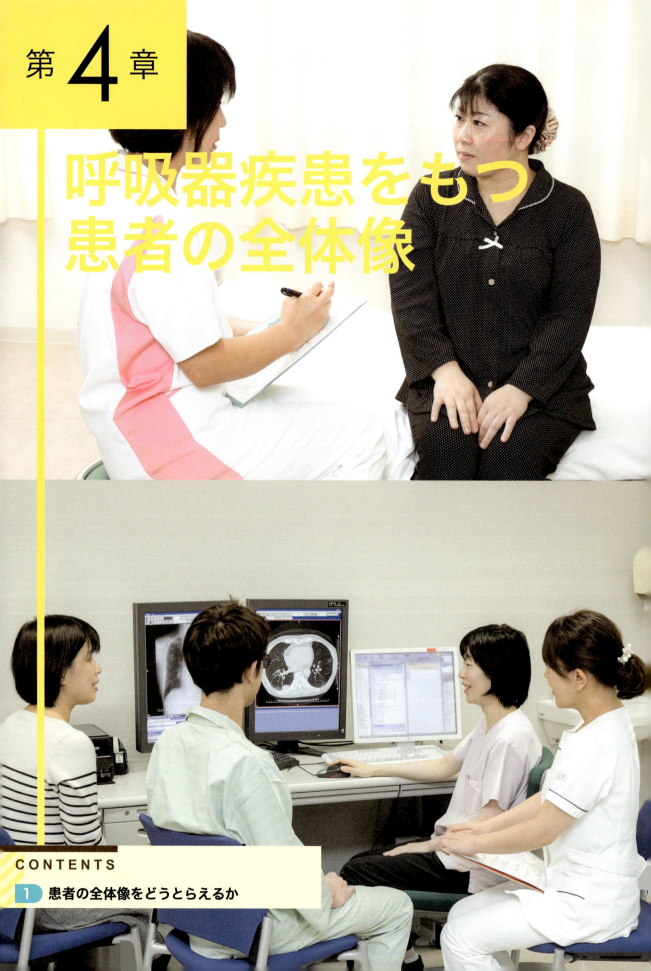

第4章
呼吸器疾患をもつ患者の全体像

CONTENTS
1 患者の全体像をどうとらえるか

1 患者の全体像をどうとらえるか

　人口動態統計（厚生労働省）によると，呼吸器疾患は，年間死因順位のうち第1位の悪性新生物に含まれる肺がん，第3位肺炎，第9位慢性閉塞性肺疾患と，10位までの中に3項目含まれており（表1-1），人の健康に大きな影響を及ぼしている．また呼吸器は，呼吸という機能により，感染やアスベストなどの環境汚染物質に汚染されやすく，喫煙などの生活習慣，加齢による呼吸機能の低下なども，呼吸器疾患の罹患や病状に影響しやすい．

　呼吸器疾患をもつ患者は，症状や呼吸機能の障害により日常生活に支障をきたす．さらに隔離が必要な場合もあり，病期によっても病状が変化しやすいことから，患者の全体像は，多様で複雑である．患者の全体像を把握・アセスメントし，看護実践につなげていくためには，看護師だけでなく，医師，理学療法士，薬剤師，医療ソーシャルワーカー（medical social worker：MSW），臨床心理士などのさまざまな専門職や，患者をよく知る家族を含むチームで，患者・家族が自分らしい日常生活を送れるように支援していく必要がある．そこで，患者の全体像を緩和ケア領域で行う全人的苦痛の4つの視点でとらえると，情報が整理され，理解しやすく，看護実践につなげていくことができる．

1 全体像を的確にとらえるために

　患者を疾患の側からとらえるのではなく，身体的・精神的・社会的・スピリチュアルな苦痛に

表1-1　性別に見た死因順位別死亡数・死亡率（人口10万対）

死因	平成25年						平成24年	
	総数		男		女		総数	
	死亡数	死亡率	死亡数	死亡率	死亡数	死亡率	死亡数	死亡率
全死因	1,268,432	1009.1	658,679	1076.5	609,753	945.1	1,256,359	997.5
悪性新生物	(1) 364,721	290.1	(1) 216,883	354.5	(1) 147,838	229.1	(1) 360,963	286.6
心疾患	(2) 196,547	156.4	(2) 91,333	149.3	(2) 105,214	163.1	(2) 198,836	157.9
肺炎	(3) 122,880	97.8	(3) 66,307	108.4	(4) 56,573	87.7	(3) 123,925	98.4
脳血管疾患	(4) 118,286	94.1	(4) 56,678	92.6	(3) 61,608	95.5	(4) 121,602	96.5
老衰	(5) 69,684	55.4	(7) 16,807	27.5	(5) 52,877	82.0	(5) 60,719	48.2
不慮の事故	(6) 39,435	31.4	(5) 22,998	37.6	(6) 16,437	25.5	(6) 41,031	32.6
自殺	(7) 26,038	20.7	(6) 18,146	29.7	(8) 7,892	12.2	(7) 26,433	21.0
腎不全	(8) 25,074	19.9	(9) 11,984	19.6	(7) 13,090	20.3	(8) 25,107	19.9
慢性閉塞性肺疾患（COPD）	(9) 16,408	13.1	(8) 13,037	21.3	(20) 3,371	5.2	(9) 16,402	13.0
大動脈瘤および解離	(10) 16,073	12.8	(11) 8,384	13.7	(9) 7,689	11.9	(11) 15,831	12.6

注1）（　）内の数字は死因順位を示す．
　2）男の10位は「肝疾患」で死亡数は10,341，死亡率は16.9である．
　3）女の10位は「血管性および詳細不明の認知症」で死亡数は7,281，死亡率は11.3である．
　4）平成24年の10位は「肝疾患」で死亡数は15,980，死亡率は12.7である．
　5）「結核」は死亡数が2,084，死亡率は1.7で第26位となっている．
　6）「熱中症」は死亡数が1,076，死亡率は0.9である．
（厚生労働省：人口動態統計 死因順位，2013）

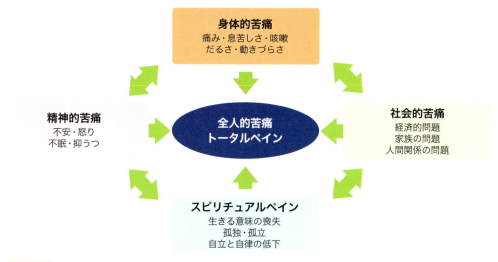

図1-1 全人的苦痛

ついて，情報収集し，どのように影響しあって，全人的苦痛となっているかを把握する．情報収集では，呼吸器疾患があっても「その人らしく」療養生活を送ることができているか，生活の質（quality of life：QOL）を低下させていることは何か，という視点を持つことが大切である．

全人的苦痛について図1-1に示す．

2 情報収集の実際

全人的苦痛での情報収集のポイントを以下に示す．

❶身体的苦痛

①自覚症状

- 喀痰：色（膿性か非膿性か），量，におい
- 血痰，喀血：色，量（血痰，喀血が考えられる主な疾患は，気管支拡張症，肺炎，結核，肺がん，血液疾患，心疾患など）
- 咳嗽：咳嗽の有無，喀痰を伴う咳嗽か，伴わない咳嗽か，咳嗽の持続など．咳嗽に対する治療の内容（鎮咳薬，気管支拡張薬，鎮静薬など）とその効果
- 胸痛：部位，痛みの原因，痛みの程度，どのような痛みか，持続時間，どのような時に痛むのかなど，CTやX線画像などを併せて確認する．そのうえで，胸痛に対する治療内容と患者が行っている対処法，患者が感じている効果について確認する．
- 呼吸困難：呼吸困難の有無，程度，呼吸パターン，データの確認（血液ガス，貧血呼吸機能検査など）や，呼吸困難に対する治療内容と患者が行っている対処法，患者が感じている効果について確認する．

②他覚症状

チアノーゼ，ばち状指，発熱，呼吸の異常（呼吸数，呼吸の深さ，吸気時間，呼気時間の時間的な比率，呼吸のリズム，呼吸音など），いびき，意識障害（低酸素血症による肺性脳症，CO_2ナルコーシスなど）．

③日常生活への影響

症状緩和がなされないときは，不眠，体力消耗，食欲低下，日常生活動作（activities of daily living：ADL）低下などを招く．

❷精神的苦痛

呼吸困難のある患者は，「死」を意識し，「酸素が足りない」「このまま生きることができるだろうか」「死ぬのではないか」など，不安が増強する．また，会話するのも苦しくて，不安や想い

を話すこともできずに精神的苦痛がさらに増強することも多い．また，慢性期，終末期になると，自分のことだけではなく，家族や友人など親しい人のことを想い，不安や心配の気持ちがさらに強まることもある．この状態が続くと，不眠，抑うつ状態，せん妄などを引き起こすこともある．

❸ 社会的苦痛

身体症状である呼吸困難や疾患によっては通院や入院などにより，仕事や社会活動に影響を及ぼす．先の見通しが立たず，仕事の調整に悩む患者も多い．また，在宅酸素が必要な患者はボディイメージの変化に向き合うことになり，酸素療法の受け入れに抵抗を示すこともある．状況によっては，今の仕事を失うこともある．それにより経済的な負担を抱える，そして社会の中での役割の変化，家族内での役割を果たせないという苦しみなど，社会的苦痛は，日常生活での患者のQOLに大きく影響する．

❹ スピリチュアルペイン

呼吸器疾患をもつ患者は，個別の疾患にかかわらず，呼吸困難や胸痛など，死を意識する場面が多いといえる．そのような状況にある患者は生きる意味を失い，深い苦しみを抱えている．身体的苦痛，精神的苦痛，社会的苦痛と影響しあい，さらに全人的な苦痛を大きくする可能性をもっている．

3 データ聴取

データの聴取は患者，家族のプライバシーが尊重され，落ち着いた雰囲気で話を聞くことが大切である．聴取する際は，全人的苦痛（身体的苦痛，精神的苦痛，社会的苦痛，スピリチュアルペイン）の4項目で整理し，それらの関連を統合的にとらえながら，全人的なアセスメントにつながる情報収集をしていく．

表1-2 生活援助とニード

環境調整
・静かな環境
・室温を低くする
・うちわや扇風機などで風を感じることができるようにする
・ナースコール・薬をそばに置く
・いつでも水分をとれるようにする
酸素療法中の配慮
・においなどの不快感の対処
・酸素をしたまま動けるようにチューブの長さの調整
・酸素マスクのフィッティングの確認（ゴムがきつくないか・ゆる過ぎないか）
ポジショニングの工夫
・患者の楽な姿勢にできるよう，クッションなどで工夫する
・起座位が楽であれば，オーバーテーブルなども活用する
不安への援助
・そばに付き添う
・傾聴する
・十分な説明をする
患者の希望を叶える
・歩きたい，食べたい，トイレに行きたいなど患者の状態に合わせて，可能な範囲で介助しながら希望を叶える

4 生活援助とニード

得られた情報から，その患者に必要な援助が導きだされる（表1-2）．呼吸器科に入院する患者の多くは，呼吸困難や咳嗽，胸痛などの症状から，ADLの低下や日常生活でのセルフケア能力の低下が起こる．そのため，患者にとって今大事な援助は何か，「その人らしさ」を組み込んだ援助は何か，と日々考えていく必要がある．

引用・参考文献

1) 厚生労働省：人口動態統計 死因順位，2013．
2) 川村雅文：呼吸器－成人看護学〈2〉（系統看護学講座 専門分野），医学書院，2015．

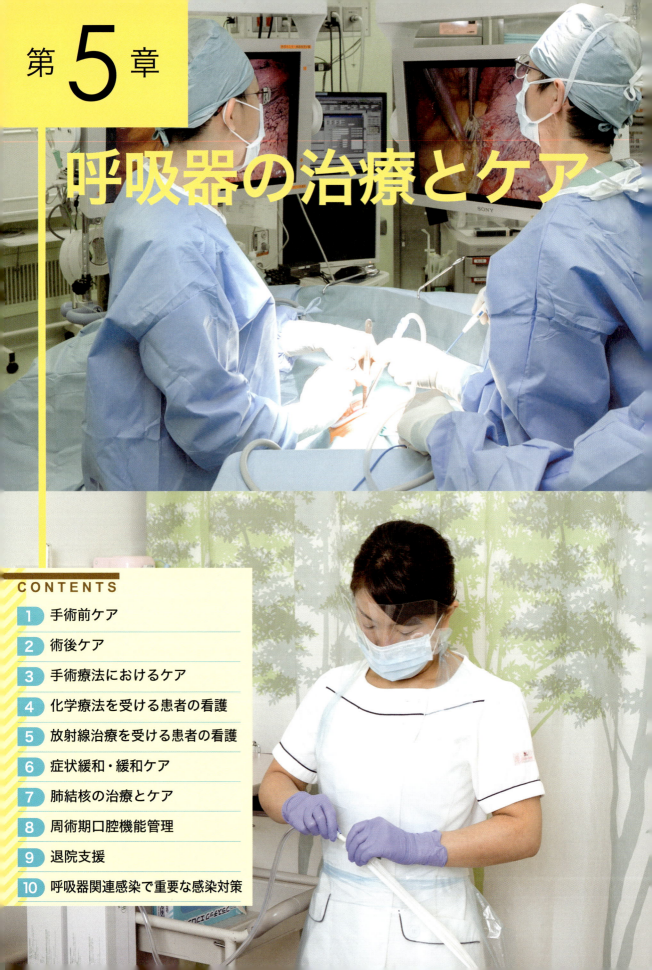

第5章 呼吸器の治療とケア

CONTENTS

1. 手術前ケア
2. 術後ケア
3. 手術療法におけるケア
4. 化学療法を受ける患者の看護
5. 放射線治療を受ける患者の看護
6. 症状緩和・緩和ケア
7. 肺結核の治療とケア
8. 周術期口腔機能管理
9. 退院支援
10. 呼吸器関連感染で重要な感染対策

1 手術前ケア　①術前オリエンテーション

1 はじめに

　手術を受ける患者は，手術の種類・目的によって，さまざまな期待と不安を持っている．手術前に患者が手術について理解し，手術後の状況がイメージできるように術前オリエンテーションや術前訓練を行い，身体の準備を整え，不安を軽減し，手術の導入が円滑に進められるよう援助を行う．

　さらに，患者の現状および既往歴などを把握し，全身状態を評価し，医療スタッフへの情報提供および情報共有を行うことで治療前の患者管理精度向上を図る．

　手術に対して十分な準備ができるよう，最近では周術期管理を一元化して患者指導を行う施設が増えている．当院でも「入院サポートセンター」において，手術前のオリエンテーションとして，禁煙・口腔ケア，栄養管理，内服薬の確認，麻酔科診察，手術室に関するオリエンテーション，入院後のオリエンテーション，入院前相談を行い，治療前患者管理の質・精度向上に取組んでいる．

　多職種〔医師，看護師（手術室看護師を含む），医療秘書，薬剤師，麻酔科医，栄養士，歯科衛生士〕が協同して，ホスピタリティの向上，医療の質の向上に努めている．

2 術前オリエンテーションの内容

　パンフレットを用いて，以下の説明を行う（図1-1-1）．説明は患者の理解度に合わせながら行い，家族のサポートの状況を把握する．状況に応じて患者家族やキーパーソンに同席してもらう．

❶担当医，麻酔科医からの説明

　担当医から手術開始予定時間，手術内容の説明，麻酔科医から診察・手術に関する評価・麻酔

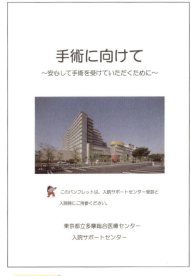
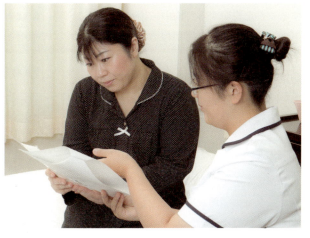

図1-1-1　術前オリエンテーション
パンフレットを用いて患者に説明する．

の説明が行われる．

❷手術室看護師からの説明

手術室看護師が病室を訪問して，手術室入室から手術室内の様子，家族控室の利用などについて説明する．

❸禁煙の重要性

禁煙しているか確認する．禁煙できていない場合は，喫煙による合併症のリスク及び禁煙の効果について再度説明して禁煙を促す（表1-1-1, 2）．

❹歯や口腔内の状態

手術前から口腔内の環境を整えることで，気道感染予防や血流感染の予防につながることを説明する〔詳細は第5章「8 周術期口腔機能管理」（p.152）を参照〕．

❺深呼吸の練習

手術後は術後の安静，創部痛などにより，呼吸が浅くなり腹式呼吸が抑制されるため，末梢気道が閉塞，肺胞が虚脱して無気肺や肺炎をきたす可能性がある．そのため，深呼吸の練習を行う（詳細は後述の「術前訓練の内容」を参照）．

❻肺血栓塞栓症予防

手術の当日，リスクレベルに応じた予防法を実施することを説明する．術中・術後の安静により下肢の静脈血のうっ滞が起こり，血栓を形成しやすい状況にある．

予防策としては，「早期離床・積極的な運動」「弾性ストッキング」「間欠的空気圧迫法」「薬物療法」などがある．

❼早期離床

体を動かすことで肺胞のガス交換を改善するとともに，全身の循環状態をよくし，創治癒を促進する．腸蠕動を促し，術後イレウスを予防する．下肢の運動を行うことで血栓を予防するなど，術後合併症の予防や早期離床の利点を説明する．

術後翌日より，看護師と一緒に歩行を開始するが，疼痛のコントロールを行いながら離床することを説明する．

❽常用薬

常用薬，手術前に中止する薬剤，手術当日に飲む薬剤の確認と説明を行う．入院中に必要な薬剤と「お薬手帳」を持参するように説明する．

❾食事の制限

手術開始時間などにより異なるため，食事制限，飲水可能時間を伝える．

❿身体の清潔

全身の清潔を保つため，手術前日に入浴，洗髪を行う．入浴できない場合は清拭を行う．手足の爪も短く切り，つけ爪・マニキュアも除去する．

表1-1-1 喫煙による合併症のリスク

術後合併症	リスク
死亡	1.38倍
肺炎	2.09倍
心停止	1.57倍
心筋梗塞	1.80倍
脳卒中	1.73倍
術後感染症	1.42倍

表1-1-2 禁煙の効果

禁煙期間	効果
1～2日	酸素運搬能の改善
1週	気道過敏性の改善
2～6週	喀痰分泌能の改善
3～4週	術後感染症の減少
4～8週	気道障害の改善
8週以上	術後肺炎の減少

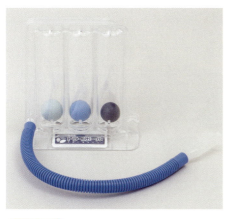

図1-1-2 トリフロー

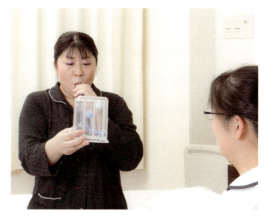

図1-1-3 トリフローによる呼吸訓練（吸気）

⑪必要物品

チェックリストを用いて準備・確認を行う．

⑫術後

術後にHCUまたはICUへ入室する場合は，入室案内パンフレットなどを用いて，説明を行う．

3 術前訓練の内容

入院後から手術前までの期間において，患者がどのような状態になるのかを具体的に説明する．無気肺や肺炎予防のため，呼吸訓練，排痰法の訓練を行う．

❶主な呼吸訓練

①トリフローによる呼吸訓練

トリフロー（図1-1-2）は，吸気の力でボールを持ち上げ呼吸筋を鍛え，肺を十分に膨らませる訓練器具である（図1-1-3）．トリフローを逆さに置き，息を吐き出すことで，呼気の練習も行うことができる（図1-1-4）．
＜方法＞
次の①〜③を5回程繰り返し，1日3〜4回実施する．
①トリフローを垂直に立て，マウスピースを

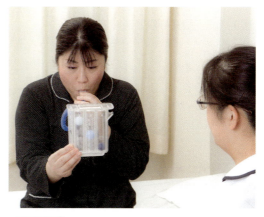

図1-1-4 トリフローによる呼気の練習
トリフローを逆さにすることで，呼気の練習をすることも可能である．

しっかりくわえ，一度息を吐き出し，静かに息を吸う．
②ボールが浮き上がった状態を3秒ほどキープする．
③1回ごとに呼吸を整え，繰り返し実施する．

ポイント
- ボール3個を一瞬で上げるよりも，左側のボール（薄い色のボール）を長い時間上げているほうが効果的である．
- 術前呼吸器合併症の有無や年齢などを考慮し，疲れない程度の回数・時間を設定する．

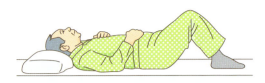
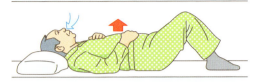
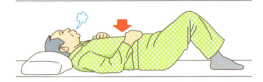

図1-1-5 腹式呼吸と深呼吸
①膝を軽く曲げて仰臥位または坐位になり，お腹に手を当てて全身の力を抜いてリラックスする．
②口から息を吐き出す．
③息を吐ききったら，鼻からゆっくりと空気を吸い込む．
④息を吸いきったら，口をすぼめ，ろうそくを消すようにゆっくりと少しずつ息を吐き出していく．

②腹式呼吸と深呼吸（図1-1-5）
＜方法＞
　次の①～④を10回1セットとし，1日4～5セット実施する．
　①膝を軽く曲げて仰臥位または坐位になり，お腹に手を当てて全身の力を抜いてリラックスする．
　②口から息を吐き出す．
　③息を吐ききったら，鼻からゆっくりと空気を吸い込む．
　④息を吸いきったら，口をすぼめ，ろうそくを消すようにゆっくりと少しずつ息を吐き出していく．

ポイント
・息を吸うときはお腹が膨らんでいくことを意識する．
・吸う息より吐く息を長くする．
・術前呼吸器合併症の有無や，年齢などを考慮し疲れない程度の回数・時間を設定する．

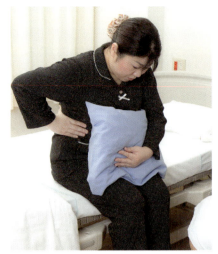

図1-1-6 排痰法の練習

❷排痰法

　術後は創痛などにより身体に力が入らずに排痰が困難となるため，負担にならない排痰方法を術前より練習しておく（図1-1-6）．
＜方法＞
　①坐位になり，2～3回深呼吸をする．
　②創部やドレーンの刺入部を手や腕，クッションなどを使用してしっかり押さえ，左右の腕で胸を抱くようにする．
　③大きく息を吸った後,小さな咳を何度かし,痰を上に上げ，その後喉の奥の痰を出すイメージで一気にゴホッと咳をする．

引用・参考文献
1) 中西泰弘：術前のケア－術前の準備．ポケット版消化器外科ケアマニュアル，（宇佐美眞ほか編），p.78，照林社，2008．
2) 近藤泰児ほか：見てできる臨床ケア図鑑 整形外科ビジュアルナーシング．学研メディカル秀潤社，2015．
3) 吉井真美：いちばん新しい術前・術後ケア．エキスパートナース 11：24-25，2013．
4) 藤本光世：呼吸器外科看護の特徴と現状－呼吸器外科における周手術期の看護．ナースのためのパーフェクトガイド呼吸器外科の術前術後ケア，呼吸器ケア臨時増刊：p.13-15，2014．
5) ナース専科：術前の4つの呼吸訓練の方法．http://nurse-senka.jp/contents/press/206569/（2015 年12月8日検索）
6) Turuta A, et al：Smoking and perioperative outcomes：Anesthesiology 114（4）：837-846，2011．

1 手術前ケア ②全身状態の評価（リスク評価）

1 はじめに

手術前の患者の全身状態を把握することは，術後管理を行う上で大切である．検査結果，フィジカルイグザミネーション，問診などから総合的に判断し，術後リスクを予測する．

肺動脈は，大動脈や肺静脈と比べてもはるかに脆弱であり牽引や圧迫などでも容易に出血をきたす．そのため，循環器疾患の既往や抗凝固薬についての確認を行う．

また，麻酔に耐えうる身体機能か否かと，発生頻度の高い術後肺合併症のリスクを確認する．糖尿病の既往がある場合は，術後の創治癒の遅れや創感染のリスクが高まるため，術前に入院下で血糖コントロールを行うケースもある．

2 術前検査

肺がんの手術では，腫瘍を切除することで正常に機能する部分が少なくなるため，QOL（quality of life）を損なう可能性がある．次の検査を行って術後の肺機能の予測値を確認し，肺機能の低下や術後合併症のリスクを予測する．
- 血液検査，血液ガス
- 心電図
- 心エコー
- 喀痰細菌検査
- 肺機能評価〔スパイロメトリー（図1-2-1），肺活量，（肺血流シンチグラフィー）〕．

3 フィジカルアセスメント

一般状態（バイタルサイン，SpO_2），フィジカルイグザミネーション，日常生活動作（転倒歴含む），日常生活活動度（performance status：PS），栄養状態〔BMI (body mass index)，嚥下機能〕，疼痛の有無（フェイススケール）を確認し，全身状態の評価を行う．

4 既往歴

心臓血管合併症，肺気腫，糖尿病，重症筋無力症などの確認を行う．抗凝固・抗血小板療法

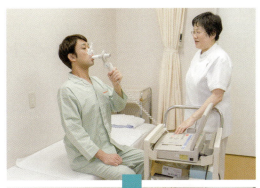
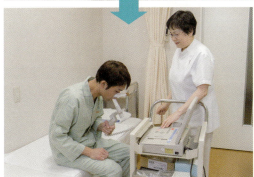

図1-2-1 スパイロメトリー

の有無，免疫抑制薬の服用，血糖コントロールの確認を行う．

5 喫煙歴

1日あたりの平均喫煙本数，喫煙期間，禁煙時期の確認を行い，術前訓練及び術後の呼吸，喀痰喀出の指導につなげる．

術前禁煙により術後合併症の頻度は減少する．術後呼吸器合併症の減少のためには1か月程度の禁煙期間を設けることが必要である（詳細はp.98「表1-1-2　禁煙の効果」を参照）．

6 治療に対する理解度

自己の健康認識と，手術・合併症に対する理解度の確認を行い，治療に対する協力が得られるかを判断する．

7 術後せん妄のアセスメント

せん妄とは，主に意識や注意，認知，知覚が障害される可逆性の病態であり，1日のうちで症状が変動する傾向がある．

代表的な症状は落ち着きのなさや，幻視，幻覚，見当識障害，暴力行為などで，転倒やベッドからの転落，点滴ルートやドレーンの自己抜去などの事故につながる可能性がある．また，基礎疾患の悪化や入院期間の延長など，患者のQOLを低下させることにもつながるため，適切な対応が必要となる．

とくに高齢者の場合は，術後せん妄の発症のリスクが高くなる（表1-2-1）[1)~3)]．

表1-2-1　術後せん妄の臨床的特徴[1)~3)]

- 高齢者に多い
- 中等度以上の手術に多い
- 前駆症状として不眠や不安を訴えるものが多い
- 手術直後から発症するまでの間に，いわゆる意識清明期間があるものが多い
- 幻覚が主症状で，ときに興奮を伴うこともある
- とくに重大な合併症を併発しなければ，通常は1週間以内に消退する
- 軽快したのち，後遺症を残さない．認知症が進行したように見えるときは，新たな脳梗塞の発症の可能性を考えたほうがよい

❶ 術前の予測と対策

術前の評価として，薬物服用歴の聞き取り，全身状態の評価，知覚・認知障害の発見，手術前の精神的ストレスの有無などの評価を行う．患者の状況だけではなく，家族から得られる術前の日常生活動作（activities of daily living：ADL）に関する情報も，術後せん妄の予測に重要である．

術後せん妄は，その危険因子を予測し，早期発見，早期介入を図ることが大事である．具体的には，表1-2-2[3)]のような介入で予防を図る．

❷ 術後の対応

術後せん妄を予防するために，病室内の環境整備を行い，術後の苦痛や疼痛緩和を適切に行う．カレンダーを使用して現実に対する見当識を持たせる，その日の予定を説明する，自然光を入れるなどの介入を行う．

早期発見のためには，患者の情報収集・観察を行いアセスメントすることが重要である．たとえば，コミュニケーションの取り方や理解の程度，表情など，術前と術後の変化を比較し，術後せん妄が発症しているかアセスメントする．

術後せん妄を発症した場合は，原因の除去と環境整備が基本となる．そのほか，鎮静薬を使

表1-2-2 術後せん妄の危険因子と術前の予防策[3]

危険因子	予防策
年齢(60歳以上)	・早期発見のため，危険因子を予測することが決め手となる
長時間の手術(4時間以上)	
アルコール依存	
精神病の既往	
せん妄の既往	
検査データの明らかな異常(貧血，電解質異常など)	・原因となる疾患の精査・治療
術後疼痛	・薬物療法を中心とした疼痛コントロール
せん妄を引き起こすことのある薬剤の服用など	・せん妄を引き起こす薬剤(表1-2-3)[4]のチェック ・原因となり得る薬剤を使用している場合，主治医と相談し，できる限り中止する

表1-2-3 せん妄を引き起こす可能性のある原因薬剤

薬効分類	代表的薬剤
モルヒネ製剤	モルヒネ塩酸塩，モルヒネ硫酸塩
合成麻薬	ペチジン，フェンタニル
麻薬拮抗鎮痛薬	ペンタゾシン，ブプレノルフィン
三環系抗うつ薬	アミトリプチン，イミプラミン，アモキサピン
パーキンソン病治療薬	セレギリン，トリヘキシフェニジル塩酸塩，カベルゴリン，ブロモクリプチン，アマンタジン
気管支拡張薬	テオフィリン
鎮痙薬	ブチルスコポラミン，アトロピン
H_2遮断薬	ファモチジン
抗コリン薬	ベンプロペリン
抗ヒスタミン薬	ジフェンヒドラミン，クロルフェニラミンマレイン酸塩
抗ウイルス薬	アシクロビル
インターフェロン製剤	IFN-α，IFN-α2a，IFN-α2b

(畝本賜男：術後合併症．Clinical Pharmacist 5(3)：29，2013)

用した疼痛の緩和を図る，できるだけ安楽に過ごせるように体位を整える，家族や友人の面会を促し，患者が安心感を得られるようにするなどを行う．

また，現状認識が困難となり，ベッドから起き上がろうとする，ベッド柵を乗り越えようとするなど，興奮状態になる場合がある．ベッドからの転落や転倒などの2次的障害を起こさないためにも，以下のような対策を行う．

- ナースステーションに近い，できる限り看護師の目の届く所に患者のベッドを移動する
- 頻回に訪室し観察する
- ベッド柵を使用する
- ベッドの高さを低くする
- センサーベッド，センサーマットなどを使用する

点滴ルート，創部からのドレーン，酸素チューブ，心電図モニターやフットポンプ，自動血圧計などのさまざまなルート類が患者の周りを取り巻いている状況であり，これだけでも心理的なストレスは大きい．ルート類やドレーン類は，患者の目に入らないよう刺入部を包帯でおおうなど自己抜去防止措置をとる．体動が激しくなることを予測し，ルート類にゆとりをもたせた配置にすることも重要である．

術後せん妄は一過性のものであり，時間経過とともに改善することを，本人・家族に説明し，精神的な準備を整えて協力を得る．

引用・参考文献

1) 佐々木 剛：いちばん新しい術前・術後ケアQ&A：エキスパートナース 29：53-55，2013．
2) 山城守也：高齢者の術後精神障害とその対策：消化器外科 14：65-71，1991．
3) 古家 仁編著：術後精神障害 せん妄を中心とした対処法．p.68，真興交易医書出版部，2003．
4) 畝本賜男：術後合併症：Clinical Pharmacist 5(3)：29，2013．
5) 岡田守人編：ナースのためのパーフェクトガイド 呼吸器外科の術前術後ケア．呼吸器ケア2014年臨時増刊，p15，メディカ出版，2014．
6) 近藤泰児監，畑田みゆき編：見てできる臨床ケア図鑑 整形外科ビジュアルナーシング．学研メディカル秀潤社，2015．

2 術後ケア ①全身状態の観察

1 全身状態の観察の重要性

呼吸器外科手術での麻酔は，「全身麻酔と硬膜外麻酔の併用で行うことが一般的で，患側の肺を虚脱させる分離肺換気を用いて麻酔を維持することが特徴的」である[1]．手術による侵襲と全身麻酔の影響により，全身循環動態や呼吸状態などが不安定な状態であるため，異常の早期発見のためにも全身状態の観察が重要となる(図2-1-1)．

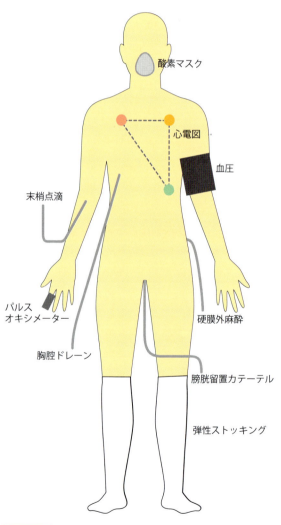

循環動態	・不整脈の有無 ・心拍数の増減の有無 ・血圧変動の有無 ・尿量 ・ドレーン排液量 ・創部からの出血の有無 ・冷汗の有無 ・チアノーゼの有無 ・悪心・嘔吐の有無 ・体温異常の有無 ・点滴の補液量，速度，刺入部の発赤・腫脹・疼痛の有無
呼吸状態	・SpO₂値のモニタリング ・酸素投与量 ・呼吸音の減弱 ・肺雑音の有無 ・喀痰増加の有無 ・呼吸困難・喘鳴の有無 ・呼吸の深さ ・咽頭部違和感の有無 ・酸素マスク(またはカヌラ)外れの有無
胸腔ドレーン*	・吸引圧 ・排液の量・性状・色 ・リークの有無 ・吸引圧 ・刺入部 　発赤・腫脹の有無 　マーキングのずれの有無 　固定テープの周囲や刺入部周囲の皮膚異常の有無 　出血の有無 ・皮下気腫の有無 ・排液量の急激な増加の有無 ・チューブの屈曲，閉塞，ねじれの有無 ・チューブや排液バッグの位置
疼痛	・部位 ・フェイススケール(図2-1-2)を用いた疼痛評価 ・指示薬使用後の除痛効果の判定 ・疼痛部位の状態変化の有無 ・苦痛様顔貌の有無
その他	・硬膜外麻酔 　ライン接続，挿入部位からの出血の有無，残量 ・弾性ストッキング 　皮膚の発赤の有無，知覚 ・意識レベル 　変動の有無，不明言動の有無

図2-1-1 全身状態の観察項目

＊：使用する機器により確認事項も異なる．たとえば，吸引器がメラキュサームの場合は，呼吸性変動の有無，蒸留水量，パネルロックの確認，実際の吸引圧，チェストバルブとチューブの接続，ドパーズの場合は，閉塞マークの確認など(詳細は第6章「9 ドレーン管理」を参照).

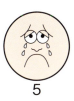

0：痛みがまったくないので，とても幸せな顔をしている
1：少し痛みがあるが，平気な顔をしている
2：軽く痛みがあり，少し辛い顔をしている
3：中ぐらいの痛みがあり，辛い顔をしている
4：強く痛みがあり，憂鬱な顔をしている
5：我慢できない強い痛みで，涙が出ている

図2-1-2　Wong-Bakerのフェイススケール

2　術後管理のポイント

❶術後のバイタルサイン

術後のバイタルサインは，出血や麻酔で変動しやすい．血圧が低いときは100mmHg以上を目標に医師の指示により輸液や昇圧薬の投与で調節する．

❷呼吸状態の変動に注意

肺を切除しているため，呼吸状態の変動に注意が必要である．術後のSpO_2値は酸素（2〜4L/分）吸入下で95％以上を目標にする．術後1日目までは酸素吸入を行い，術後2日目でSpO_2値を見ながら医師の指示により酸素吸入を終了する．

❸輸液の管理

肺静脈や気管支を切除していることにより血液循環がうっ滞するため，肺水腫になりやすい．そのため，輸液の速度や量に注意する必要がある．基本は，60〜80mL/時＋α（1,500〜2,000mL/日）である．

❹術後尿量

術後の尿量が150mL/4時以下の場合は，医師の指示により，尿の比重で輸液もしくは利尿薬を使用する．

・尿比重1.030以上：脱水が考えられるため輸液を使用する．
・尿比重1.029以下：サードスペースへの水分移動が考えられるため利尿薬を使用する．

❺胸腔ドレーンの管理

詳細については，第6章「9　ドレーン管理」（p.215）を参照．

①挿入の目的
①手術により陽圧になった胸腔内を陰圧にする（脱気）
→肺の拡張促進，再虚脱の防止
②腔内に貯留した血液，胸水をドレナージする
→圧排による無気肺の予防，感染予防
③貯留液の監視ができる
→術後出血や膿胸などの発見のための情報源

②胸腔ドレーンの固定（図2-1-3〜5）
①抜けやすいため，ドレーンチューブは強いテープでしっかり皮膚に固定する．
②チェストバルブとチューブの接続部がタイガンで固定されているか確認する．
③ドレーン刺入部付近と固定テープ下の2か所にマーキングを行い，2か所でずれがないか確認する．

③胸腔ドレーンの排液観察
メラサキュームの場合，ドレーンチューブに排液が貯留したままになっているとドレーンをクランプしていることと同じ状況となってしまう

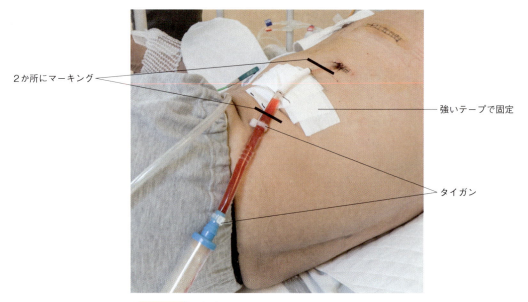

図2-1-3 胸腔ドレーンの固定

2か所にマーキング
強いテープで固定
タイガン

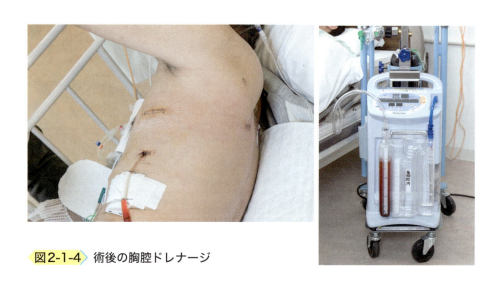

図2-1-4 術後の胸腔ドレナージ

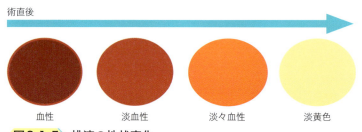

血性　　淡血性　　淡々血性　　淡黄色

図2-1-5 排液の性状変化
術直後〜術後3日まで，排液は血性〜淡血性であり，(排液)量は徐々に減っていく．

ため，貯留時にはメラアクアシールへ排液を移動させる．

引用・参考文献
1) 吉野一郎ほか：呼吸器外科の手術看護パーフェクトマニュアル，（岡田守人編），p.18，メディカ出版，2015．
2) 青山晃博ほか：ナースのためのパーフェクトガイド呼吸器外科の術前術後ケア，（岡田守人編），p.16-17，メディカ出版，2014．
3) 平石美智代ほか：周手術期ナーシング，（川本利恵子ほか編），p.41-42，学研メディカル秀潤社，2003．
4) 路川 環：ICU版「意味づけ」「経験知」でわかる病態生理看護過程（市川幾恵監，松木恵里編），p.129-130，p.132-140，日総研，2014．

2 術後ケア ②術後合併症予防

1 はじめに

術後合併症は，手術に伴って不可避に生じる症状である．これらの症状の予防・早期発見のため適切な時期に必要なケアや観察を行う（図2-2-1[1]，2，表2-2-1）．

2 後出血（術直後〜48時間）

術操作による血管損傷や，止血不十分によって出血を起こすことがある．

肺切除後の出血の発生部位は，気管支動脈，肋間動脈，リンパ節郭清部位，肺靱帯切離部などが多い．しかし，肺動脈や肺静脈からの出血

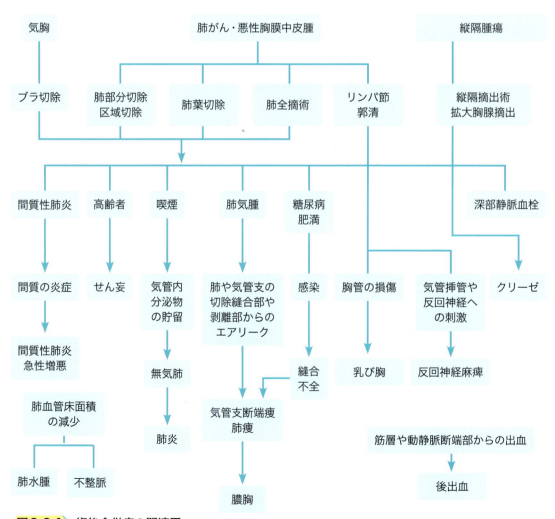

図2-2-1 術後合併症の関連図

（帯井晴香ほか：ナースのためのパーフェクトガイド 呼吸器外科の術前術後ケア，（岡田守人編），呼吸器ケア2014年臨時増刊，p.21，メディカ出版，2014）

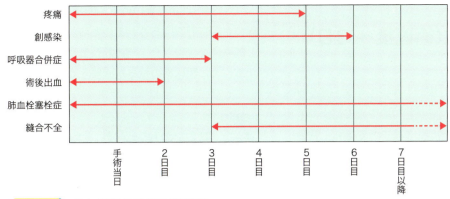

図2-2-2 主な術後合併症発症時期

表2-2-1 一般外科（胸部外科を含む）手術のリスクレベルと予防法

リスクレベル	一般外科（胸部外科を含む）手術	予防法
低リスク	・60歳未満の非大手術 ・40歳未満の大手術	・早期離床および積極的な運動
中リスク	・60歳以上あるいは危険因子がある非大手術 ・40歳以上あるいは危険因子がある大手術	・弾性ストッキング ・間欠的空気圧迫法
高リスク	・40歳以上のがんの大手術	・間欠的空気圧迫法 ・低用量未分画ヘパリン
最高リスク	・静脈血栓塞栓症の既往あるいは血栓性素因のある大手術	・低用量未分画ヘパリンと間欠的空気圧迫法の併用，あるいは低用量未分画ヘパリンと弾性ストッキングの併用

の場合は致命的となるリスクが高くなる．

ドレーンが閉塞して血液が流出せず，胸腔内に貯留している可能性もあるため，排液量だけでなく，バイタルサインや症状の観察が重要となってくる．

胸腔ドレーンで1時間あたり100mL以上の血性排液がみられる場合は医師へ報告をする．緊急検査や再手術を行う可能性もあるため，患者や家族の不安軽減に努める．

また，術前抗凝固薬を内服していた場合には遅れて出血することもあるため，注意が必要である．

3 肺血栓塞栓症（〜術直後）

心臓から肺に血液を送る肺動脈に血栓がつまることで生じる．下肢および骨盤内の静脈に生じた血栓（深部静脈血栓）が，右心房，右心室を経て肺動脈に達し，肺塞栓を生じるとされている．

症状は，呼吸困難，胸痛，失神・ショック，動悸，咳嗽，血痰などがあげられる．血栓が大きければ突然死を引き起こすこともあるため，早期発見，早期対応が重要となる〔詳細は第7章「21 肺血栓塞栓症」（p.305）を参照〕．

4 不整脈（術直後〜3日）

肺切除後の肺血管床減少や術後リフィリングに伴う右房負荷，交感神経の緊張などにより心房細動などの不整脈が起こることがある．術直後〜3日までに発症することが多く，上室性の頻脈が大多数であり，通常は一過性である．

リフィリングは，サードスペースから血管内へ水分が戻ってくることで，循環血液量が急激に増加し，心房負荷を生じる現象である．胸部不快感や冷汗，立ちくらみといった症状出現の際には12誘導心電図をとり，心電図モニターを装着する．

5 無気肺（術後3日以内）

術中の気管挿管の刺激により気道分泌物は増える．しかし，麻酔や疼痛により咳嗽が十分にできず痰の喀出が困難となり，分泌物が気管内に貯留し肺胞が虚脱した状態となる．そのため換気が困難となり，低酸素状態をきたす．

主な症状としてはSpO_2値の低下，呼吸困難，呼吸音の減弱など呼吸器症状がみられ，さらに痰が貯留し喀出しきれないことで肺炎に移行してしまう．そのため，ネブライザーでの分泌物の軟化や体位ドレナージにて排痰できるように援助する．自己喀出が困難な場合には看護師が吸引を行う．

6 肺水腫（2〜3日）

肺静脈のうっ滞により肺胞腔内に水分が貯留した状態で，輸液の過剰投与や腎機能の低下により尿が排出されず，心負荷がかかることで起こる．

主な症状はSpO_2値の低下，呼吸困難，肺野全体の水泡音聴取である．そのため，酸素を投与し酸素化を改善させ，肺に貯留した水分を排出するために利尿薬の投与が必要となる．

7 気管支断端瘻・肺瘻・膿胸（1〜3日，2〜3カ月）

気管支断端瘻は，術前の化学療法，放射線照射，糖尿病，ステロイド薬使用などが誘因となり，気管支断端の縫合不全や感染で起こることが多い．術後胸腔ドレーンのエアリークや皮下気腫が持続する場合，また胸腔ドレーン抜去後の血痰や胸水様の水っぽい痰が出るときには注意する必要がある．そして遅延する肺瘻や気管支断端瘻に伴う胸膜感染により膿胸が生じる．主な症状としては，発熱，胸痛，呼吸困難，咳嗽である．

多くは胸腔ドレーン抜去後に現れる術後合併症であるため，胸腔ドレーン抜去後の咳嗽や痰の性状変化について観察していくことが重要となる．状況により，胸腔内清浄化を図るために胸腔ドレナージや外科的処置が必要となる．

8 乳び胸（7日以降）

乳びとは，腸管から吸収された脂肪や脂肪酸が乳化した乳白色のリンパ液のことである．術中に胸管やリンパ管を損傷することでそこから乳びが漏れ出て胸腔内に貯留した状態が乳び胸であり，経口摂取開始後の胸腔ドレーンの排液が乳白色に変化する．

そのため，乳白色の排液が見られた際には食事を脂肪制限食へ変更し，乳び流量を減少させる．減少しない場合には絶食とし，胸膜癒着療法を行って臓側胸膜と壁側胸膜を密着させる．

9 間質性肺炎

間質性肺炎合併症例の約10％に，術後1週間以内に間質性肺炎増悪が見られているため，術後の呼吸困難の増悪やSpO$_2$値の低下に注意する必要がある．

術前からウリナスタチン（ミラクリッド）の予防投与を行い，増悪時にはステロイドパルス療法を行う．

術後増悪期の関連致死率は約50％にも及ぶ．

10 反回神経麻痺

リンパ郭清時に，反回神経を損傷させたり，気管挿管や反回神経を刺激させたりすることによって反回神経麻痺が生じる．反回神経麻痺により発声や嚥下に障害が起きるため，嗄声やむせ込み，誤嚥が起きる．そのため，嚥下訓練を行い，食事を誤嚥しにくい形態へと変更し，水分にはとろみ剤を使用する．

引用・参考文献

1) 帯井晴香ほか：ナースのためのパーフェクトガイド 呼吸器外科の術前術後ケア，(岡田守人編)，呼吸器ケア2014年臨時増刊，p.20, p.21, p.22-25, メディカ出版，2014.
2) 路川 環：ICU版 意味づけ 経験知でわかる病態生理看護過程，(市川幾恵監，松木恵里編)，p.129-130, p.132-140, 日総研，2014.
3) 杉野亜紀：ICU版 意味づけ 経験知でわかる病態生理看護過程，(市川幾恵監，松木恵里編)，p.226-235, 日総研，2014.
4) 平石美智代ほか：術後患者のケア．周手術期ナーシング，(川本利恵子ほか編)，p.43-44, 学研メディカル秀潤社，2003.
5) 中尾 史：チェックリスト＆図解でサクッと理解！ 術前術後ケアポイント80, (足羽孝子ほか編)，p.125-126, メディカ出版，2015.

2 術後ケア ③術後疼痛・苦痛の緩和，離床

1 術後疼痛・苦痛の緩和

術後は，手術に伴い様々な疼痛（創部痛・筋肉痛・内臓痛など）が出現する．疼痛によって活動が制限され離床が遅延する可能性がある．

また，疼痛に耐えようとして咳嗽や呼吸を抑制してしまい術後合併症を起こしやすくなってしまう．

疼痛の強い時期としては術直後から48時間であるため，この時期の疼痛コントロールが最も重要となってくる．

2 術後疼痛のコントロール

❶患者自己調節鎮痛法（PCA）

患者自己調節鎮痛法（patient controlled analgesia：PCA）は，特殊なポンプをセットすることで，あらかじめ設定された鎮痛薬を一定量持続投与し，患者自身が痛みを感じたときにボタンを押すことで追加投与できるしくみである．

投与経路別に次の2つに分けられる．
① 静脈内自己調節鎮痛法（intravenous PCA：IV-PCA）（図2-3-1）
② 硬膜外自己調節鎮痛法（patient controlled epidural analgesia：PCEA）（図2-3-2）

❷麻薬拮抗性鎮痛薬

PCAを使用しても疼痛が軽減しない場合に，ペンタゾシン（ペンタジン®）を生理食塩水で希釈したものを静脈内に投与し，疼痛コントロールを図る．

麻薬拮抗性鎮痛薬は麻薬よりも呼吸抑制や悪心などの副作用が少ない．

フェンタニルクエン酸塩と拮抗作用があるため，PCAポンプ内に充填されている薬剤を確認してから使用する．

❸非ステロイド性抗炎症薬（NSAIDs）

PCAを使用しても疼痛が軽減しない場合は，フルルビプロフェンアキセチル（ロピオン®）を生理食塩水で希釈したものを静脈内に投与，または坐薬〔ジクロフェナクナトリウム（ボルタレン®）〕を挿肛して疼痛コントロールを図る．

PCAの使用は術後2日目程度までであるため，術後経口摂取開始後より非ステロイド性抗炎症薬（nonsteroidal anti-inflammatory drugs：NSAIDs）の内服を開始し，PCA抜去後に疼痛が増

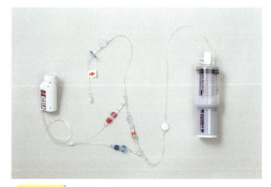

図2-3-1 IV-PCA

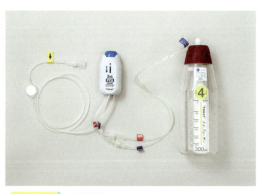

図2-3-2 PCEA

強しないように疼痛コントロールを行っていく．
　消化性潰瘍や喘息の既往がある患者にはNSAIDsの使用は禁忌であるため，NSAIDsは使用しない．

3 疼痛管理のポイント

・疼痛は部位や状態の変化の有無，フェイススケールを用いて疼痛の程度を観察し，評価して軽減を図る．
・血圧が低いときや嘔気・嘔吐出現時には医師へ報告し，PCA中止の有無を確認する．
・疼痛には精神的要因もかかわってくるため，順調に回復している旨を伝え患者が安心できるように努める．
・胸帯を装着して患部を圧迫固定し，疼痛の軽減を図る．
・起床時に疼痛が強くなるようであれば，眠前に鎮痛薬の使用を勧める．
・痛くなったときではなく，痛くなる前に使用できることについて患者に説明・指導する．

4 離床

　早期離床は，呼吸機能の改善，創治癒促進，腹部蠕動運動の促進など，全身の術後合併症予防につながるため，手術翌日より進めていく必要がある．
　しかし手術を終えたばかりの患者は，疼痛や術後の安静，挿入されている管類から，離床に対し，痛みが増強しないか，傷口が開かないかという不安を持ちやすい状況にある．十分な説明と鎮痛薬の使用などで疼痛緩和を行い，徐々に端座位，立位，歩行と段階を踏んで離床していく必要がある．
　術後の安静後は深部静脈血栓症（deep vein thrombosis：DVT）を起こす可能性があるため，

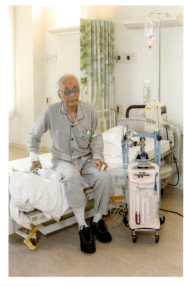

図2-3-3 胸腔ドレーン挿入側にベッドに端坐位になってもらう

初回歩行の際には必ず看護師が付き添い，状態を観察しながら離床していくことが大事である．
　離床方法は以下の手順で行う．

❶離床できる状態か確認する

・バイタルサインの異常はないか．
・SpO_2値の変動や呼吸困難はないか．
・疼痛はないか．
・下肢の腫脹・疼痛・チアノーゼ・冷感はないか．

❷頭部をヘッドアップする

・酸素チューブや点滴，ドレーンに注意しながらベッドアップを行う．
・疼痛やめまいの有無を確認しながらヘッドアップを進めていく．
・バイタルサインを測定し，異常がないか確認する．

❸胸腔ドレーン挿入側にベッド端座位になる（図2-3-3）

・ゆっくりと患者自身で足をベッドから下ろしてもらう（看護師が介助して動かすと疼痛が増強する場合がある）．

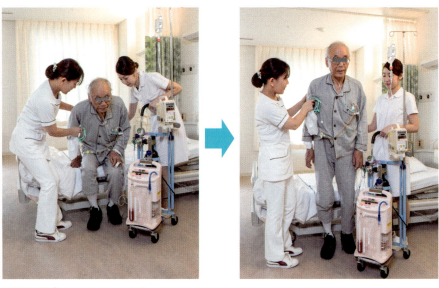

図2-3-4　ゆっくりと立位になる

- しばらく端座位になってもらい，めまいや嘔気の出現がないか確認する．
- 次の方法でルート整理を行う．
  ①酸素チューブを酸素ボンベへ付け替えて酸素投与する．
  ②尿道留置カテーテルは足を下ろした側へ移動させる．
  ③装着中のモニター送信機やPCAポンプを持ち歩きやすいように小さな袋に入れる．
  ④胸腔ドレナージの吸引器のコンセントを抜く．

❹ **柵につかまりゆっくり立位になる**
　（図2-3-4）

- めまい，立ちくらみ，ふらつきに注意する．
- ルート類が引っ張られていないか確認する．
- ドレーンの排液量が一気に増えていないか確認する．

❺ **看護師付き添いで歩行する**（図2-3-5）

- めまいや立ちくらみの有無，意識レベルの変化を確認する．
- 胸背部痛や呼吸困難感が出現した際にはすぐベッドに横になってもらい，バイタルサインの測定を行う．

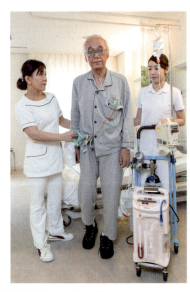

図2-3-5　看護師付き添いで歩行する

引用・参考文献

1) 杉野亜紀：ICU版　意味づけ　経験知でわかる病態生理看護過程，（市川幾恵監，松木恵里編），p.231-232，日総研，2014．
2) 水嶋章郎ほか：ナースのための術前・術後マニュアル，（出月康夫監，跡見裕編），p.54-55，照林社，2009．

3 手術療法におけるケア　①肺がん

1 適応

肺がんに対する手術療法の適応は次のようになる．

❶原発性肺がん

- ステージⅠ期とⅡ期が適応となる．ステージⅢA期は，放射線，化学療法，手術を組み合わせる．

❷転移性肺がん

- 原発巣がコントロールされている．
- 手術に耐えうる全身状態である．
- 転移が肺のみであり，肺の病巣がすべて切除可能である．転移性肺がんの原発巣には，大腸・腎臓・頸部腫瘍・乳腺・子宮などがあるが，大腸の割合が多い．

2 術式

胸腔鏡下手術（video-assisted thoracic surgery：VATS）にて，肺（肺葉・部分・区域）を切除する（図3-1-1，表3-1-1）．

VATSは，内視鏡を用いることにより，従来の開胸手術と比較すると小さい傷で手術を行うことが可能であるため，身体への負担は軽く回復が早い手術である．

3 術前ケア

術前ケアで重要なことは，術前の不安の軽減と術後の合併症を最小限にするための患者指導である〔第5章「1 手術前ケア　②全身状態の評価（リスク評価）」（p.101）参照〕．

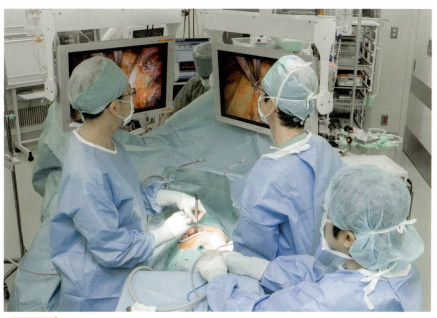

図3-1-1　肺がんにおけるVATS

表 3-1-1 肺がんにおけるVATSの標準的な経過

	手術前日まで	手術当日 術前	手術当日 術後	術後1日目	術後2日目以降
	病棟	病棟→手術室	手術室→ユニット	ユニット→病棟	病棟
治療・薬剤	常用薬確認後継続	維持液輸液(午後手術の場合)	維持液輸液 抗菌薬点滴 硬膜外麻酔	維持液輸液 抗菌薬点滴 硬膜外麻酔 鎮痛薬内服 常用薬内服再開	維持液輸液(2日目まで) 抗菌薬点滴 抗菌薬内服(ドレーン抜去後) 硬膜外麻酔(2日目まで)
処置	トリフロー	弾性ストッキング着用	酸素吸入(マスク) モニタ装着(心電図・酸素飽和度) 自動血圧計装着	酸素吸入(カヌラ) モニタ装着(心電図・酸素飽和度) 創部・ドレーン挿入部消毒	創部・ドレーン挿入部消毒 抜鉤(退院前)
挿入物		末梢静脈ライン(午後手術の場合)	末梢静脈ライン 動脈ライン 胸腔ドレーン 硬膜外カテーテル 尿道留置カテーテル	末梢静脈ライン 胸腔ドレーン 硬膜外カテーテル 尿道留置カテーテル	(状況によって抜去) 末梢静脈ライン 胸腔ドレーン 硬膜外カテーテル
検査	血液検査 動脈血ガス 呼吸機能検査 胸部X線 心電図		血液検査 胸部X線	血液検査 胸部X線	血液検査 胸部X線
安静度	制限なし	制限なし	床上安静	歩行練習開始	病棟内フリー
食事	前日21時以降禁食	朝経口補液摂取以降禁飲食	禁飲食	朝から飲水開始 昼から食事開始	徐々に食事形態変更
清潔	前日入浴			清拭	ドレーン抜去後よりシャワー

①検査時の介助:血液検査,血液ガス,X線,心電図
②検査データの確認:身長,体重,血球算定検査,生化学検査,感染症検査,凝固検査
③既往歴の確認
④手術についての説明:術前・術後のスケジュール
⑤精神的な準備:不安の除去.術当日にHCU管理となる場合は,患者,家族に説明し,不安の除去に努める.また,必要物品などの説明,準備を行う.
⑥入院前の内服・手術前後の内服
⑦合併症予防のための援助
 ・咳,排痰の練習:全身麻酔のときは呼吸訓練(トリフロー)を行う
 ・手術後の深部静脈血栓症予防のため,弾性ストッキングの説明と出棟時の装着
⑧手術部位のマーキングの確認
⑨術中,術直後の嘔吐誘発と誤嚥を予防するため,前日21時より絶食.
⑩飲水と術前,術後の内服は麻酔科医の指示による.

4 手術室入室

①入室までに排泄を済ませる.
②弾性ストッキング,前開きの寝衣を着用する.
③手術前除去物確認シート(院内基準.図3-1-2)に沿って除去物の確認を行う.
④患者の状態により,歩行,車椅子,ストレッチャーで手術室へ搬送する.
⑤手術室への申し送り
- 患者確認:病棟看護師,手術室看護師,主治医,麻酔科医により確認する.患者氏名は,患者にフルネームで名乗ってもらい,リストバンドで確認する
- 手術部位:場所と左右を患者にいってもらい,マーキングの確認をする
- 術式,持参薬剤,輸血,血液型,感染症の有無,直近バイタルサイン,帰室場所,家族待機
- 必要書類(同意書は医師および患者のサインの有無)

⑥手室へ入室し,患者のリストバンドのバーコードを読み取り,入室認証を行う.

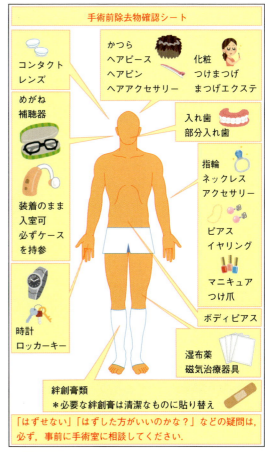

図3-1-2 除去物確認シート

5 術後ケア

　当院では,術当日はHCUで術後管理を行い,翌日一般病棟へ帰室する場合が多い.HCUでは,全身状態の観察を行い,異常の早期発見に努めつつ,早期離床に向けたケアを行う〔第5章「2 術後ケア ①全身状態の観察」(p.104)参照〕.

❶術後ベッドの準備(図3-1-3)

- 術後ベッドは防水シーツを準備
- 心電図モニタ,SpO₂モニタ,酸素,輸液ポンプ,吸引セットの準備

❷全身状態の観察

- バイタルサイン測定:体温,脈拍,血圧,呼吸状態,心電図,SpO₂
- 胸腔ドレーンの管理:刺入部確認(創部の状態,固定位置.図3-1-4),排液の量,性状(図3-1-5),リークの有無,波動低圧持続吸引器の動作確認(指示圧など.図3-1-6)
- 皮下気腫の有無(出現時マーキング,医師への報告)
- 創部痛,苦痛の緩和〔静脈内自己調節鎮痛法(intravenous patient controlled analgesia:IVPCA),自己調節硬膜外鎮痛法(patient controlled epidural analegsia:PCEA),指示の鎮痛薬〕(図3-1-7,8)
- 時間尿量に指示がある場合は,必要時に指示の点滴を実施する.

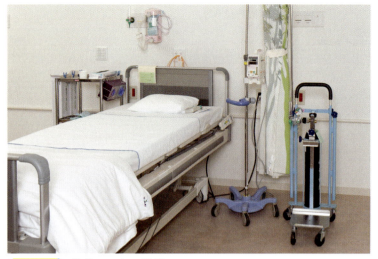

図3-1-3 術後ベッドの準備
早期離床時に必要な酸素ボンベおよび架台を準備する．

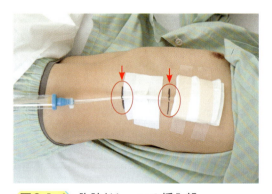

図3-1-4 胸腔ドレーンの挿入部
固定位置にマジックで線(印)をつけて，引っ張られて抜けていないか確認するためのマーキングを行う．

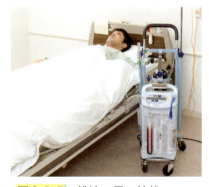

図3-1-5 排液の量，性状

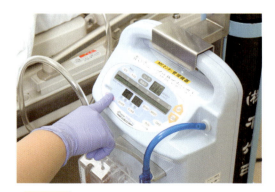

図3-1-6 低圧持続吸引器の動作確認

- 手術創の消毒・処置
- 硬膜外カテーテルの確認
- 点滴管理
- 術後，入床時は換気量確保目的に，ヘッドアップ30°をキープする．これは横隔膜を引き下げ，胸郭を拡げるためである．また，高齢者は視野が広がることで，せん妄の予防につながる．

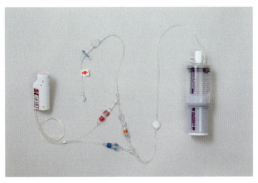

図3-1-7 IV-PCA

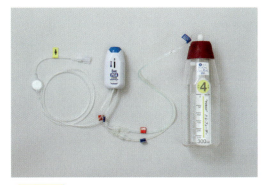

図3-1-8 PCEA

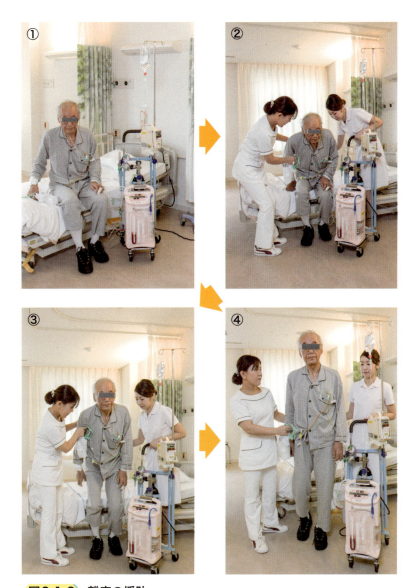

図3-1-9 離床の援助

❸日常生活の援助

①食事

手術翌日から飲水，昼より食事開始可能となるため，状態に合わせたケアを行う．術後も，食事開始時は嚥下の状態を誤嚥のリスクフローチャートなどを用いて再度評価する．

②膀胱留置カテーテル

離床が可能となったら早期に抜去する．

③安静

特別な安静指示がない場合，術後合併症の予防のため翌日から離床可能である．疼痛，吐気が強い場合は，指示薬を使用して離床の援助を行う（図3-1-9）．

④弾性ストッキング

初回離床時に静脈血栓塞栓症が発症しやすいため，注意して観察する．初回離床後すぐには，弾性ストッキングは外さない．術前のリスク分類，術後の回復状況，離床の状況などをふまえて外す時期を検討する．

⑤清潔

状態に合わせて，適宜実施する．

引用・参考文献

1) 岡田守人編：呼吸器外科の術前術後ケア，メディカ出版，2014．
2) 近藤泰児監，畑田みゆき編：見てできる臨床ケア図鑑 整形外科ビジュアルナーシング，学研メディカル秀潤社，2015．

3 手術療法におけるケア ②気胸

1 適応

気胸における手術療法は次の場合に適応される．
①緊張性気胸で，胸腔ドレナージ（図3-2-1）によっても症状が改善されない場合
②ドレナージで肺の再膨張が得られない場合
③著明な血胸を伴う場合
④両側気胸
⑤肺胸膜の肥厚による膨張不全肺

2 術式

胸腔鏡下手術（video-assisted thoracic surgery：VATS）を行う（図3-2-2，表3-2-1）．
VATSについては，第5章「3 手術療法におけるケア ①肺がん」（p.115）を参照のこと．

3 術前ケア

①検査時の介助：血液検査，X線，心電図
②検査データの確認：身長，体重，血球算定検査，生化学検査，感染症検査，凝固検査
③入院前の内服・手術前後の内服
④精神的な準備・手術についての説明・不安の除去
⑤合併症予防のための援助
・咳，排痰の練習を行う．

> **ポイント**
> ・通常全身麻酔のときは呼吸訓練（トリフロー）を行うが，気胸の場合は肺が虚脱している状態のため行わない．
> ・術前の肺機能検査も行わない．

⑥術中，術直後の嘔吐誘発と誤嚥を予防するため，前日21時より絶食．
⑦飲水と術前，術後の内服は麻酔科医の指示による．

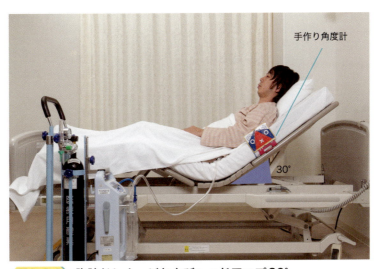

図3-2-1 胸腔ドレナージおよびヘッドアップ30°

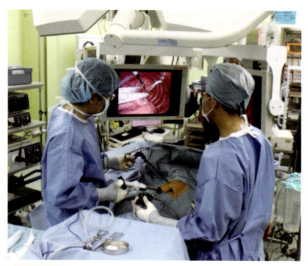

図3-2-2　気胸におけるVATS

表3-2-1　気胸におけるVATSの標準的な経過

	手術前日まで	手術当日 術前	手術当日 術後	術後1日目	術後2日目以降
	病棟	病棟→手術室	手術室→病棟	病棟	病棟
治療・薬剤	常用薬確認後継続	維持液輸液(午後手術の場合)	維持液輸液 抗菌薬点滴 硬膜外麻酔	硬膜外麻酔 鎮静薬内服 抗菌薬内服 常用薬内服再開	
処置		弾性ストッキング着用	酸素吸入(マスク) モニタ装着 (心電図・酸素飽和度) 自動血圧計装着	酸素吸入(カヌラ) モニタ装着 (心電図・酸素飽和度) 創部・ドレーン挿入部消毒	創部・ドレーン挿入部消毒 抜鉤(退院前)
挿入物		末梢静脈ライン(午後手術の場合)	末梢静脈ライン 胸腔ドレーン 硬膜外カテーテル	(状況によって抜去) 胸腔ドレーン 硬膜外カテーテル	
検査	血液検査 呼吸機能検査 胸部X線 心電図		血液検査 胸部X線	血液検査 胸部X線	血液検査 胸部X線
安静度	制限なし	制限なし	床上安静	歩行練習開始	病棟内フリー
食事	前日21時以降禁食	朝経口補液摂取以降禁飲食	禁飲食	朝から飲水開始 昼から食事開始	徐々に食事形態変更
清潔	前日入浴			清拭	ドレーン抜去後よりシャワー

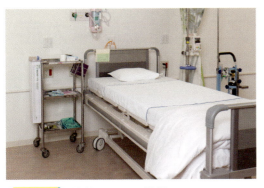

図3-2-3 術後ベッドの準備
入床時まで電気毛布で保温しておく．

4 手術室入室

第5章「3 手術療法におけるケア ①肺がん」(p.115)を参照のこと．

5 術後ケア

❶術後ベッドの準備（図3-2-3）

- 防水シーツを準備し，電気毛布で保温しておく．枕は，覚醒状態に応じて使用可能である．
- 心電図モニター，酸素，輸液ポンプ，吸引セットを準備する．
- 尿留置カテーテルはケースにより術中に挿入される（未挿入の場合は尿器を準備）．
- 胸腔ドレーンは，術中に挿入され，低圧持続吸引器に接続されて帰室する．

❷気道確保と酸素療法

- 入床後は換気量確保目的に，特別な指示がない場合はヘッドアップ30°をキープする．これは横隔膜を引き下げ，胸郭を広げることにより換気量確保につながる．また，高齢者は視野が広がることで，せん妄の予防にもつながる．
- 医師の指示の下，酸素療法を行う（指示の時間まで投与し，酸素終了後のSpO₂値に注意）．
- 適宜，深呼吸を促す．
- 自己排痰を促し，十分でない場合はカテーテルによる吸引を行う．
- 必要に応じ，医師の指示の下，ネブライザーを使用し，痰の喀出を促す．

❸全身状態の観察

- 定期的に（15分～2時間間隔で翌朝まで）バイタルサイン，心電図，SpO₂を測定する．
- 胸腔ドレーンの管理〔第6章「9ドレーン管理」(p.215)参照〕：刺入部確認（創部および固定位置），排液の性状，波動，接続チューブの屈曲の有無，吸引圧の確認．胸腔ドレーンからの著しい出血やエアリークがあるときは主治医に報告する．
- 皮下気腫出現時：マーキングし，エアリーク状況と拡大の有無を確認し主治医に報告する．
- 創部痛，苦痛の緩和〔静脈内自己調節鎮痛法（intravenous patient controlled analgesia：IV-PCA），指示の鎮痛薬〕
- 硬膜外カテーテルの確認
- 時間尿量に指示がある場合は，必要時に指示の点滴を実施する．
- 手術創の消毒・処置
- 点滴管理：気胸手術の場合は抗菌薬の点滴は当日のみで，翌日から内服となる．

❹日常生活の援助

①食事

手術翌日朝から飲水開始，昼より食事開始可能となるため，状態に合わせたケアを行う．術後も，食事開始時は嚥下の状態を誤嚥のリスクフローチャートなどを用いて再度評価する．

②安静

手術翌日から離床を促す．

③清潔

適宜実施し，口腔ケアはとくに重要である〔第5章「8 周術期口腔機能管理」(p.152)参照〕．

引用・参考文献

1) 岡田守人編：ナースのためのパーフェクトガイド 呼吸器外科の術前術後ケア，メディカ出版，2014．

3 手術療法におけるケア ③重症筋無力症

1 適応

重症筋無力症(myasthenia gravis：MG)では，胸腺腫の合併が高頻度であり，自己免疫過程を阻止する治療としては，拡大胸腺摘出術を考慮する．当院では，内服薬でコントロールがとれた患者が，治療を目的として胸腺摘出術を行うことが多い．

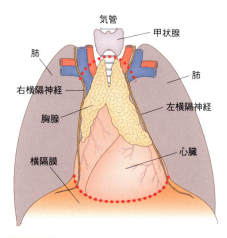

図3-3-1 拡大胸腺摘出術の切除範囲

2 術式

拡大胸腺摘出術を行い，胸腺とその周囲の脂肪組織を含めて摘出する(図3-3-1，表3-3-1)．

3 術前ケア

MGは，運動の反復による筋力低下(易疲労性)，夕方に症状が増悪すること(日内変動)を特徴とする．

日常生活動作(activities of daily living：ADL)に合わせた食事の形態を考え，栄養管理を行い，体力増強を図る．

術当日，HCU管理となる場合は，患者，家族に説明し不安の除去に努める．また，必要物品などの説明，準備を行う．

トリフローは呼吸筋が疲労してしまうため実施しない．

MG患者の観察のポイントを次に述べる．

❶身体的症状の観察

- 眼筋症状：眼瞼下垂，外眼筋麻痺，複視の有無
- 球麻痺症状：嚥下困難，嗄声，舌筋運動障害，咬筋障害による構音障害
- 呼吸筋麻痺：呼吸数，喘鳴，チアノーゼの有無
- 頭部，四肢筋の麻痺症状：上肢の方が下肢に比べ侵されやすい．顔面筋脱力のため表情に欠ける．笑うと泣き顔に似る(筋無力顔貌)
- 繰り返しの動作で疲れやすく，朝より夕方に筋疲労のため症状が増大

❷ADLに関する観察

具体的な情報を観察し，日内変動にも注意する．

❸症状チェック

MGの症状チェックのため，1日1回，一回換気量，握力，眼裂について，術前から測定する(図3-3-2)．

表3-3-1 MGにおける拡大鏡線摘出術の標準的な経過

	手術前日まで	手術当日 術前	手術当日 術後	術後1日目	術後2日目以降
	病棟	病棟→手術室	手術室→ユニット	ユニット→病棟	病棟
治療・薬剤	常用薬確認後継続 症状チェック	(午後手術の場合) 維持液輸液 症状チェック	維持液輸液 抗菌薬点滴 硬膜外麻酔 症状チェック	維持液輸液 抗菌薬点滴 硬膜外麻酔 鎮痛薬内服 常用薬内服再開 症状チェック	維持液輸液(2日目まで) 抗菌薬点滴 抗菌薬内服(ドレーン抜去後) 硬膜外麻酔(2日目まで) 症状チェック
処置		弾性ストッキング着用	酸素吸入(マスク) モニタ装着(心電図・酸素飽和度) 自動血圧計装着	酸素吸入(カヌラ) モニタ装着(心電図・酸素飽和度) 創部・ドレーン挿入部消毒	創部・ドレーン挿入部消毒 抜鉤(退院前)
挿入物		(午後手術の場合) 末梢静脈ライン	末梢静脈ライン 動脈ライン 胸腔ドレーン 硬膜外カテーテル 尿道留置カテーテル	末梢静脈ライン 胸腔ドレーン 硬膜外カテーテル 尿道留置カテーテル	(状況によって抜去) 末梢静脈ライン 胸腔ドレーン 硬膜外カテーテル
検査	血液検査 動脈血ガス 呼吸機能検査 胸部X線 心電図		血液検査 胸部X線	血液検査 胸部X線	血液検査 胸部X線
安静度	制限なし	制限なし	床上安静	歩行練習開始	病棟内フリー
食事	前日21時以降禁食	朝経口補液摂取以降禁飲食	禁飲食	朝から飲水開始 昼から食事開始	徐々に食事形態変更
清潔	前日入浴			清拭	ドレーン抜去後よりシャワー

4 手術室入室

第5章「3 手術療法におけるケア ①肺がん」(p.115)を参照のこと.

5 術後ケア

第5章「3 手術療法におけるケア ①肺がん」(p.115)を参照のこと.

胸腺摘出後,症状の改善を認めるまでに,最低でも半年から1年はかかる.術後すぐには症状は改善しない.

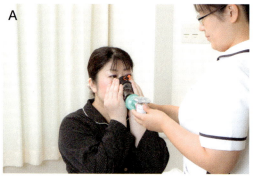

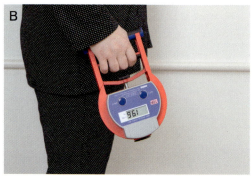

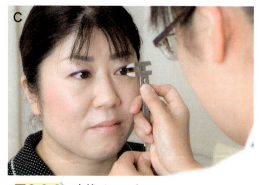

図3-3-2 症状チェック
1日1回, 一回換気量(A), 握力(B), 眼裂(C)を測定する.

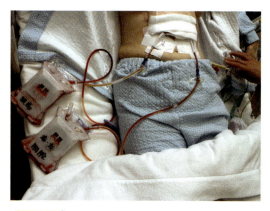

図3-3-3 創部の確認(Jバック)

に報告する. 通常, Jバック(ポータブル低圧持続吸引システム)*1が接続されて帰室するので, Jバックの陰圧を確認する(図3-3-3).
- 創部痛の確認:必要時は疼痛指示薬を使用する
- 硬膜外カテーテルの確認
- クリーゼ症状:呼吸麻痺, 発汗, 流涙, 流涎, 気道分泌過多, 腹痛, 蠕動亢進, 縮瞳, 筋痙攣, 食事がしにくい, 肩呼吸(術後2日目までは要注意)
- 症状チェック:1日3回, 一回換気量, 握力, 眼裂を確認する

❸ 日常生活の援助

- 筋弛緩作用のあるベンゾジアゼピン系製剤は禁忌であり, 不眠時は鎮静作用のヒドロキシジン系抗不安薬(アタラックス®-P)を使用する.
- ヘッドアップ, 早期離床を促す(状態を確認しながら, 翌日より歩行可).
- 食事:手術翌日から飲水, 昼より食事開始可能となる(球麻痺症状の確認が重要). 食事開始時は, 嚥下状態を誤嚥のリスクフローチャートなどを用いて評価する.

❶ 術後ベッドの準備

- ベッドは防水シーツを準備
- 心電図モニター, SpO₂モニター, 酸素, 輸液ポンプ, 吸引セットの準備

❷ 全身状態の観察

- バイタルサイン測定:体温, 脈拍, 血圧, 呼吸状態, 心電図, SpO₂
- 刺入部確認:創部の状態, 固定位置
- ドレーンからの排液の管理:排液の量, 性状. ドレーンから著しい出血があるときは主治医

📖 **用語解説**

*1 Jバック(ポータブル低圧持続吸引システム)
体内留置排液用チューブとリザーバーを接続し, 術後創部の出血・縫合不全の早期発見や浸出液などの排出を目的とする.

- 安静：特別な安静指示がない場合，術後合併症の予防のため翌日から離床を促す．疼痛，吐気が強い場合は，指示薬を使用して離床の援助を行う．
- 弾性ストッキング：初回離床時は静脈血栓塞栓症が発症しやすいため，注意して観察する．初回離床後すぐには，弾性ストッキングは外さない．術前のリスク分類，術後の回復状況，離床の状況などをふまえて外す時期を検討する．
- 清潔：状態に合わせて適宜実施する．

引用・参考文献

1) 岡田守人編：ナースのためのパーフェクトガイド 呼吸器外科の術前術後ケア，メディカ出版，2014．
2) 多摩総合医療センター院内マニュアル．疾患別看護基準（呼吸器疾患編）．
3) 医療情報科学研究所編：病気がみえる vol.4 呼吸器 第2版，メディックメディア，2013．

4　化学療法を受ける患者の看護

1　はじめに

　肺がんの治療は，がんの種類，進行度，身体的側面によって選択される．化学療法の目的は，①治癒，②延命，③症状緩和であり，術前後補助療法，再発・転移治療，切除不能の場合に行われ，肺がん治療の中で大きな役割を持つ．

　進行がん患者に対しては，がんの進行を遅らせ生存期間を延長する，症状を緩和する，QOL（quality of life）を改善するという効果がある．一方で治癒が困難な事例も多く，病状の改善，悪化を繰り返しながら，長期にわたり化学療法を継続していく．

　看護師は，治療開始から悪化まで，患者の身体・心理・社会的背景をとらえて支援していく必要がある．

> **肺がん化学療法における看護師の役割**
> - 安全で確実な治療を提供する．
> - 最大限の治療効果を発揮するために支援する．
> - 意思決定を支援する．
> - 患者の全体像をとらえ，必要に応じて社会資源を活用し，療養環境を調整する．

2　安全で確実な治療の提供

❶抗がん薬投与前の看護

①治療前オリエンテーションの実施
　治療スケジュール，治療の効果，予測される副作用と対処法を説明する．

②身長・体重の測定
　抗がん薬の投与量は，身長・体重を基に算出される．適正な投与量を決定するためには，最新の値が必要である．

③前投薬の確認
　抗がん薬の副作用を最小限にするため，前投薬が実施されることがある（表4-1）．

④併用薬，アルコール耐性についての聴取（表4-2，3）
　併用薬により効果を増減することがある．また，溶媒などにアルコールを含む薬剤があり，投与禁忌や慎重投与となるため，医師に報告し，指示を受ける．

⑤輸液セットを準備する
　薬剤によっては，使用する輸液セットが指定されているものがある（表4-4）．

❷抗がん薬投与中の看護

①確実な投与
　投与量・順序・速度の間違いは副作用を増強させるため，確実に投与する（表4-5）．

②合併症の予防

(1) 過敏症
- 予防のための前投薬がある場合は確実に投与する．
- 薬剤投与中は患者を観察し，発疹，潮紅，呼吸困難感，アナフィラキシーショックなどの発現の有無をモニタリングする．症状が発現した場合，ただちに投与を中断し，医師の指示により重症度に応じた治療を開始する（表4-6）．

(2) 血管外漏出
- 薬剤の種類によっては漏出量が少量でも皮膚壊死や潰瘍形成を起こし，後遺症を残すことがある．漏出の徴候を観察（図4-1）しながら投与する．
- 血液逆流（図4-2）の確認は，点滴ボトルを低い位置に下げルートに圧をかけないように行う（図4-3）．

表4-1　前投薬が必要な抗がん薬

薬剤名	前投薬	投与方法
パクリタキセル	デキサメタゾン20mg	投与30分前までに静脈内投与
	ラニチジン塩酸塩，または ファモチジン	投与30分前までに静脈内投与
	ジフェンヒドラミン50mg	投与30分前までに内服
ペメトレキセド	葉酸	初回投与の7日以上前から連日経口投与，中止/終了する場合には，最終投与日から22日まで可能なかぎり投与
	ビタミンB_{12}	少なくとも7日前に筋肉内投与，その後，投与期間中および投与中止後22日目まで 9週ごと（3コースごと）に1回投与

表4-2　併用薬に注意が必要な薬剤

抗がん薬	併用注意薬剤名など	臨床症状
ペメトレキセドナトリウム水和物	非ステロイド抗炎症薬	ペメトレキセドナトリウム水和物の血中濃度が増加して，副作用が増強するおそれがある

表4-3　アルコールを含む薬剤

薬剤名	成分・対応など
タキソール®注射液 （パクリタキセル）	溶媒としてアルコールが含有されている
タキソテール® （ドセタキセル水和物）	付属の溶解液にアルコールを含有する 生理食塩水や5％ブドウ糖注射液でも溶解可能

表4-4　輸液セットに注意が必要な薬剤

薬剤名	成分・対応など
パクリタキセル	・0.22μm以下のメンブランフィルターを用いたインラインフィルターを使用する ・可塑剤としてフタル酸ジ-2-エチレンヘキシル（DEHP）を含有しているものの使用を避ける
パクリタキセル注射薬 （アルブミン懸濁型） アブラキサン®	・インラインフィルターは使用しない ・アルブミンがフィルターに吸着し，目詰まりを起こすことがある
エトポシド	・可塑剤としてDEHPを含むポリ塩化ビニル製の点滴セット，カテーテルの使用を避ける ・ポリカーボネート製の三方活栓や延長チューブなどを使用した場合，そのコネクター部分にひび割れが発生する可能性があるため注意する

・血管刺激性を持つ薬剤があるので，血管外漏出と血管痛を鑑別しながら投与する．
・血管外漏出した場合は施設基準に沿って対応する．血管痛が生じやすい薬剤は，ゲムシタビン塩酸塩，ビノレルビン酒石酸塩である．

③曝露対策

　抗がん薬は細胞毒性，変異原性，発がん性を有するものが多い．施設基準に沿って曝露対策を実施する．

表4-5 速度に注意が必要な薬剤

薬剤名	投与速度など	臨床症状
エトポシド	30〜60分かけて，点滴静注	急速静注により一過性の血圧低下，不整脈の報告がある
ベバシズマブ	初回は90分以上，忍容性がよければ2回目は60分間，それ以降は30分間投与が可能	抗体製剤であり，infusion reactionが発現する可能性がある
パクリタキセル	A法：3時間	非水性溶媒を用いており，1滴の大きさが生食に比べて小さくなるため，滴数を増加させて速度を設定する
ビノレルビン酒石酸塩	10分以内が望ましい	静脈炎の発現頻度は短時間の方が低い傾向がある
ゲムシタビン塩酸塩	30分間	60分以上かけて行うと，副作用が増強した例が報告されている

表4-6 薬剤ごとの過敏症発現の特徴

薬剤名	特徴
タキサン系（パクリタキセル，ドセタキセル）	初回，2回目に起こしやすい
プラチナ系（シスプラチン，カルボプラチン）	複数回投与後，起こしやすい

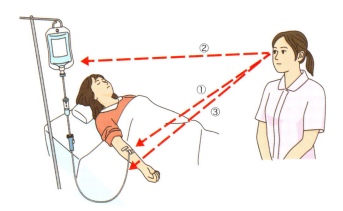

図4-1 血管外漏出の確認
①刺入部の灼熱感，紅斑，腫脹，違和感の有無．
②自然滴下の減弱の有無．
③血液逆流の確認．

❸ 抗がん薬投与終了後の看護

バイタルサイン，副作用症状，尿量，排便回数と性状，体重，症状の変化，血液データなどをモニタリングする．

❹ 副作用対策

①症状別の対策

（1）悪心・嘔吐
・嘔吐を予防目標に薬物・非薬物的介入を行う．催吐性リスクを薬剤と患者側の因子（閉経前の女性，前治療で悪心・嘔吐を経験した，治療前の不安，乗り物酔いをしやすいなど）からアセスメントし，介入を行う．
・催吐性に応じて薬物療法が行われる（表4-7）．催吐性リスクが高い場合はアプレピタント（NK1受容体拮抗型制吐薬，表4-8），5HT3受容体拮抗薬，デキサメタゾンが併用される．

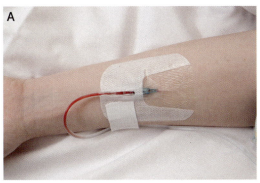
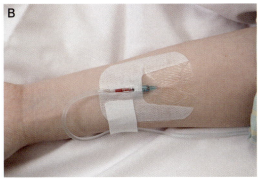
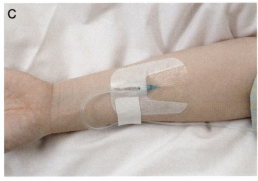

> **図4-2** 血液の逆流確認
A)血液の逆流が良好な状態.
B)血液の逆流が減弱した状態.
C)血液の逆流が消失した状態.

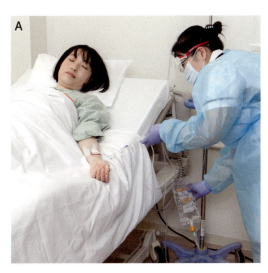

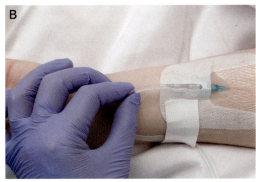

> **図4-3** 血液の逆流確認動作
A)点滴ボトルを手に持ち,臥床する患者より低い位置に下げる.
B)ルートに圧をかけない.

> **表4-7** 肺がんで使用する催吐性が高い抗がん薬

催吐レベル	薬剤
高度	シスプラチン
中等度	カルボプラチン イリノテカン塩酸塩水和物

> **表4-8** アプレピタント(NK1受容体拮抗型制吐薬)

投与日	投与量	投与のタイミング
1日目	125mg	抗がん薬投与1〜1時間半前
2,3日目	80mg	1日1回,午前中

投与期間は3日間を目安とし,5日まで投与可能.

・嘔吐が出現した場合,回数・性状・発現時期などから軽減する方策を検討する.
(2)骨髄抑制,発熱性好中球減少症
・薬剤により異なるが,一般的には抗がん薬投与後1〜2週間で白血球が最低値となり,21日頃に回復する.この時期は感染予防に努めること,血液データや体温などから感染徴候をモニタリングし,異常を早期に発見するこ

とが重要である．発熱時にはすみやかに医師に報告し，治療を開始する．

②薬剤別の対策
(1) シスプラチンを含む化学療法
- 高度催吐性リスクに分類されるため，悪心・嘔吐対策を行う．
- 腎傷害を起こす可能性があるため，輸液や利尿薬を投与する．尿量・体重，血液データをモニタリングする．

(2) EGFR阻害薬(ゲフィチニブ，エルロチニブ塩酸塩，アファチニブマレイン酸塩)
- 皮膚障害と効果が相関すると考えられているため，副作用の重篤化によって治療が中断されないよう支援する．
- 予防的にスキンケア(清潔・保湿・保護)を行い，発現時には適切に対処する．
- 下痢に対しては止痢薬を使用する．
- 薬剤性の肺障害が報告されているため，症状をモニタリングする．
- 外来通院へ移行することが多いため，患者自身が対応できるよう支援する．

3 最大限に効果を発揮する

❶患者の主体的な取り組みを支える
治療を受ける患者は効果，進行や悪化を繰り返す．自己決定，自律，自己コントロール感を支えることは患者の力を強め，QOLを高めることとなる．副作用に対し，患者自身が主体的に対処できるよう知識・技術を提供する．

❷心理過程をとらえた支援をする
治療が繰り返され，病状の進行を告知されるバッドニュースを伝えられる場面が多い．知識・技術を習得するための情報は，タイミングや薬剤の量をアセスメントしながら提供する．

①初めての治療
がんと診断されたばかりで予後や治療効果に対して不安やおそれが非常に大きな時期である．新しいでき事に主体的にかかわっていくことは難しいため，看護師が主体となってケアの大部分を代償する．

②2回目以降の治療
生活に即した情報提供と教育をし，患者が持つ力を高めていくことができる時期である．

③レジメンの変更
再発や疾患の悪化というバッドニュースがもたらされている．患者の受け止めかたをとらえ，情緒的サポートを行いながら，提供する情報の量とタイミングをアセスメントする．

薬剤が変更され，異なる副作用を経験するため，新たな知識と技術を獲得する必要が生じる．これまでの過程で得た力をアセスメントし，必要な知識と技術を提供する．

❸副作用を緩和する
化学療法を受ける患者は，悪心・嘔吐や倦怠感などの症状が出現することで，ふだんは問題なくできていた予防行動が急にとれず，悪心・嘔吐や倦怠感以外の症状までも悪化させてしまうことがある．そのため，投与前後の患者のセルフケアレベルのアセスメントは，治療ごとに繰り返し実施することが重要となる(図4-4)．

4 患者の意思決定を支援する

治療開始，変更時，積極的治療の終了時に患者はさまざまな選択肢を迫られる．よって，看護師は意思決定の過程にかかわり，患者を支援していく．

5 必要に応じた社会資源の活用と療養環境の調整

長期にわたり，治療を繰り返していく患者は，経済的な負担や病状の進行による身体機能の低下から，療養環境の調整する必要が生じてく

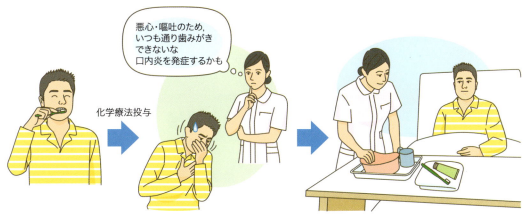

図4-4 化学療法前後のアセスメント

る．患者の背景をとらえ，必要に応じて相談窓口などの情報を提供して社会資源を活用し，チーム医療，多職種連携で療養環境を調整する．

引用・参考文献
1) 日本肺癌学会編：EBMの手法による肺癌診療ガイドライン2014年版，金原出版，2014．
2) 荒尾晴恵ほか編：患者をナビゲートする！ スキルアップがん化学療法看護事例から学ぶセルフケア支援の実際，日本看護協会出版，2010．
3) 濱口恵子ほか編：がん化学療法ケアガイド，中山書店，2010．
4) 日本がん看護学会編：外来がん化学療法看護ガイドライン，①抗がん剤の血管外漏出およびデバイス合併症の予防・早期発見・対処 12014年版 第2版，金原出版，2014．
5) 日本癌治療学会編：制吐薬適正使用ガイドライン2010年5月，p.19-20，金原出版，2010．
6) 各薬剤インタビューフォーム．

5　放射線治療を受ける患者の看護

　肺がんの治療は，がんの種類，進行度，身体的側面などにより選択される．肺がんにおける放射線治療は化学放射線療法・放射線単独療法があり，目的も根治照射，術後照射，症状緩和目的の照射などがある．

　有害事象を予測し，積極的に介入することで症状悪化を遅らせ，早期に回復できるよう支援することで治療効果を最大限に発揮することができる．

1　治療

　正常組織への影響を最小限としつつ腫瘍への効果を最大限とする通常1日に1回の照射を，毎日繰り返して行う分割照射が行われる．

　局所治療のため，放射線を受けた範囲にのみ，作用および有害事象が起こる．照射の途中休止などによる照射期間の延長は治療効果を減少させる．

❶化学放射線療法

　根治的に行われる治療で，化学療法と放射線治療が併用される．併用時期は同時のほうが効果は高い．反面，有害事象の頻度は高いため注意が必要である．

❷症状緩和目的の化学療法

　転移に対して症状緩和の目的で行われる．脊髄圧迫や上大静脈症候群は緊急照射の適応となる．

❸予防的全脳照射

　小細胞がんで治療が奏功した患者に行われる．

2　看護

　放射線療法が，安全に確実に継続できるように，患者とその家族に個別的，全人的な看護を提供する．

　放射線療法の治療経過で生じる患者とその家族の身体的・心理的・社会的側面の問題のアセスメントを患者とその家族が主体的に治療を完遂できるよう環境を整え支援する．

❶治療計画などから患者の情報収集を行う

　放射線治療計画から有害事象に影響する要因を予測する．総線量，1回線量，治療回数，門数，リスク臓器(脊椎，食道，心臓)への線量情報を共有して，治療計画からリスクアセスメントを行う．

❷身体的側面のアセスメント

・治療開始前の呼吸器症状：咳嗽の有無，血痰の有無，酸素飽和度など
・呼吸器症状以外の状態：糖尿病の有無，皮膚疾患の有無，栄養状態，食事摂取の状況，嚥下状態など

❸心理的・社会的側面のアセスメント

・疾患と治療への患者の思い
・キーパーソン，サポートを受け入れることへの抵抗感
・困難にあったときの対処方法
・セルフケアの状況
・通院治療の場合は通院の手段と時間，通院をサポートできる人や環境はあるか

❹治療前のオリエンテーションを行う

　収集した情報をもとに患者の日常生活に即し

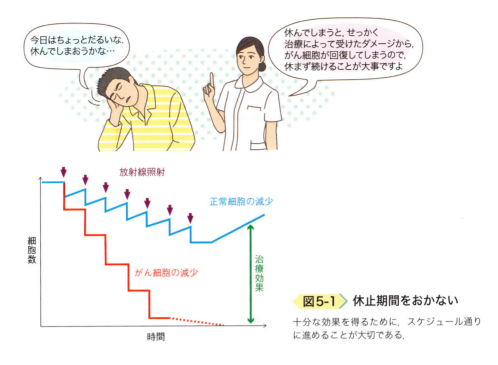

図5-1 休止期間をおかない

十分な効果を得るために,スケジュール通りに進めることが大切である.

た提案ができるよう,セルフケア能力を評価し,オリエンテーションを進めながら,患者と一緒に考え検討していく.

①治療計画やスケジュールの説明

治療計画をもとに治療の実施方法と今後のスケジュールを説明する.

日常生活での注意事項を説明する.

- 禁煙:血管の収縮で細胞の酸素が少なくなり,治療効果が低下するため.
- 禁酒:アルコールにより血管が拡張し,有害事象を悪化するため.

②予測される有害事象と時期・期間,対策の説明

具体的に照射範囲を説明する.治療計画に基づき治療の完遂を目指してサポートする

治療を中止するとがんの再増殖が生じてしまうため,放射線治療期間中に休止期間をおかないことが望ましいとされている(図5-1)[1].

❺治療中のケア

①セルフケアモニタリング,セルフケア支援

有害事象(皮膚炎,粘膜炎などの症状),栄養状態(食事摂取状況,体重,総タンパク値,アルブミン値)を観察する.

セルフケア状況(セルフケアが実施できているか)を評価し,できているところは患者にフィードバックし,患者が実施できる方法を提示していく)

②治療中の苦痛に対する苦痛緩和への援助

治療体位への苦痛や,固定器具による身体圧迫,体位を保持するための苦痛などに対して,治療前の鎮静薬の使用や排痰ケアなどを行う.

③有害事象へのケア

治療当初は何事もなくても,回数を重ねるごとに症状が少しずつ現れてくる.放射線の有害事象は急性期と晩期に大別される.有害事象を予測して予防し,発現時には緩和に努める.

3 胸部放射線治療の主な有害事象(図5-2)

❶急性期有害事象

急性期有害事象(表5-1)は治療中に出現し,治療が終わると軽快していく症状である.胸部や四肢への照射では,「宿酔」の副作用を感じる割合はまれである.

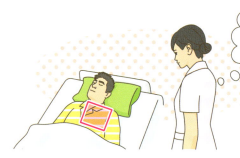

図5-2 照射野から有害事象をアセスメントする

表5-1 急性期有害事象

部位	所見	症状
皮膚	皮膚炎	発赤，色素沈着，熱感，掻痒感など
食道	食道粘膜炎	嚥下困難，嚥下時の疼痛など
肺	放射線肺臓炎	咳嗽，発熱，呼吸困難など

①食道粘膜炎

20Gy前後から出現する．嚥下時の違和感やつかえ感で，照射が進むと症状も進行する．終了後は2週間でピークとなり，その後回復傾向となる．

【ケア】
- 口腔ケアを励行する
- 禁酒・禁煙を指導する
- 刺激のある食べ物は避ける（香辛料，熱すぎるもの，固いもの）
- よく噛んで飲み込む
- 1口を少量ずつ摂取する
- 症状発現時は食事の形態を工夫する
- 医師の指示により粘膜保護薬を使用する
- 痛みが強い場合は，医師の指示により，鎮痛薬を検討する

②皮膚障害

20Gy前後から乾燥や掻痒感が出現する．しかし，肺への照射で重篤化することはほとんどない．

【ケア】
- 衣類などの機械的刺激（摩擦）で悪化するため，やわらかい素材で吸水性のあるものを選ぶ
- 洗浄時は優しく手で洗い，ナイロンタオルなどは使用しない
- 洗浄力が高い石けんは避け，弱酸性の石けんをよく泡立てて擦らないようにして洗う．
- マーキングは消さない．毎日，正しく放射線を照射するための指標になる大事なものである．自分で書き直しはしない．また，水などで濡れた程度では落ちないが，風呂で強くこすったりして消さないようにする．
- 背部の観察を行うよう説明する．
- 症状発現時は医師の指示により軟膏を使用する
- 自己判断でクリームや軟膏を使用しないよう説明する

③放射線肺臓炎

照射野に一限局し，照射終了直後から数か月以内にみられる．時に重症化，遷延することがある．

❷晩期有害事象（表5-2）

放射線治療後1〜2か月頃に照射範囲に一致して間質性肺炎を認めことがある．肺線維症に移行する場合があるため，この時期医療者に自覚症状を伝えることと，他院に受診する場合は，

表5-2 晩期有害事象

部位	所見	症状
皮膚	感染機能低下,色素沈着	熱感,乾燥,掻痒感
食道	食道狭窄	嚥下困難
肺	間質性肺炎,肺線維症	咳嗽,発熱,呼吸困難など

放射線治療を受けていたことを必ず伝えることが重要であることを説明する．症状は咳嗽，発熱，呼吸困難があげられる．

日常生活では，手洗い，うがいの励行と室内の乾燥を防ぐため，加湿器を使用するなどの感染予防対策が大切である．

引用・参考文献

1) 大城佳子：放射線治療について．筑波メディカルセンター病院広報誌「アプローチ」，第42号，p.2，筑波メディカルセンター病院，2011．
2) 日本肺癌学会編：EBMの手法による肺癌診療ガイドライン2014年版第3版．金原出版，2014．
3) 早川和重：肺がんの治療法を知る－放射線療法：がん看護20(6)：613-615，2015．
4) 久米恵江：放射線治療を受ける肺がん患者へのケア：がん看護20(6)：616-618，2015．
5) 唐澤久美子編：がん放射線治療の理解とケア．学研メディカル秀潤社，2007．
6) 日本放射線腫瘍学会：放射線治療Q&A．http://www.jastro.or.jp/（2015年10月28日検索）

6 症状緩和・緩和ケア

1 全人的苦痛

　医療者は，患者を疾患からとらえるだけではなく，以下に述べるそれぞれの苦痛が複雑に影響しあった全人的苦痛を抱える生活者としてとらえる必要がある．
① 身体的苦痛とは，痛み，息苦しさ，咳嗽や喀痰，倦怠感や動きづらさなどの，多様な身体症状の体験である．
② 精神的苦痛とは，病状や予後に対する不安や怒り，不眠や抑うつなどの苦しみである．
③ 社会的苦痛とは，経済的な問題，仕事や社会復帰，家族との関係や介護負担など，暮らしを営むために苦悩する苦しみである．
④ スピリチュアルペインとは，「自己の存在と意味の消滅から生じる苦痛」[1]と定義されている．生の無意味，無価値，虚無，孤独など，生きる意味を失う苦しみである．

2 症状緩和・緩和ケア

　ここでは，呼吸器疾患によくみられる3つの症状，
　① 呼吸困難
　② がん疼痛
　③ 胸水
についての緩和ケアについて述べる．

❶ 呼吸困難

　呼吸不全と呼吸困難はそれぞれ図6-1のように定義され，必ずしも一致しない．患者の呼吸困難に対し，医療者は予測的な対応をとることが大切である．

　呼吸器症状のある患者の特徴は次のとおりである．
・初期症状：咳嗽・喀痰・微熱・倦怠感などの風邪症状で始まるため，放置しやすい
・病状の進行に伴い，呼吸困難，努力様呼吸，起坐呼吸，チアノーゼ，咳嗽，喀痰，胸水など苦痛や不快感の増強がみられる．
・睡眠障害，体力の消耗，不安の増強により日常生活へ影響し，死を意識する患者も多い

① 治療
(1) 原因病態の治療
　肺炎に対する抗菌薬治療や貧血に対する輸血などである．ただし，進行がん患者の呼吸困難の原因は不可逆的な場合が多いため限界がある．
(2) 対症療法
・酸素療法：風を送る，気流を改善させる
・薬物療法：
　a) モルヒネ（疼痛に用いる量より少量でよい）
　　呼吸中枢の呼吸困難に対する感受性の低下，咳嗽の抑制作用がある．
　b) 抗不安薬（ベンゾジアゼピン系）
　　不安を合併する症例で，モルヒネとの相乗作用が期待できる．
　c) コルチコステロイド
　　抗炎症作用・腫瘍周囲の浮腫を軽減する作用がある．

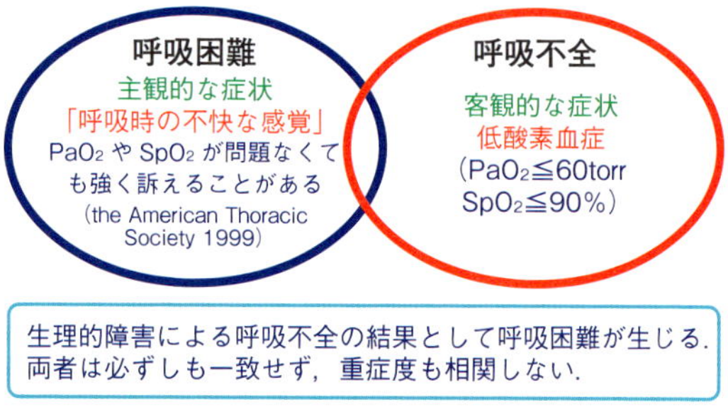

呼吸困難
主観的な症状
「呼吸時の不快な感覚」
PaO_2 や SpO_2 が問題なくても強く訴えることがある
(the American Thoracic Society 1999)

呼吸不全
客観的な症状
低酸素血症
（$PaO_2 \leqq 60torr$
$SpO_2 \leqq 90\%$）

生理的障害による呼吸不全の結果として呼吸困難が生じる．両者は必ずしも一致せず，重症度も相関しない．

図6-1 呼吸不全と呼吸困難の定義

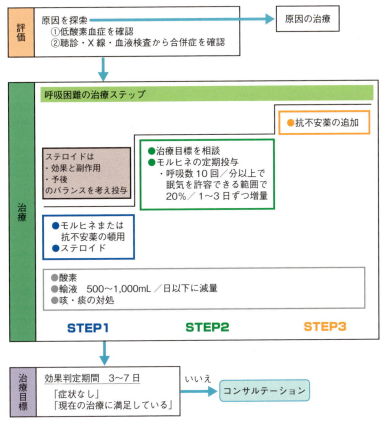

図6-2 呼吸困難

・患者が呼吸困難を訴えたときの対処を示している．
・呼吸困難の原因を確認し，可能であれば原因への対処を行う．
・原因が治療困難である場合は，酸素の投与，薬物療法としてモルヒネの投与が有効である．
　ステロイドの使用は効果と副作用，予後のバランスを考えて行う．
・不安が強い場合，抗不安薬の投与が有効な場合がある．
(日本医師会監：呼吸困難．2008年版 がん緩和ケアガイドブック，p.56，日本医師会，2008を転載)

・以上を施行しても苦痛が軽減できない場合は，治療抵抗性の呼吸困難に対する鎮静（間欠的鎮静，持続的な浅い鎮静，持続的な深い鎮静）を検討する（図6-2）[1]．

②ケア

(1) ケアの方向性

効果的な呼吸，酸素消費量を減少させる→日常性の維持→患者にとって重要な活動を継続できるように生活調整を行う．

・アセスメント：呼吸困難により，できなくなっていることを明らかにする．

(2) 具体的なケア

①体位の工夫

横隔膜を下げ，胸郭が十分広がるような体位（ファウラー位，起坐位など，図6-3）や，患者の楽な体位にする．

②環境調整

患者のやりたい活動（食事，排せつなど）を明らかにし，エネルギーを温存しながら継続できるように環境調整を行う．狭い部屋，密閉感，空調，湿度，温度などが息苦しさの要因となる．よって，空気の流れが顔に当たるように工夫する．

例：窓を開ける，うちわであおぐ，扇風機の風
　　を送るなど（図6-4）

患者の希望を確認しながら，温度・湿度を以下を目安として設定する．

・温度設定は低め（18～20℃程度）

・湿度（50～70％程度）

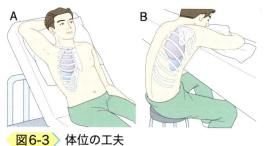

図6-3 体位の工夫
A)ファウラー位, B)起坐位

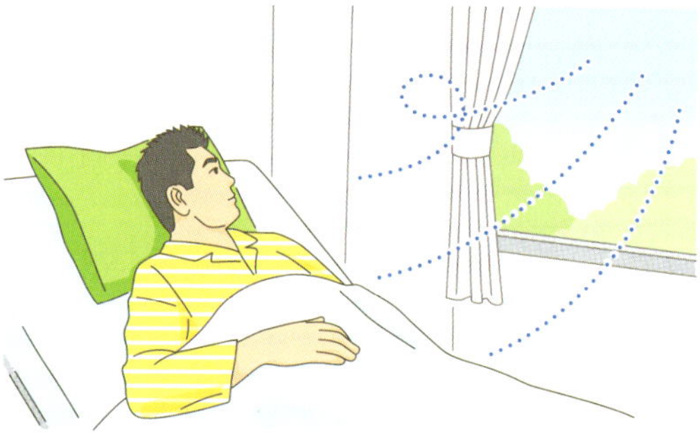

③着衣
　呼吸を妨げないゆるみのあるものを選択する．精神面のケア，睡眠の援助につながる．
④安心感をえるケア
　患者のそばにいる，声掛けは簡潔で短く，落ち着いた声のトーンで行う．
⑤家族ケア
　患者と同様に家族も死を意識し，不安が大きいことも考えられるため，家族へのサポートも必要である．患者の状態をわかりやすく伝えたり，現在行われている医療介入や苦痛症状に対する効果的な対処を説明したりすることで，家族が気がかりを溜め込まないよう配慮していく．また，家族の存在が患者の安心につながるといった，家族が患者のそばにいることの意味を感じられるような声かけも大切となる．
⑥排痰や口腔ケア
　痰が出しにくい場合は，口を湿らす，ネブライザーを使用するなど，患者の状態に合わせて行う．口腔内の乾燥もみられることが多いため，口腔ケアを適宜行う．
⑦酸素療法時のケア
　患者の状態や医師の指示に合わせて，カヌラ，マスクを選択する．労作時，処置や入浴時など呼吸の変化が予測されるときは，病態に応じて予防的に酸素の増量を検討する．
⑧排便の調整
　鎮咳薬・オピオイドの使用，食事量の減少，運動量の低下などにより便秘になりやすい．下剤の調節をし，やわらかめに（下痢にならないように注意），腹部温罨法や腹部マッサージなど，患

図6-4 環境調整

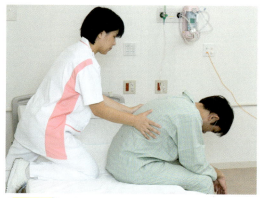

図6-5 呼吸困難時の呼吸介助

者の好むケアを実施する
⑨リラクセーション
　呼吸困難は不安が強まるときもあるため，患者の息苦しさが強まったとき，不安なときは，背中や肩をタッチングし，落ち着くまでそばにいる．呼吸介助法が行える場合は，患者の呼気に合わせて両胸郭をゆっくり両手で圧迫を加え，次の吸気時に圧迫を解放することを繰り返す（図6-5）．

❷がん疼痛

①痛みの定義

　痛みは次のように定義されている．痛みは主観的なものであり，患者の訴えを信じることが医療者には求められる．

・実際になんらかの組織損傷が起こったとき，あるいは組織損傷が起こりそうなとき，あるいはそのような損傷の際に表現されるような，不快な感覚体験および情動体験であり，

表6-2 痛みの分類

侵害受容性疼痛	体性痛（骨転移など）	うずく，刺す	突出痛に対するレスキューが必要になる
	内臓痛	鈍い，締め付ける，深い	NSAIDs，オピオイドが効きやすい
神経障害性疼痛		しびれる，灼熱感，突っ張る，しめつけられる，刺す，電気が走る	難治性で鎮痛補助薬が必要となることが多い

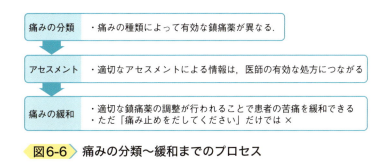

図6-6 痛みの分類〜緩和までのプロセス

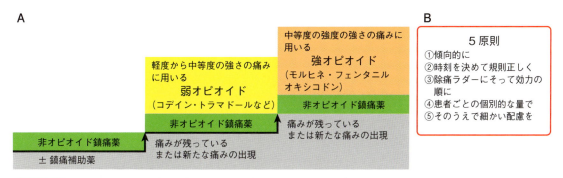

図6-7 WHO 3段階除痛ラダー(A)と鎮痛薬使用の5原則(B)

常に主観的なものである（国際疼痛学会）．
・痛みを体験している人が，「痛みがある」というときはいつでも存在している（M McCaffery）．

② 痛みの種類

痛みは大きく2つ（表6-2）に分類される．痛みを分類することは患者の苦痛の緩和につながる（図6-6）．

③ 薬物療法（呼吸器疾患に有効な鎮痛薬）

WHO方式がん疼痛治療法に則り，呼吸器疾患に有効な鎮痛薬を用いた薬物治療を行う（図6-7）．
　a) NSAIDs（鎮痛作用）
　b) オピオイド
　・リン酸コデイン（鎮咳・鎮痛作用）

・モルヒネ（鎮咳・鎮痛作用，呼吸困難抑制作用）
・オキシコドン
・フェンタニル

④ 薬物療法以外の治療

・放射線治療
・神経ブロック

⑤ アセスメント

病歴聴取，診察や検査結果（画像診断・血液検査データなど）をもとに，原因を明らかにし，痛みの特徴に合ったケアを検討する．過小評価にならないように，患者の訴えに十分に耳を傾けることが大切である．

アセスメントの視点
- 痛みの契機と継時的変化：いつからか，時間とともに変化しているか．
- 痛みの部位：がん患者の痛みの部位は単一ではなく，複数である場合が多い．
- 痛みの性質：表6-2を参照し，痛みの性質，出現パターンを明らかにする．
- 痛みの強さ：NRS，VRS，VASなど妥当性が確認されているスケールを用いる．
- 痛みの増悪因子と緩和因子：どういうときに痛みは増悪するのか，痛みを軽減する方法（温める，もむ・さするなど）はあるかなどを確認する．
- 痛みの生活への影響：患者のやりたいことやADLへの影響を明らかにする．
- これまでの痛みの治療：鎮痛薬の効果や副作用，放射線治療や神経ブロックなどの治療歴と効果を明らかにする．
- 精神的，スピリチュアル面の理解
  ①疾患の理解と意味，②痛みの意味と理解，③痛みに治療に対する理解と希望，④痛みやストレスに対するコーピング，⑤心理状態の把握，⑥精神状態（不安・抑うつ・せん妄など），⑦患者の心配事と未完の仕事，⑧生きる意味と生きがいなど
- 客観的データ：画像診断，血液検査データ

⑥ケア
(1) ケアの方向性
　がん疼痛を適切にマネジメントし症状緩和を図ることにより，患者がその人らしく生活することを支援する．
- 患者ががん疼痛を表現できるように支援
　　スケールを活用し，痛みの強さ（症状の程度）を数値化して聞く．また痛みのパターン（持続痛，突出痛）も聞く．
- がん疼痛に伴うサインを観察
　　非言語的な痛みの徴候を客観的な情報としてとらえる．
　　食欲不振はないか，活動量に変化はないか，活気の変化はないか，不眠はないかなど
- がん疼痛に伴う日常生活の変化に合わせた生活調整を支援
　　日常生活への影響を明らかにし，患者の希望を尊重しながら，現実を調整していく．生活の再構築ができるよう患者と目標を共有する．

(2) セルフケア支援
　患者が症状緩和を図る方法を理解し，自ら実施していけるよう支援する．
- 薬物療法や副作用，予防的に対処について情報提供を行う
- 痛みの閾値を高めるような援助を行う
- 非薬物的な対処（ポジショニング，罨法，マッサージなど）を生活に取り入れていけるような支援を行う．

❸ 胸水

　大量の胸水が貯留すると，呼吸困難を生じることがある．坐位・起坐位をとると，胸郭の拡張を助け呼吸困難を和らげる可能性がある．クッションや安楽枕などを活用し，患者が適切な体位を保持できるよう援助する．胸水貯留による呼吸困難に対するケアは前述の「①呼吸困難」（p.138）を参照のこと．
　精神的な苦痛も生じるため，患者の訴えや思いに関心をよせ，傾聴することが必要である．不安の緩和は症状の閾値を高め，苦痛の緩和につながる．

引用・参考文献
1) 日本医師会監：2008年版 がん緩和ケアガイドブック，p.56, 日本医師会，2008．
2) 日本緩和医療学会編：専門家をめざす人のための緩和医療学，南江堂，2014．
3) 日本緩和医療学会緩和医療ガイドライン作成委員会編：がん患者の呼吸器症状の緩和に関するガイドライン 2011年版，金原出版，2011．
4) 田村恵子編著：がんの症状緩和ベストナーシング，学研メディカル秀潤社，2010．

7 肺結核の治療とケア ①治療とケア

1 はじめに

　肺結核は人から人への飛沫核(空気)感染である．結核は感染と発症は異なり，結核菌に感染を受けたもののうち発症するのは10％程度である．発症するかどうかは免疫状態によって左右される．

　結核患者には高齢者が多く，糖尿病，透析を含む慢性腎不全，悪性腫瘍，血液疾患，リウマチ，HIV (human immunodeficiency virus)感染者，免疫抑制薬投与中，胃切除後，低栄養などを合併しており，これらの治療やケアもかかわることになる．また，患者の社会的背景として路上生活者や流行地域の外国人も多いため生活援助が必要となる場合が多くある．

　結核治療は，長期間の入院を要することからADL (activities of daily living) の低下や長期入院のストレス，他者への感染に対しての不安などのさまざまな問題が多い．

2 肺結核患者の管理

　結核は感染症法による「二類感染症」に分類され，医師は結核患者を診断したときは，ただちに最寄りの保健所に届け出なければならない(感染症法第12条)．

　この発生届を受けて，保健所は医療機関と連携しながら患者への面接，治療支援，接触者健診などの業務を行う．患者は「感染源隔離」を目的として「入院勧告」され，結核病床を有する病院に入院となる．入院勧告により入院した患者については，診断後，結核治療や検査にかかる医療費の公費負担制度がある(感染症法第37条)．

　また，入院していた患者が退院したときは，7日以内に保健所に届け出なければならない(感染症法第53条の11)．

　退院後，服薬継続するために，退院予定日が決まったときは事前に保健所に連絡することが望ましい．

引用・参考文献
1) 日本結核病学会編：結核診療ガイドライン 改訂第3版，南江堂，2015．
2) 厚生労働省：結核患者に対するDOTS (直接服薬確認療法)の推進について．平成16年12月21日．
3) 樫山鉄矢編：呼吸器内科必修マニュアル，羊土社，2005．

7 肺結核の治療とケア ②DOTS

1 DOTSとは

結核の治療は化学療法が中心で,抗結核薬(図7-2-1)を多剤使用するため,直接観察下短期化学療法(direct observed treatment, short-course:DOTS)が重要となる.

DOTSとは,1995年にWHOにより提唱されたDOTS戦略のことで,直接服薬を確認する直接観察下短期化学療法を主軸とする結核対策のことである.

わが国では2003年2月に,厚生労働省から「日本版21世紀型DOTS戦略推進体系図」(日本版DOTS戦略)が発表されて以来,全国各地でDOTSを用いた治療率向上の取り組みが行われるようになった.法的基盤も整備され,さらに2011年には,日本版DOTS戦略の一部改訂があり,医療を必要とする「全結核患者」に対してDOTSを拡大し推進することになっている.

結核を治すためには,最低でも6か月間,毎日規則正しく,確実に抗結核薬を内服する必要がある.規則正しく忘れずに決められた量を内服しないと,多剤耐性結核になり,多薬耐性菌の蔓延化につながることになる.内服忘れや,

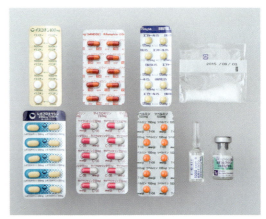

図7-2-1 抗結核薬

自己判断での中断や減量があってはならない.

よって,患者自身が規則的な服薬の重要性を理解し,確実に服薬できるように習慣づけ,退院後も忘れずに服薬を継続でき,治療終了まで支援を行うことが目的となる.

そのためのツールとして,都道府県ごとに「服薬ノート」を作成し,患者,医療機関,保健所,薬局などのDOTS支援者などが,服薬支援のための情報を共有し,治療完遂を目指している.

東京都では,東京都版服薬ノート(図7-2-2)を作成し,治療や検査の標準的スケジュールな

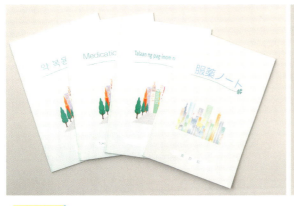

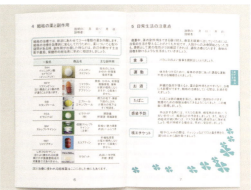

図7-2-2 服薬ノート(東京都版)
外国人対応として,日本語以外の服薬ノートがある.

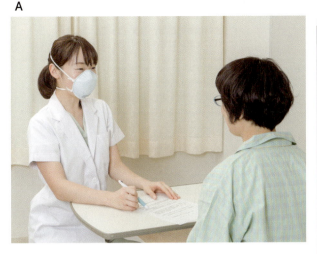

図7-2-3 主治医による説明(A)と同意書(B)

ども盛り込み，地域連携パスとしても使用できるようにしている．

2 院内DOTS

入院時のDOTSでは，患者自身が規則的な服薬の重要性を理解し，確実に内服できるように習慣づけること，退院後も確実に服薬を継続できることを目標に指導を行う．

医師が院内DOTSの必要性について患者に説明を行った上で同意を得て実施する（図7-2-3）．患者の服薬を看護師など医療従事者が見届け，それを患者本人または服薬確認者が服薬ノートに記録する方法が行われている．

❶当院のDOTS段階

理解力や年齢などに関係なく，まずは第1段階より開始する．第1段階，第2段階は2週間継続して実施する（図7-2-4）．段階をアップできるか，その都度カンファレンスを実施し，患者本人の状況に合った方法を検討し，確実に服薬を継続できるよう支援する．

❷DOTSを行っている様子（第1段階）（図7-2-5）

①配薬した薬を患者が薬品名，用量を表を見ながら確認し，覚える．抗結核薬は色が赤や黄色など鮮やかなので，薬品名が覚えられない場合は色別で用量を覚える．
②抗結核薬は，原則1日1回の内服であり，3〜4種類の薬を内服するため薬の量が多い．
③看護師は内服中に取りこぼしなく内服できているかを観察する．
④内服したら，服薬ノートに患者が必要事項を記入する．

3 地域DOTS

退院後は保健所を中心に，自宅や職場，学校や調剤薬局など患者に合わせたDOTSを行って

	患者目標	看護師の視点
第1段階 看護師が薬を配ります	・種類と数を確認 ・名前と数を言うことができますか？ ・こぼさずに内服することができますか？ ・ノートの記入ができますか？	・抗結核薬の種類と用量を理解している． ・自己管理に影響する視力障害，健忘症状がない． ・副作用がないか，軽度であり標準治療が継続可能． ・拒薬がみられず，内服継続の意思がある． ・内服中断の弊害を理解している． ・体調の変化を薬の副作用として受け止められる．
第2段階 自分で薬のセットをしましょう	・薬のセットがあっていますか？ ・看護師が来てから内服することができますか？ ・副作用・耐性菌について説明することができますか？	・第1段階評価基準を満たしている． ・抗結核薬のセット間違いがない． ・残薬数に間違いがない． ・抗結核薬の代表的な副作用が言える 副作用の例：発疹　掻痒感　食欲不振　倦怠感 　　　　　　関節痛　視力障害　聴力障害など
第3段階 自分で内服しましょう	・殻の確認を行います． ・ノートを忘れずに記入することができますか？ ・退院後の内服時間や確認方法を考えていますか？ ・薬の袋は捨てずに看護師へ渡して下さい．	・自己管理確立期 ・誤薬がない． ・服薬忘れがない．服薬ノートの記載ができる． ・退院後の服薬方法について具体的に考えている．

図7-2-4 当院のDOTS段階チェック

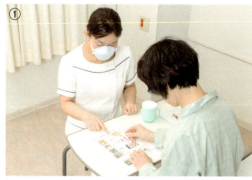
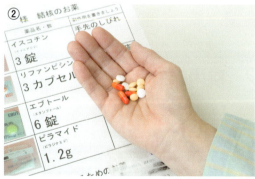
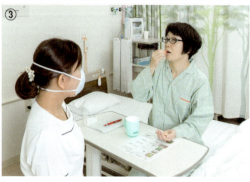
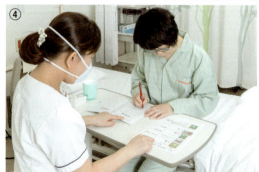

図7-2-5 DOTS（第1段階）を行っている様子

①服薬する薬を看護師と確認する．
②1日1回，3〜4種類の薬を内服するため量が多い．
③取りこぼしなく内服できているか確認する．
④服薬ノートに記入できているか確認する．

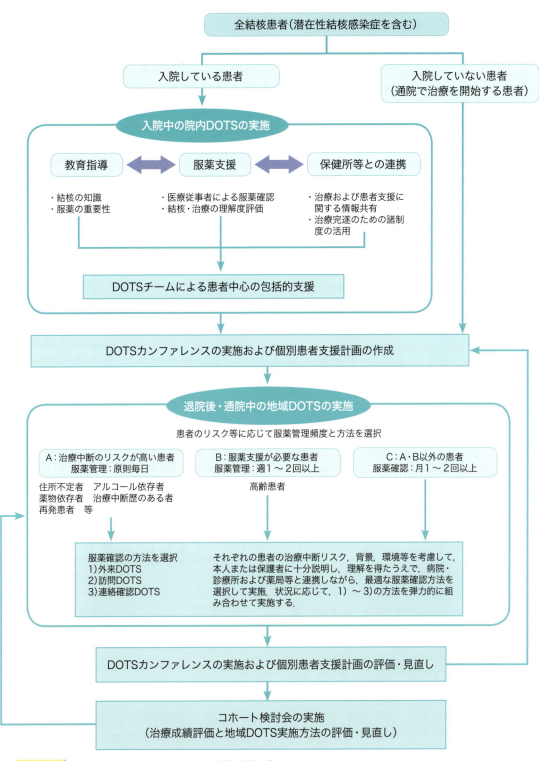

図7-2-6 日本版21世紀型DOTS戦略推進体系図

〔厚生労働省：結核患者に対するDOTS（直接服薬確認療法）の推進について，平成16年12月21日〕

表7-2-1　1次抗結核薬

薬剤名	略称	主な副作用
イソニアジド	INH, H	肝障害，末梢神経障害（ビタミンB_6欠乏），皮疹など
リファンピシン	RFP, R	皮疹，肝障害，腎障害，胃腸障害，血球減少，発熱など
エタンブトール	EB, E	皮疹，視神経障害など
ピラジナミド	PZA, Z	肝障害，高尿酸血症，食欲不振など
ストレプトマイシン	SM, S	腎障害，味覚障害，聴力，平衡感覚障害など

表7-2-2　2次抗結核薬

薬剤名	略称	主な副作用
レボフロキサシン	LVFX	胃腸症状
カナマイシン	KM	耳鳴り
エチオナチド	TH	胃腸障害
サイクロセリン	CS	頭痛
パラアミノサリチル酸	PSA	胃腸障害

4　抗結核薬

　結核の治療は一般的に3〜4種類の抗結核薬を使用する．抗結核薬の内服は内服忘れがないよう，1日1回が原則とされるが，抗結核薬によっては分2や分3のものがある．

　主な抗結核薬を表7-2-1，2に示す．このほか，多剤耐性菌に対してデラマニドの治療が専門病院で進められている．副作用に十分注意し，また，使用薬剤の感受性検査で耐性菌でないことを確認する必要がある．

　いる．

　入院中は毎日内服しても，退院後は服薬が不規則，または中断するリスクが高まる．入院中に患者が服薬を中断するリスクがあるのか，DOTSの重要性を理解できているのかなどをアセスメントし，担当保健師と情報共有することが重要となる．それらをふまえ，退院後は保健師が患者や家族と相談し，服薬確認の方法を検討する．

　日本版21世紀型DOTS戦略推進体系図（図7-2-6）に示すように，結核患者を「A：原則，毎日の服薬確認を必要とする外来DOTS」「B：週1〜2回以上の服薬確認を必要とする訪問DOTS」「C：月1〜2回以上の服薬確認を必要とする連絡確認DOTS」の3つに分け，地域の医療機関，調剤薬局，介護関連施設，福祉部門，在宅看護関係などさまざまな支援機関がかかわり，患者の背景を考慮し，継続してDOTSが行われるように支援を行っている．

5　患者家族支援

　患者家族へも以下に示す事項を説明し，支援する．

❶病気について

　DVDや服薬ノートを使用し，病状や治療，検査・内服薬の自己管理に向けた支援の方法・日常生活や栄養指導の注意事項などの説明を行う．

　空気感染であるため，物を介して感染することはないことも説明する．

❷接触者健診について

健診は患者に接触した人が全員対象になるわけではない．免疫機能が低下している人や小児への接触の把握が重要である．保健師が面接を行い，濃厚接触者に対して健診を行っていることを伝える．

❸家族の不安に対して

家族が不安を表出できるよう考慮し，面談などを行う．保健師も家族と面談を行うため，家族の不安を保健所にも伝えて連携をとる．

遠方や仕事などの都合で，なかなか面会できない家族の場合は，面会時に患者の状況を伝える．

退院後患者が望む生活に戻れるように家族や職場との調整などが必要となる．接触者健診などさまざまな機会を通じて，職場や関係者の理解が得られるよう求めていく．

❹退院後の服薬継続などについて

退院後の内服確認には家族の協力が重要となる．毎日，間違いなく，飲み忘れなく，こぼすことなく内服できているか，内服後は服薬ノートに記載できているかの確認を行う．また，退院後も禁煙が継続できているか，飲酒していないか，食事はきちんと摂れているかなどの様子を見て，家族が支えになることが治療の継続にかかせないことを伝える．独居の高齢者や高齢夫婦のみでの生活など服薬支援者がいないケースが増えているため，退院後の状況を早期から検討する．

また，肺結核での入院は長期間となるため入院中にADL (activities of daily living) が低下する可能性ある．とくに高齢者に多くみられる．

退院後のQOL (uality of life) を維持できるよう，社会的資源の利用を入院時から検討する必要がある．

6 地域連携

退院後は保健所が中心となり地域DOTSを治療終了まで継続して内服管理を行う．そのため，入院中から退院後の生活の中に，服薬を習慣づけるにはどうしたらよいかを検討することが重要となる．

高齢者や服薬支援者のいない患者などさまざまな問題があり，服薬を続けるため，患者本人に合った服薬方法を検討する必要がある．入院中より，地域の保健師と患者の内服状況（DOTSのレベル），性格や生活習慣，職業などの情報交換を行い，連携を取りながら，退院後の支援について検討していくことが大切である．

また，退院が決まった場合はすみやかに，保健所に連絡し，退院後の地域DOTSがスムーズに移行できるよう連携を図ることが大切である．

引用・参考文献

1) 日本結核病学会編：結核診療ガイドライン 改訂第3版，南江堂，2015．
2) 厚生労働省：結核患者に対するDOTS（直接服薬確認療法）の推進について，平成16年12月21日．

7 肺結核の治療とケア　③感染予防

1 はじめに

　肺結核は，飛沫核感染することから，結核と診断，または疑いがあるときは，すみやかに陰圧個室に隔離する．
　飛沫核感染は飛沫核5μm以下の粒子が空気中に浮遊しそれを吸うことで起こる．
　飛沫は5μm以上で落下速度も1秒間に30〜80cmですぐに落ちてしまうが，乾燥して飛沫核になると長い間空気中を漂うことになる．感染性粒子が大きいと気管や気管支の粘膜に付着して体外へ排出される．1〜4μm程度の大きさで肺胞内に定着が起こる．
　換気の悪い部屋では飛沫核がうすまらないため感染が起こりやすい．
　カラオケルームやネットカフェなどはリスクが高い．

2 マスクの選択方法

　飛沫核感染の予防に使われるものがN95マスク（図7-3-1）である．サージカルマスクでは微粒子が通ってしまい感染予防にはならない．
　N95マスクは，0.1〜0.3μmの微粒子を95％以上除去できる，気密性の高いマスクである．「N」の意味は，耐油性がないこと(not to resistant to oil)を表している．
　患者にはN95マスクを着けてはいけない．N95マスクは装着者を守るためのものであり，サージカルマスクは相手を守るものである．結核菌は咳嗽で唾と一緒に排出されるため，患者は飛沫感染防止のサージカルマスクを着用する．また，N95マスクを装着すると息苦しさを感じることがある．呼吸状態の悪い患者が着用したら，息苦しくてつらいであろう．

3 マスクの装着

　マスクは正しく装着しないと効果がない．自分にきちんとフィットするかを確認し，正しい装着方法を習得するために，フィットテストを行いチェックする．

❶ ユーザーシールチェック（図7-3-2）

　日常的に行うチェックである．マスク装着時は，毎回フィットしているか行う．
①両手でマスクを覆い，息を吸ったり吐いたりして，空気の漏れがないかチェックする．
②鼻や顎の周囲は漏れやすいので注意する．

❷ フィットテスト（図7-3-3）

　定期的に行う．どのN95マスクが自分の顔にきちんとフィットするか確認する．
　フィットテストは，N95マスク導入時に行い，その後は年1回行い，また体重の増減などで顔

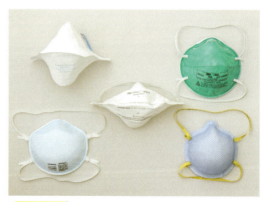

図7-3-1　N95マスク

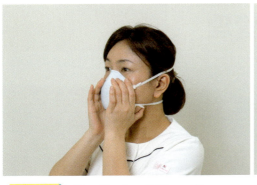
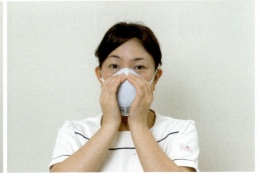

図7-3-2 ユーザーシールチェック
鼻や顎の周囲は漏れやすいため,注意して確認する.

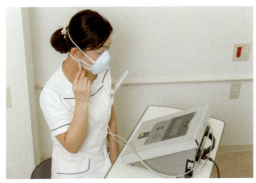

図7-3-3 フィットテスト
SIBATAマスクフィッティングテスターでフィットを行っているところ.マスクの内側と外側の粉じんの粒子濃度を測定し,粉じんの侵入率〔漏れ率(%)〕を測定する.

貌が変わったときなどに行う.当院では月に1度,フィットテストを実施している.

4 職員の健康管理

　看護師・保健師の結核の発症リスクは,同年代の女性と比較して,3〜4倍高いとされている.自分自身が結核の感染源にならないよう健康管理に気をつけ,定期健康診断は必ず受けるようにする.また,咳が続く,微熱,体重減少など体調が悪い場合はすみやかに受診することが重要である〔詳細については,第5章「10 呼吸器関連感染で重要な感染対策」(p.167)を参照〕.

引用・参考文献
1) 日本結核病学会編:結核診療ガイドライン 改訂第3版,南江堂,2015.
2) 厚生労働省:結核患者に対するDOTS(直接服薬確認療法)の推進について,平成16年12月21日.
3) 樫山鉄矢編:呼吸器内科必修マニュアル,羊土社,2005.

8 周術期口腔機能管理

1 周術期の口腔ケア

❶意義

周術期における口腔ケア介入により誤嚥性肺炎などの術後感染リスクの軽減，化学療法中の口腔粘膜炎の緩和，さらにはそれに伴う平均在院日数の短縮や投薬量の減量といったさまざまな効果が報告されている．

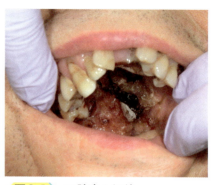

図8-1 口腔内の汚染

❷口腔アセスメント

適切な口腔ケアを提供するためには，口腔内の状態を把握し，問題点を明確にすることが必要である．口腔アセスメントの一例として，表8-1にAnderssonら[1]によるROAG（revised oral assessment guide）を紹介する．

❸入院患者の口腔内の特徴

経口摂取不可能な場合には，口腔の自浄作用が低下[2]し，口腔内細菌は唾液や歯肉溝滲出物を栄養源として増殖していく[3]．入院患者の口腔内には次のような特徴がみられる．

①口腔の自浄作用の低下により，プラークの付着量が増加，粘膜に剥離上皮や乾燥唾液が付着し，口腔内細菌やカンジダ菌が増殖しやすい（図8-1）．

②廃用性サルコペニア（筋肉脆弱症・筋肉減少症）が進行すると嚥下筋群が減弱し，嚥下機能

表8-1 ROAG

カテゴリー	1度	2度	3度
声	正常	低いorかすれた	会話しづらいor痛い
嚥下	正常な嚥下	痛いor嚥下しにくい	嚥下不能
口唇	平滑でピンク	乾燥or亀裂and/or口角炎	潰瘍or出血
歯・義歯	きれい，食物残渣なし	1) 部分的に歯垢や食物残渣 2) う歯や義歯の損傷	全般的に歯垢や食物残渣
粘膜	ピンクで潤いあり	乾燥and/or赤，紫や白色への変化	著しい発赤or厚い白苔 出血の有無にかかわらず水疱や潰瘍
歯肉	ピンクで引き締まっている	浮腫性and/or発赤	手で圧迫しても容易に出血
舌	ピンクで潤いがあり乳頭がある	乾燥，乳頭の消失 赤や白色への変化	非常に厚い白苔 水疱や潰瘍
唾液（口腔乾燥）	ミラーと粘膜とのあいだに抵抗なし	抵抗が少し増すが，ミラーが粘膜にくっつきそうにはならない	抵抗が明らかに増し，ミラーが粘膜にくっつく，あるいはくっつきそうになる

(Andersson P, et al : Inter-rater reliability of an oral assessment guide for elderly patients residing in a rehabilitation ward : Spec Care Dentist 22 (5) : 181-186, 2002を改変)

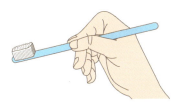

図8-2 ペングリップ

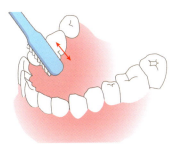

図8-4 歯ブラシを立ててみがく

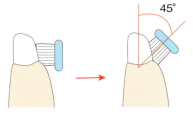

図8-3 歯ブラシの当て方と角度

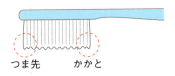

図8-5 歯ブラシのつま先とかかと

が低下する．
③唾液分泌量が低下し口腔乾燥が進行すると会話・摂食に対する意欲が低下し，口腔の廃用性機能低下がさらに進行する．

④口腔ケア指導

予定手術を受ける患者には，術前より歯石除去やブラッシング指導を受けるように指導を行う．動揺歯がある場合は，挿管時に脱落し誤嚥の危険があるため，積極的に歯科受診を勧める．術後は，経口摂取時に比べて口腔内常在菌数が増加するため，術後合併症の1つである誤嚥性肺炎の予防のため，経管栄養中から口腔ケアを開始する．患者自身のセルフケアが困難な場合は，準備・介助が必要となる

①ブラッシング方法

- 歯ブラシは，人差し指の第1関節くらいの大きさで，毛の硬さはふつうから軟らかめ，材質はナイロン毛を選ぶ．毛先が開いて消耗している歯ブラシはブラッシングの効率が悪く歯肉を痛めることがあるので避ける．
- 歯ブラシはペンを持つように握ると（ペングリップ，図8-2），無駄な力が加わらない．
- 歯ブラシの毛先を，歯と歯肉の境目に当てて（図8-3），軽い力で小刻みに振動させてみがく．
- 1か所につき20秒程度あててみがくとよい．
- 歯並びの重なっている部分は，歯ブラシを立ててみがく（図8-4）．
- 前歯の裏側は，歯ブラシのつま先またはかかとを当ててみがく（図8-5）．

②義歯管理[4]

- 義歯にはカンジダ菌などの真菌が繁殖しやすいため，義歯洗浄剤による化学的な清掃と義歯用ブラシを使用した物理的な清掃を行う（図8-6）．
- 毎食後，義歯を外して義歯用ブラシで清掃する．
- 義歯洗浄剤に浸ける前後には義歯用ブラシでこすり清掃する．汚れたまま義歯洗浄剤を使用しても十分な効果は得られない．
- 義歯には歯磨剤は使用しない．歯磨剤で義歯をみがくと研磨剤の成分により義歯に傷がつき，細菌がつきやすくなる．
- 残存歯への歯みがき・うがいの際は，義歯を外して行うよう指導する．
- 就寝時や手術前に義歯を外しておくときは，必ず蓋付の容器に水や義歯洗浄剤を入れ，乾燥しないようにする．ティッシュペーパーやタオルにくるんだまま義歯を紛失する報告は多く聞かれる．

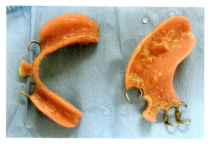
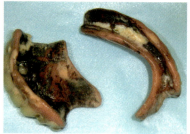

図8-6 不潔な義歯

表8-2 がん化学療法に伴う主な口腔有害事象

口腔粘膜炎	抗がん薬投与後10〜12日で粘膜に発赤や潰瘍を形成する． 投与後3〜4週間で回復する． 口唇粘膜面，頬粘膜，舌などの可動粘膜にできやすく，歯肉，口蓋粘膜といった角化粘膜にはできにくい． 疼痛は非常に強く，治療の中断や中止の原因となる
味覚障害	抗がん薬投与後4〜5日で舌の味蕾細胞が障害を受け，味覚が伝達できなくなる． 通常治療後4〜5か月で回復する．
口腔感染（歯性感染症）	抗がん薬による免疫抑制，骨髄抑制の時期に根端病巣，慢性歯周炎などの歯性慢性病巣が再燃，急性転化する．
口腔乾燥	抗がん薬により唾液腺細胞が変性して唾液分泌障害を受ける． 唾液分泌量の低下により自浄作用が低下すると，う蝕や歯周炎の進行を助長する．
カンジダ性口内炎	抗がん薬の免疫抑制やステロイド長期服用などに伴う日和見感染により発症する．
ヘルペス感染症	免疫力や体力低下により，I型単純ヘルペスウイルスが口腔粘膜に拡散して生じる． 小水疱を形成するが自壊して浅潰瘍を形成し強い痛みを伴う．アフタ性口内炎との鑑別を要する．
歯肉出血	抗がん薬による骨髄抑制により血小板が低下すると，歯周ポケットからの出血傾向を示す．

2 化学療法における口腔ケア

がん化学療法により発症する口腔有害事象は，予防的なケアや処置によりその発症リスクや症状の緩和が可能なケースが多く，QOL (quality of life)の維持や向上が期待できるといわれている[5]．口腔粘膜は血管に富み，細胞の代謝サイクルも速く腸管粘膜とともに最も抗がん薬の影響を受けやすい部位である．がん化学療法によって生じる主な口腔有害事象を表に示す（表8-2）[5],[6]．

口腔粘膜炎は最も頻度の高い抗がん薬の有害事象であるが，現時点で確実な予防法は確立しておらず，①口腔内清潔保持，②口腔内保湿，③疼痛コントロールといった対症療法が主体となる．

口腔粘膜炎の出現しやすい時期は，抗がん薬による骨髄抑制の時期と重なることが多く，口腔粘膜炎と好中球減少を合併する患者が敗血症を発症する相対リスクは，口腔粘膜炎をもたない場合の4倍以上との報告もある[7]．

口腔ケアによる清潔保持と保湿は，骨髄抑制期の感染予防と，口腔粘膜炎の痛みの緩和に有効である．抗がん薬の治療開始に伴いアズレンスルホン酸顆粒による含漱や，グリセリンを加えた含漱液による保湿を開始する．これら含漱

薬を用い，日中約2時間おきに含漱を行う．粘膜の接触痛が強い場合には含漱液に局所麻酔薬であるリドカインを加える．リドカインは痛みに合わせ適宜増量を行い調整する．軟膏塗布の可能な口唇や頬粘膜にはリドカイン軟膏を使用してもよい．含漱剤がしみる際には刺激の少ない生理食塩液を用いることもある．

Grade 3以上の重症粘膜炎[*1]には，さらにNSAIDs（non-steroidal anti-inflammatory drugs：非ステロイド性抗炎症薬）による末梢性鎮痛を図るが，効果不十分なときにはオピオイド鎮痛薬による中枢性鎮痛を行う．

また口腔感染（歯性感染症）の予防には，治療開始前に歯科受診を指示することが推奨される．歯性感染が懸念される歯の治療をあらかじめ実施できれば，有害事象の回避にもつながる．

3 ビスホスホネート関連顎骨壊死（BRONJ）および薬剤関連顎骨壊死（MRONJ）

ビスホスホネート（bisphosphonate：BP）製剤は骨粗鬆症の第1選択薬であり，そのほかがん骨転移における骨折予防や症状緩和，多発性骨髄腫，骨形成不全症などの骨疾患に対して広く使用されている．

しかし，近年BP製剤を投与されている患者が，抜歯などの侵襲的歯科治療を受けた後に顎骨壊死が発生し，ビスホスホネート関連顎骨壊死（bisphosphonate-related osteonecrosis of the jaw：BRONJ）とよばれる重篤な合併症が問題となっている．BRONJは臨床症状として疼痛，歯肉腫脹，下唇・顎骨の知覚異常，膿瘍あるいは瘻孔形成，骨露出などの異常をきたすが，いまだ確立した治療方法がない．

本症は抜歯，歯科用インプラント埋入，歯周外科手術などの顎骨への侵襲的歯科治療を契機に発生するほか，口腔衛生状態の不良，歯周病などの炎症病巣，不適合な義歯による粘膜潰瘍などが局所的な発生因子としてあげられている．全身的因子として，がん，腎透析，ヘモグロビン低値，糖尿病，肥満などが指摘され，ステロイド，シクロホスファミド，エリスロポエチン，サリドマイド，血管新生阻害薬といった薬剤，喫煙や飲酒もリスク因子とされている[9]．

BP製剤の使用開始前には歯科受診を指示し，歯科医師，歯科衛生士らによる口腔内の評価は必須といってよい．すでにBP製剤を使用中で侵襲的歯科治療が必要な場合，リスクファクターのある骨粗鬆症患者では，骨折リスクが高くなければBP製剤の一時休薬が望ましいが，悪性腫瘍患者では原則休薬はしない．

すでに顎骨壊死が発生している場合には，骨壊死の進行を抑え，疼痛緩和や感染制御を目的に口腔管理を徹底させて患者のQOL向上を維持することが必要となる．

なお最近では，抗RANKL（receptor activator of NF-κB ligand）中和抗体であるデノスマブ（ランマーク®，プラリア®）や，血管新生抑制作用をもつ分子標的薬の長期使用により同様の顎骨壊死が生じる報告が相次ぎ，米国口腔外科学会では2014年のポジションペーパーにて薬剤関連顎骨壊死（medication related osteonecrosis of the jaw：MRONJ）[10]と改定された（図8-7）．

4 口腔ケアの実際[11]

口腔ケアで重要なポイントは，ケア中の誤嚥防止と除去した汚染物の回収である．

📖 **用語解説**

[*1] Grade 3以上の重症粘膜炎

米国国立がん研究所（National Cancer Institute：NCI）によって策定されたCommon Terminology Criteria for Adverse Events（CTCAE）v4.0の有害事象共通用語規準 v4.0日本語訳JCOG版[8]では，口腔粘膜炎における有害事象は，Grade 3は「高度の疼痛；経口摂取に障害がある」，Grade 4は「生命を脅かす；緊急処置を要する」，Grade 5「死亡」とされている．なお，Grade 1は「症状がない，または軽度の症状がある；治療を要さない」，Grade 2は「中等度の疼痛；経口摂取に支障がない；食事の変更を要する」である．

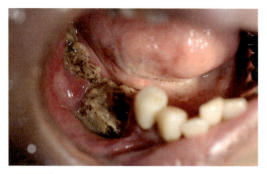

図8-7 右下臼歯部の顎骨壊死
右下臼歯部の顎骨が露出し腐骨となっている.

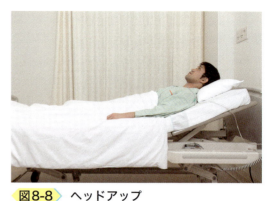

図8-8 ヘッドアップ
30〜40°ヘッドアップし,下気道への流れ込みを予防する.

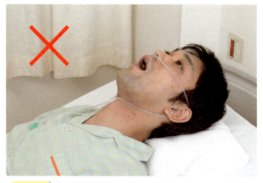

図8-9 頸部伸展位（悪い例）
頸部が伸展されると閉口が困難となる.

①安全な姿勢

可能な患者は，30〜40°ヘッドアップする（図8-8）．片麻痺のある患者は，麻痺側を上に側臥位とし，下気道への流れ込みを予防する．この際に，枕の位置により頸部伸展位（図8-9）にならないように注意する．

②スタンダードプリコーション

スタンダードプリコーションを遵守し，フェイスシールド付マスク，エプロン，手袋を着用する（図8-10）．

③唾液腺や頰のマッサージ

マッサージをすることで覚醒を促し，緊張を解いていく．

④口腔周囲の清拭

クロルヘキシジンなどの消毒薬で口腔周囲を清拭する．クロルヘキシジンは粘膜の清掃には用いない．

⑤口唇の保護

口唇に白色ワセリンを塗布し，保護する．

⑥口腔内の吸引

ケア中も，必要に応じて吸引を行う．

⑦剥離上皮や舌苔の除去

口腔内に剥離上皮や舌苔が付着しているときは，スポンジブラシにアズレンスルホン酸ナトリウム水和物・炭酸水素ナトリウム含嗽薬（含嗽用ハチアズレ顆粒®）を浸して清拭し湿潤させる．湿潤させることにより，容易に除去できる．

⑧付着物の除去

初めに咽頭・舌後方の付着物を除去する．自

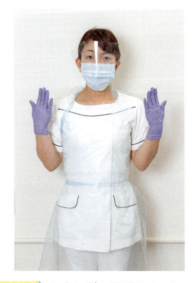

図8-10 スタンダードプリコーション

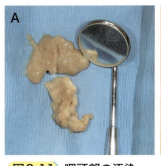
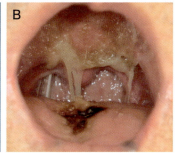
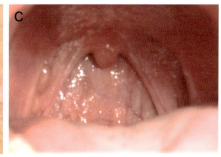

図8-11 咽頭部の汚染
A）咽頭から除去した付着物，B）咽頭部の汚染，C）清潔な状態の咽頭

浄作用が低下すると，口腔内に気管内分泌物などが痂疲状に停滞していることが多い．口腔内が湿潤することで，これらの付着物が気管内に落下することがあり，窒息の危険があるためである（図8-11）．

⑨歯ブラシを用いたブラッシング

歯ブラシを用いて機械的にブラッシングを行う．歯に付着しているネバネバの正体は，食べかすではなく細菌の塊（デンタルプラーク）である．デンタルプラークはバイオフィルムに包まれ糊のように付着しているため，洗い流すだけでは除去することはできない．

前歯は敏感であるため，奥歯（臼歯）からみがき始める．

歯ブラシは歯と歯肉の境目に当て，歯を1～2本ずつみがくつもりで小刻みに動かしてみがく．

歯間ブラシ（図8-12）は，歯と歯のあいだの汚れを除去するのに有効である．

歯磨剤は完全にふき取ることが困難であり，口腔内に残った場合は乾燥して固まってしまうことがあるため使用しない．機械的なブラッシングで十分である．

⑩舌ケア

舌苔とは，舌乳頭の先に角化上皮が増殖し，舌乳頭自体が長く伸びたようになり，白っぽく見える状態である．原因はさまざまで不明なことも多い．長く伸びた舌乳頭部分に汚れがたまりやすく，細菌やカンジダが繁殖しやすい．

舌苔が厚く付着しているときは，一度に除去

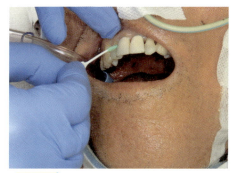

図8-12 歯間ブラシ

しようとせず，時間をかけてケアすることが重要である．歯ブラシは舌を傷つけるため使用せず，専用の舌ブラシまたはスポンジブラシを用いて行う．

乾燥した舌をこすると，舌を傷つけることがあるので，アズレンスルホン酸ナトリウム水和物・炭酸水素ナトリウム含漱薬（含嗽用ハチアズレ顆粒®）で口腔を湿潤させてからケアを行う．舌の後方から手前の方向へ弱い力で3～5回程度こする（図8-13）．1日に2回程度行う．舌は傷つきやすいため，過度に行わないよう注意する（図8-14）．

取り除いた汚れは，そのつどスポンジブラシでふき取っておく．

⑪口腔内の吸引，保湿

ケア後，清潔なスポンジブラシでふき取り，口腔内を吸引する．最後に粘膜に口腔保湿剤を塗布する．

ジェル状の保湿剤を使用する場合は，1g程度

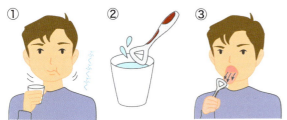

図8-13 舌ケア

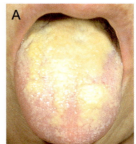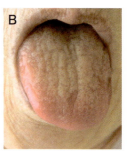

図8-14 舌ケア開始前(A)とケア開始6日後(B)の状態

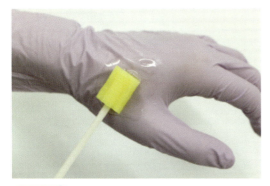

図8-15 ジェル状の口腔保湿剤
保湿剤は薄く伸ばしてから塗布する．

(1円玉位)をスポンジブラシなどで伸ばしてから粘膜に塗布する(図8-15)．大量に塗布すると，口腔内で固まり堆積することもあるので，大量に使用しない．

アルコール含有のマウスリンスは口腔乾燥を助長するため使用しない．

⑫スポンジブラシ

口腔ケアに使用するスポンジブラシは，流水下で洗浄し，自然乾燥させても付着菌数を完全に除去することは困難である．再使用はできるだけ避ける[12]．

5 気管挿管・人工呼吸管理を受けている患者の口腔ケア(表8-3)

挿管チューブ周囲には数時間以内にバイオフィルムが形成され，その細菌叢は経時的に変化しデンタルプラークと同様に細菌の成熟現象が生じている[13]．挿管チューブに形成されたバイオフィルムを除去することは困難であるため，口腔ケアによって歯・舌・口蓋・咽頭などを清潔にすることで細菌の絶対数を減らすことが重要である．

口腔ケア中のカフ圧は18〜25cmH$_2$Oの正常圧に保つ．カフ圧を正常圧以上に上昇させても下気道への流れ込みは防止できない．カフ圧を上昇させることにより，気管壁にびらんや潰瘍形成などの新たな侵襲を生じるおそれもある[14]．

また経口挿管されている患者は，挿管チューブやバイトブロック，残存歯などの干渉による褥瘡性潰瘍や出血，歯の動揺が認められることがある(図8-16)．

気管挿管あるいは人工呼吸器管理を受けている患者の口腔ケアは，前項の「口腔ケアの実際」で述べた標準的な口腔ケアに加え，次の項目に注意して行う．

①挿管チューブを固定するテープ，バイトブロックを外してケアを行う．挿管チューブの事故抜去の防止のため，2名体制で口腔ケアを行う．

②ケア前後に，カフ上吸引・口腔内吸引を行い，誤嚥防止に努める．

③口腔ケア後は，口腔内の汚染水が気道内に垂れ込まないようしっかりと汚れを回収する．
塩化ベンザルコニウム，塩化セチリピリジニウムなどの消毒薬をスポンジブラシに浸して口蓋・舌・頰粘膜・歯を清拭する．

④歯肉や粘膜からの持続する出血は，歯周病由

表8-3 気管挿管・人工呼吸管理を受けている患者の口腔ケア手順

1	ポジショニング	可能な患者は30〜40°ヘッドアップ，側臥位とする
2	観察	呼吸音を確認する
3	口腔周囲の清拭	クロルヘキシジンなど
4	吸引	カフ上→口腔内→気管内
5	カフ圧確認（20〜30mmHg）	カフ圧は上げない
6	固定除去・バイトブロック除去	
7	口唇の保湿	白色ワセリン
8	観察	動揺歯・出血・褥瘡性潰瘍・舌苔など・乾燥・汚れの付着
9	湿潤	水を絞ったスポンジブラシなどで粘膜を湿潤させる 舌苔や痂皮付着があるときはアズレンスルホン酸ナトリウム水和物・炭酸水素ナトリウム含嗽剤（含嗽用ハチアズレ顆粒®）で湿らせる
10	歯の清掃	軟らかめの歯ブラシ・歯間ブラシ
11	粘膜の清掃 取り除いた汚れをしっかり回収する	塩化ベンザルコニウム・塩化セチルピリジニウムなどで清拭（口蓋・舌・頬粘膜・歯）
12	粘膜保湿	口腔保湿剤塗布
13	吸引	カフ上→口腔内→気管内
14	カフ圧確認	挿管チューブの深さの確認と固定，カフ圧確認

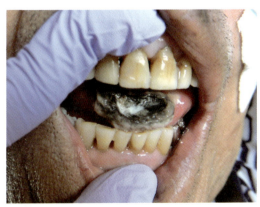

図8-16 挿管チューブ・バイトブロックの干渉による舌のトラブル（抜管後）

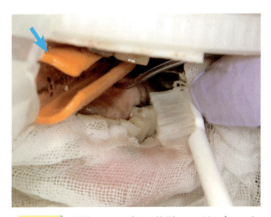

図8-17 挿管チューブと一体型のバイトブロック

来だけではなく播種性血管内凝固症候群（disseminated intravascular coagulation：DIC）や汎血球減少などの全身状態に由来する場合もあるので注意を要する．このような症例は歯ブラシでの刺激を避け，綿球や柔らかいスポンジブラシで，刺激の少ないケアにとどめる．口唇に褥瘡性潰瘍などのトラブルがあるときは，生理食塩液などで浸したガーゼで保護しながら口腔ケアを行うことで，傷の悪化を防ぐ．

⑤挿管チューブと一体型のマウスピース（図8-17）を使用することで，褥瘡性潰瘍を予防する方法もある．

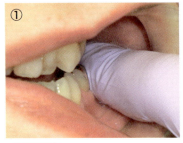
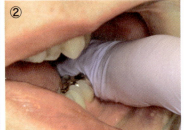
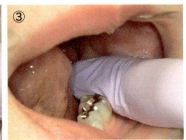

図8-18 ▶ 口角から指を挿入

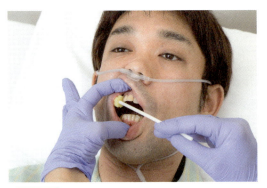

図8-19 ▶ 口唇を上下に押し広げる

6 口腔ケアで困ったとき

❶ なかなか開口してもらえない

側頭筋・咬筋や口の周囲・首・肩のマッサージをしても開口困難なときは，口角から指を入れ，歯肉に沿って臼後三角まで入れると徐々に開口していくことがある（図8-18）．口唇を上下に押し広げることで，開口する場合もある（図8-19）．

❷ 歯肉からの出血・排膿

軟らかい毛の歯ブラシを選択し，弱い力でブラッシングする．重度歯周病の可能性があるので歯科へコンサルトする．

❸ 口蓋・舌への痂疲状の凝血塊の付着

無理にはがすと粘膜からの出血することがある．アズレンスルホン酸ナトリウム水和物・炭酸水素ナトリウム含嗽薬（含嗽用ハチアズレ顆粒®）で湿らせてから除去する．除去後，粘膜からの出血がないか確認する．

❹ 口腔乾燥の継続

口腔保湿薬を塗布することに加え，口腔や舌のストレッチ，可動域訓練，開閉口訓練，唾液腺マッサージを積極的に取り入れる．

また，開口状態による唾液蒸発を予防するためにマスクを着用することもある．鼻閉により口呼吸となっている場合は，鼻腔の清掃を行うことで口腔乾燥が改善することもある．

引用・参考文献

1) Andersson P, et al : Inter-rater reliability of an oral assessment guide for elderly patients residing in a rehabilitation ward : Spec Care Dentist 22 (5) : 181-186, 2002.
2) 藤本篤士ほか：口腔ケア概論．5疾病の口腔ケア，（藤本篤士ほか編），p.8-11，医歯薬出版，2013．
3) 奥田克爾：デンタルプラークはバイオフィルム．デンタルバイオフィルム，p.23，医歯薬出版，2010．
4) 藤本篤士ほか：義歯の基本的な清掃法は？．5疾病の口腔ケア，（藤本篤士ほか編），p.14-15，医歯薬出版，2013．
5) 大田洋二郎：がん化学療法による口腔有害事象の予防と対処：Cross Cancer Research 2 (9) : 14-15, 2012.
6) 片倉 朗：がんと口腔のかかわり．5疾患の口腔ケア，（藤本篤士ほか編），p.30-33，医歯薬出版，2013．
7) Sonis ST : Mucositis as a biological process: a new hypothesis for the development of chemotherapy-induced stomatotoxicity : Oral Oncol 34 : 39-43, 1998.
8) 日本語訳JCOG版 有害事象共通用語規準 v4.0．
9) ビスフォスフォネート関連顎骨壊死検討委員会：ビスフォスフォネート関連顎骨壊死に対するポジションペーパー（改訂追補2012年版），2012．
10) American Association of Oral and Maxillofacial Surgeons : Position Paper. Medication-Related Osteonecrosis of the Jaw-2014 Update 2014.
11) 羽賀淳子：急性期病院における口腔ケアの実際：DM Ensemble 4 (1) : 10-13, 2015.
12) 犬伏順也ほか：口腔用スポンジブラシ使用後の洗浄・乾燥が付着菌数に及ぼす影響：日摂食嚥下リハ会誌 18 (3) : 39-43, 2014.
13) 西堀陽平ほか：挿管患者における口腔内細菌変化とVAPの関連性について．東京都病院経営本部臨床研究報告書，p.345-353，平成23年度．
14) 勝 博史：気管挿管中のカフ圧増減によるカフ形状の変化および下気道への流れ込みについて−口腔ケア時のカフ圧の違いと換気条件の相違による下気道への流れ込みの比較−．東京都病院経営本部臨床研究報告書，p.345-353，平成21年度．

9 退院支援

1 医療政策の動向

　厚生労働省は，超高齢化社会となる2025年に向けて，疾病を抱えても，自宅などの住み慣れた生活の場所で療養し，最後まで自分らしい生活を続けられるよう，地域の医療・介護の連携・体制により，包括的かつ継続的な在宅医療・介護の提供を行う地域包括ケアシステムの構築を推進している（図9-1）[1]．

　また，終末期医療に関する調査では60％以上の国民が「自宅で療養したい」と回答しており，在宅医療へのニーズは高まってきている（図9-2，3）[2), 3)]．

2 呼吸器疾患をもつ患者の退院支援の必要性

　呼吸は，私たちが日々休むことなく行っている生命維持になくてはならない生理機能の1つである．呼吸器疾患は高齢化に伴い，わが国の死亡順位第3位の肺炎や，慢性閉塞性肺疾患（chronic obstructive pulmonary disease：COPD）や気管支喘息などに代表されるように慢性の経過をたどるもの，肺がん治療中の患者，終末期の患者など，さまざまである．

　慢性の疾患では，その経過中に感染などで急性増悪となる場合もあり，入院治療が必要とされる．急性期の治療が一段落し，病状が安定す

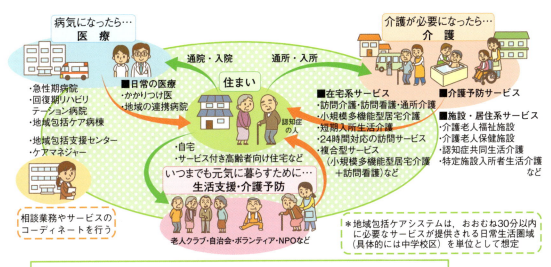

図9-1　地域包括ケアシステム

〔厚生労働省：地域包括ケアシステム．http://mhlw.go.jp/seisakunitsuite/bunya/hukushi_kaigo/kaigo_koureisha/chiki-houkatsu/dl/link1-4.pdf（2015年12月11日検索）〕

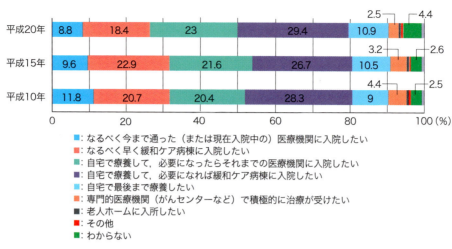

図9-2 終末期の療養場所に関する希望

（厚生労働省：終末期医療に関する調査）

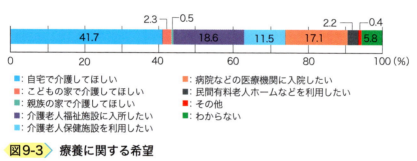

図9-3 療養に関する希望

（内閣府：高齢者の健康に関する意識調査，平成19年度）

ると退院して在宅療養や通院治療を継続することが多い．近年緩和ケアの充実により，在宅医療でも症状緩和ができるようになり，終末期の肺がん患者も自分らしく過ごすことができる在宅緩和ケアを希望する人が増えてきている（図9-2）．

しかし，呼吸器疾患をもつ患者は，在宅酸素療法（home oxygen therapy：HOT）が必要となることがあり，常時，酸素吸入することに抵抗を感じることがある．また，肺がんの場合，病気の進行により，今後，症状がさらに増強することが予測される場合や看取りを視野に入れて在宅療養する場合には，退院することへの患者・家族の不安や，退院すると決めたあとに気持ちが揺れることが多いのが現状である．

そこで，看護師は不安の1つひとつを受けとめ，患者のセルフケア能力，家族の介護力の把握とともに，症状緩和への対処法の習得ができるような指導，社会資源の情報提供，地域スタッフとの連携など，患者・家族への退院支援の充実が求められている．

看護の専門性を発揮し，呼吸器疾患をもつ患者・家族の退院支援のために，呼吸器科疾患，治療，症状緩和の対処法などの専門的知識，技術，教育に関する能力，社会資源に関する知識と情報提供，地域スタッフとの連携のためのコミュニケーション能力，調整能力が必要とされている．

カルテ、病棟

入院時スクリーニングシート

記入日　年　月　日
入院日　年　月　日

患者氏名:	ID	
病棟名:	年齢:	
診療科:	担当医:	担当看護師:
病名:		入院目的: 検査　教育　加療　手術
予測される入院期間	日間　週間	退院時の状態イメージ(看護師)
どこから入院したのか: どこへ帰るのか:		退院時の状態イメージ(患者家族)
①入院形態	緊急 ・ 再入院(1か月以内)	予定
②服薬管理ができず疾患が増悪した	あり	なし
③居住形態	独居 ・日中独居 ・高齢夫婦	
④介護者(介護力)	なし・ 同居者に介護の意思なし	あり
⑤介護者の同居	なし	あり
⑥ADL＝機能的評価	介護が必要	自立
⑦IADL＝手段的日常生活活動	介護が必要	自立
⑧入院治療によりADLの低下が予想される	予測される	不明
⑨認知機能の低下	あり	なし
⑩利用している社会保障制度	□なし □身体障害者手帳（　級）	□介護保険（要介護, 要支援） □ 特定疾患
⑪利用している社会資源	□ なし □ 居宅介護支援事業所・地域包括支援センター 事業所名:　担当ケアマネージャー: □ 訪問診療　□訪問看護　□訪問介護　□通所介護　□その他	
⑫退院時予想される医療処置	□ なし □ 在宅自己注射 □ 在宅酸素療法 □ 在宅中心静脈 □ 在宅自己導尿 □ バルン留置 □ 人工肛門　人工膀胱造設 □ 在宅経管栄養(胃ろう含)	□ 在宅血液透析 ・在宅腹膜透析 □ 在宅人工呼吸(バイパップ) □ 在宅持続陽圧呼吸療法 □ 吸引(気管・口腔) □ 褥瘡等皮膚処置 □ 在宅悪性腫瘍
アセスメント		□ 現時点で支援の必要性なし □退院支援計画書記載し病棟で対応 □退院支援計画書記載し退院支援担当に依頼 □ その他（　）

□ 欄内にチェックが入った状況では支援が必要になる可能性が高い

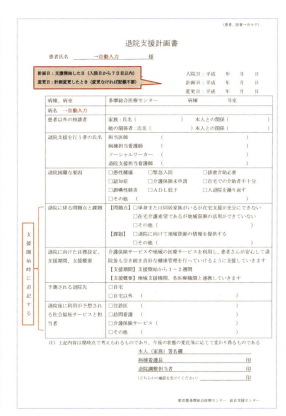

図9-4　当院の入院時スクリーニングシート

（患者, 医事→カルテ）

退院支援計画書

患者氏名　→自動入力　様

計画日：支援開始した日（入院日から７日目以内）
変更日：計画変更したとき（変更なければ記載不要）

入院日：平成　年　月　日
計画日：平成　年　月　日
変更日：平成　年　月　日

病棟、病室	多摩総合医療センター　病棟　号室
病名　→自動入力	
患者以外の相談者	家族：氏名（　）　本人との関係（　） 他の関係者：氏名（　）本人との関係（　）
退院支援を行う者の氏名	担当医師（　） 病棟担当看護師（　） ソーシャルワーカー（　） 退院支援担当看護師（　）
退院困難な要因	□悪性腫瘍　□緊急入院　□排泄介助必要 □認知症　□介護保険未申請　□自宅での介助者不十分 □誤嚥性肺炎　□ＡＤＬ低下　□入退院を繰り返す □その他（　）
退院に係る問題点と課題	【問題点】□単身または同居家族がいるが在宅支援が充分にできない □在宅介護希望であるが地域資源の活用ができていない □その他（　） 【課題】　□退院に向けて地域資源の情報を提供する □その他（　）
退院に向けた目標設定、支援期間、支援概要	介護保険サービスや地域の医療サービスを利用し、患者さんが安心して退院後も引き続き良好な健康管理を行っていけるように支援していきます 【支援期間】支援開始から１～２週間 【支援概要】地域支援機関、各医療機関と連携していきます
予測される退院先	□自宅 □自宅以外（　）
退院後に利用が予想される社会福祉サービスと担当者	□往診医（　） □訪問看護（　） □介護保険サービス（　） □その他（　）

支援開始時に追記する

注）上記内容は現時点で考えられるものであり、今後の状態の変化等に応じて変わり得るものである

本人（家族）署名欄
病棟看護長　印
退院調整担当者　印
（どちらかの確認を受けてください）　印

東京都多摩総合医療センター　総合支援センター

図9-5　当院の退院支援計画書

3 退院支援のプロセス

❶入院時スクリーニングとアセスメント（入院から48時間以内）

入院したすべての患者に退院支援が必要とはかぎらないが，入院時から，患者1人ひとりの退院後の生活をイメージすることが重要である．患者のこれまでの暮らしを知り，患者の病状とそれが患者の生活に与える影響をアセスメントする．

退院後も，必要な医療処置や看護をその患者・家族が自立して行えるかどうかを予測し，支援が必要なケースをスクリーニングすることで（図9-4），早期から支援が開始され，患者・家族の安心感につながる．

48時間以内に，退院支援対象者かどうか判断できない場合，当院では入院後5日目に再評価を行い，退院支援計画書を作成する（図9-5）．

❷病棟での退院支援

①患者・家族の意思決定支援

病棟看護師は，医師から行われる病状や今後の方針などの説明時に同席し，患者・家族の心理的サポートを行いながら，病状や今後の見通しなどの認識にズレがないように支援する．

患者・家族の意向が異なる場合，また，医療者側と患者・家族の理解とが異なる場合には，決して医療者側の方針を押しつけるのではなく，患者・家族自身が意思決定できるようにかかわる．

患者の療養生活の「これまで」と「これから」を俯瞰して，自分たちの果たす役割は何で，次に何をつなげればよいかを考えるのに必要な情報を整理し，退院後も継続する在宅酸素療法や医療処置，日常生活についての指導内容を具体的に行い，患者・家族の認識を確認しながら，よりよい方法をともに考える．

肺がん患者の場合，バッドニュースを伝えら

れる場合もあり，患者・家族の心理的負担が大きいときは，心理的サポートに努め，何回かに分けて意思決定支援にかかわる必要がある．

ケアマネジャーがいる場合，患者の状態や今後の方向性について情報交換し，在宅移行に必要な支援を共有し，患者・家族・ケアマネジャーとともに退院準備を進めていく．

②退院支援担当看護師・医療ソーシャルワーカー（MSW）との連携

退院支援担当看護師，医療ソーシャルワーカー（medical social worker：MSW）は，主治医，病棟看護師と連携しながら患者・家族に必要な在宅療養に必要な支援を行う．継続する予定の医療処置や医療管理項目を把握し，それが患者・家族だけで対応，管理できるものなのか，を検討する．

医療管理上の課題のポイント[4]
❶ 病状確認，治療状況，今後の予測
❷ 本人・家族の理解，告知状況，受け入れ状況
❸ 退院後の医療管理のポイント，管理能力の有無
❹ 在宅医療処置内容，セルフケア能力

また，生活・介護の視点では，ADL/IADLが入院前の生活と比べ，退院時にどう変化するのか，について検討する．

生活・介護上の課題のポイントを表9-1[5]に示す．

表9-1 生活・介護上の課題[5]

生活動作		
食事		摂取状況，食事の形態
入浴・洗髪		病棟での支援内容と入院前の状況
洗面・歯磨き		病棟での支援内容
更衣・整容		必要な支援
排泄	排尿	現状（日中・夜間），退院後どうするか，尿意・排泄動作の自立度，おむつの形態
	排便	病棟での支援内容，排便コントロールの有無
移動	日常生活自立度J・A	転倒の危険性に応じて，住宅改修の必要性はないか
	日常生活自立度B・C	起居動作，座位保持，規律，立位保持，移乗の可能性をポイントに，必要な環境調整，人的ケアの必要な部分を分析
家屋評価		
浴室		洗い場の広さ，滑りやすさ，手すり設置，浴室の深さ，浴槽への出入り方法
トイレ		洋室か，手すりはあるか，ウォッシュレットはついているか，段差はないか，ベッドから何歩の距離か
家屋内移動		玄関段差，患者用の居室の有無（電動ベッドなどの設置場所），居室からトイレ，浴室，食堂などへの移動の問題

❸ 地域との連携

①退院支援カンファレンス

患者の状態に合わせて，退院支援の必要性の有無について検討していく．

当院では，毎週火曜日，呼吸器科病棟看護師とMSWとで情報交換を行い，退院支援が必要な患者に関するカンファレンスを行っている．必要時，主治医，退院支援担当看護師なども加わる．

入院時のスクリーニングで「支援の必要なし」とした患者であっても状況が変わる可能性があるため，その日に在籍している患者については，必要な支援を検討する．また，日々のチームカンファレンスでも，患者の状態に合わせ，退院支援の必要性の有無について検討する．

②退院前カンファレンス

退院日を決定できる状態に病状が回復し，退院後の生活について情報を共有するため，患者・家族，在宅ケアスタッフ（ケアマネジャー，訪問医師，訪問看護師など），主治医，病棟看護師，退院支援担当看護師などの院内スタッフが集まり，「退院前カンファレンス」を開催する．

事前に，病状経過，患者，家族の意向，現在の指導内容，在宅でどのようなサポートが必要と考えているのか，などを出席者に伝えておく．

当日は在宅療養での課題の検討を行い，病院医療者，在宅ケアスタッフ，患者・家族それぞれが，退院後の生活での決定事項について確認・共有し，合意して閉会とする．

肺がん患者や高齢者では自宅で看取りを迎える場合もある．よって，急変時の対応についてよく話し合い，患者・家族に看取りのイメージや医療の限界，自然な看取りについて共有し，その状態になった際に連絡するところを決めておくことが，患者・家族の安心につながる．

③退院までに準備する主な内容

(1) 書類
- 訪問看護指示書，診断書，サービスのための意見書など．

(2) 薬剤
- 退院処方：次回受診日，初回訪問診療日までの日数を計算して処方する．医療用麻薬の取り扱いについては，厚生労働省の「医療用麻薬適正ガイダンス−がん疼痛治療における医療用麻薬の使用と管理ガイダンス−」[6]を参考に指導する．
- 注射薬の場合：携帯用ディスポーザブルポンプなどに充填して交付ができる地域の訪問薬局に処方内容，交換日などを説明し，調整する．

(3) HOTが必要な場合
- 自宅への設置日の確認〔第6章「2 在宅酸素療法」(p.177)を参照〕．

(4) 退院時の移送方法
- 介護タクシーか自家用車かなどを確認し，調整する．

引用・参考文献

1) 厚生労働省：地域包括ケアシステム．http://mhlw.go.jp/seisakunitsuite/bunya/hukushi_kaigo/kaigo_koureisha/chiki-houkatsu/dl/link1-4.pdf（2015年12月11日検索）．
2) 厚生労働省：終末期医療に関する調査．
3) 内閣府：高齢者の健康に関する意識調査，平成19年度．
4) 宇都宮宏子編著：医療管理上の課題のポイント．退院支援実践ナビ，p.34，医学書院，2011．
5) 宇都宮宏子編著：生活・介護上の課題のポイント．退院支援実践ナビ，p.36，医学書院，2011．
6) 厚生労働省医薬食品局監視指導・麻薬対策課：医療用麻薬適正ガイダンス−がん疼痛治療における医療用麻薬の使用と管理ガイダンス−，平成24年3月．http://www.mhlw.go.jp/bunya/iyakuhin/yakubuturanyou/other/iryo_tekisei_guide.html（2016年2月1日検索）
7) 榮木実枝監，濱口恵子ほか編：見てできる臨床ケア図鑑 がん看護ビジュアルナーシング，学研メディカル秀潤社，2015．
8) 宇都宮宏子ほか編：これからの退院支援・退院調整−ジェネラリストナースがつなぐ外来・病棟・地域，日本看護協会出版会，2011．
9) 宮下光令編：ナーシング・グラフィカ 成人看護学(7) 緩和ケア，メディカ出版，2013．
10) 東京都福祉保健局：東京都退院支援マニュアル−病院から住み慣れた地域へ，安心した生活が送れるために−，平成26年3月．http://www.fukushihoken.metro.tokyo.jp/iryo/sonota/zaitakuryouyou/taiinnshienn.html（2016年2月1日検索）

📖 **参考**

◆**介護保険制度**

介護保険制度は，日常生活において介護を必要とする要介護者に対し，医療，福祉サービスを給付するものである．介護保険制度の被保険者は次のA，Bである．

A：第1号被保険者：65歳以上の者
B：第2号被保険者：40歳以上65歳未満の医療保険に加入している者

介護保険サービスは，次の場合に受けることができる．

・第1号被保険者：原因を問わず要支援・要介護状態となった場合
・第2被保険者：末期がんや関節リウマチなどの老化による病気（特定疾病，後述）が原因で要支援・要介護状態になった場合

◆**特定疾病**：呼吸器疾患にかかわるのは①と⑮である．

①がん末期（医師が一般に認められている医学的知見に基づき回復の見込みがない状態に至ったと判断したものに限る）
②関節リウマチ
③筋萎縮性側索硬化症
④後縦靱帯骨化症
⑤骨折を伴う骨粗しょう症
⑥初老期における認知症
⑦脊髄小脳変性症
⑧進行性核上性麻痺，大脳皮質基底核変性症およびパーキンソン病
⑨脊柱管狭窄症
⑩早老症
⑪多系統萎縮症
⑫糖尿病性神経障害，糖尿病性腎症および糖尿病性網膜症
⑬脳血管疾患
⑭閉塞性動脈硬化症
⑮慢性閉塞性肺疾患
⑯両側の膝関節または股関節に著しい変形を伴う変形性関節症

10 呼吸器関連感染で重要な感染対策

1 季節性インフルンエンザ感染予防策

❶ 飛沫予防策

インフルエンザは飛沫感染予防策を実施する．

患者のケアを行う場合や2m以内に近づく場合は，サージカルマスクを着用する．病室は，原則，個室管理であるが，施設により個室に限りがあるため，やむをえず多床室を使用することもある．その場合は，患者と患者のベッド間隔を2m以上確保する．患者の人数が多くなった場合は，インフルエンザ患者を１つの病室に集めて集団隔離（コホート管理）を行う．

インフルエンザに対しては飛沫感染予防策が基本であるが，接触感染予防策も追加して行う．特に，手指衛生と環境清掃は重要である．なぜなら，病原微生物は乾燥した環境の中で生存しており，インフルエンザウイルスも環境中に数日間は生存するといわれている．

❷ 曝露後の予防策

曝露後の予防策として，抗インフルエンザウイルス薬を予防内服することがある．予防内服をどのように実施するかについては，施設の状況により異なるため統一したものはない．各施設の現状を把握したうえで，曝露患者や職員の予防内服をどうするか，職員の勤務体制をどうするかを考える必要がある．

たとえば，
・入院患者が発症した場合，同室患者に予防内服を行うか
・曝露した職員の対応をどうするか
・職員がインフルエンザを発症した状態で勤務した場合，どうするのか
などである．

❸ 当院におけるインフルエンザ発生時の対応

①予防内服の対象
・職員にインフルエンザ様症状（発熱，関節痛，上気道症状）が出現したときから診断までに接触した患者
・インフルエンザ様症状が出現したときから診断までに同室していた患者
・職員はワクチン接種を実施しているため，予防内服の対象者とはならない．

②予防内服の方法
・感染対策室が予防内服を必要としないと判断した場合は，当該部署で患者に説明を行い，内容をカルテに記載する（担当医や看護師長，感染管理担当看護師長が行っている）．
・予防内服が必要と判断した場合は，感染対策室または担当医師より，患者に予防内服の説明を行い，内服の有無を患者に確認する．内服を希望した場合は，予防内服についてカルテに記載し指示を出す．内服を希望しなかった場合は，インフルエンザ様症状の観察を注意深く行う．
・予防内服の費用はすべて病院負担である．

③職員の休暇期間
・発症後5日間，かつ，解熱後48時間．

2 結核に対する感染予防策

❶ 空気感染予防策

結核は，結核と診断が確定していれば専門施設に入院することになる．しかし，多くの施設では結核以外で入院した患者が入院後に結核が疑われ，結核と確定するまでの期間は，空気感染予防策を実施することになる．

患者の病室は，原則，陰圧個室とする．しかし，施設によっては，陰圧個室にかぎりがある

一般病棟に入院
・個室の場合
・多床室の場合
→ 入院後，検査結果で結核と診断 → 結核病棟に転科

・個室の場合：同室者がいないため，患者接触者リストは不要である．職員（医師，看護師，コ・メディカルなど）の接触者リストを作成する．
・多床室の場合：同室患者を患者接触者リストとして作成する．職員（医師，看護師，コ・メディカルなど）の接触者リストを作成する．

【接触者リスト作成の手順】

①感染管理担当看護師長は，結核患者の接触者リスト用紙（患者・職員）を活用してリストアップを行い，必要事項を記入する．
②リストアップした接触者リスト用紙のクォンティフェロン（QFT）検査歴は事務局が記入する．
③結核担当医師は，①②で記載された接触者リスト用紙をもとに，患者・職員の対応を記載する．
④事務局から保健所に接触者リストを提出する．
⑤職員については結核担当医師が記載した対応に沿って病院で接触者健診を行う．
たとえば，・QFT検査を接触直後と2か月後に実施する職員
・QFT検査歴がある場合は，2か月後に実施する職員
・X線検査のみ実施する職員
など，職員の背景により対応が異なる．
⑥患者については，保健所に提出した接触者リストにより，保健所からの指示に応じて実施する．

図10-1 当院における接触者リストの作成～接触者健診までの手順

場合や陰圧個室を有していないこともある．その場合は，個室隔離とする．

空気感染予防策時の防護用具は，N95マスクを着用する．N95マスク以外の防護用具（例えば，手袋・エプロンなど）を着用した場合，それらは病室内で取り外すが，N95マスクは病室を出てから取り外す．

やむを得ない理由（ポータブル検査では検査ができず検査室に行くなどの場合）により，患者が病室から出る場合，患者はサージカルマスクを，同伴する職員はN95マスクを着用する．

結核患者の接触者リスト用紙（患者・職員）

1．結核患者の情報
氏名：　年齢：　歳　ID番号
経過：

2．同室患者の接触者リスト（全て個室を使用したため同室患者なし）

NO	病院ID	患者氏名	生年月日 年齢	住所	電話番号	接触期間	病名	DMの有無	ステロイド剤使用の状況	胸部画像	主治医	府中病院外来にてフォローの有無	備考	今後の対応

3．スタッフの接触者リスト

NO	職員氏名	年齢	職種	所属	接触度（30分以上の接触あり）	初回接触日	QFT歴	対応	QFT検査日 1回目（ / ）	QFT検査日 2回目（ / ）	備考

図10-2 当院の結核患者の接触者リスト用紙

❷接触者の対応

結核患者と接触した場合，接触者リストを作成し接触者健診を実施しなければならない．接触者健診を行うには，保健所との連携が必要になるため，担当者とのコミュニケーションを良好に保つことが重要である．

接触者の対象を検討する場合，「感染症法に基づく結核の接触者健康診断の手引き」や「東京都結核接触者健診マニュアル」を参考にするとよい（p.169～171参照）．

❸接触者リストの作成

当院における接触者リストの作成手順を図10-1，2に示す．

3 結核患者との接触者について検討する際の資料

結核と診断された場合，感染性の高さを評価し，その評価により接触者健診の優先度が異なる．

結核患者の感染性の評価，および接触者健診の優先度を検討する際の資料を，図10-3〜5[1]，表10-1，図10-6[2]に示す．

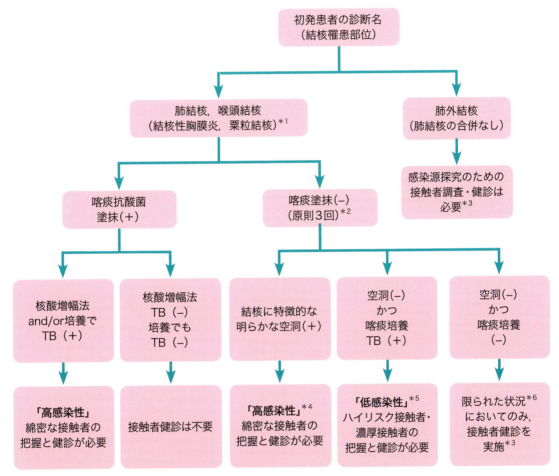

上記を基本とするが，感染リスクに関連する行為・環境なども考慮して感染性の高さを評価する．
*1：肺実質病変を伴い，喀痰検査で結核菌が検出された場合(小児ではまれ)．
*2：3回行われていない場合には，喀痰検査の追加依頼などを含めて，慎重に対応する．
*3：当該患者からの感染拡大を想定した接触者健診は不要であるが，特に若年患者では，その感染源の探究を目的とした接触者調査と健診が必要．
*4：連続検痰の結果がすべて塗抹陰性(核酸増幅法検査でも陰性)で，培養検査でもすべて陰性と判明した場合には，「高感染性」の評価を撤回してよい．核酸増幅法検査または培養検査で「非結核性抗酸菌」による病変と判明した場合は，「接触者健診は不要」と判断する．
*5：喀痰塗抹陽性例(高感染性)に比べて相対的に感染性が低いという意味．喀痰塗抹(−)でも，その核酸増幅法検査でTB (＋)の場合は，塗抹(−)培養(＋)と同様に，「低感染性」とみなしてよい．
*6：たとえば，接触者の中に乳幼児(特にBCG接種歴なし)や免疫低下者などがいた場合．

図10-3 結核患者の感染性の評価に基づく接触者健診実施の必要性(基本)
〔平成25年度厚生労働科学研究費補助金 新型インフルエンザ等新興・再興感染症研究事業「地域における効果的な結核対策の強化に関する研究」
(研究代表者：石川信克)，感染症法に基づく結核の接触者健康診断の手引 改訂第5版，平成26年(2014年) 3月〕

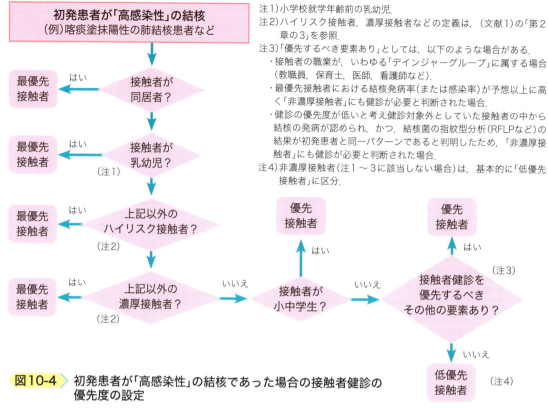

図10-4 初発患者が「高感染性」の結核であった場合の接触者健診の優先度の設定

〔平成25年度厚生労働科学研究費補助金 新型インフルエンザ等新興・再興感染症研究事業「地域における効果的な結核対策の強化に関する研究」（研究代表者：石川信克），感染症法に基づく結核の接触者健康診断の手引 改訂第5版，平成26年（2014年）3月〕

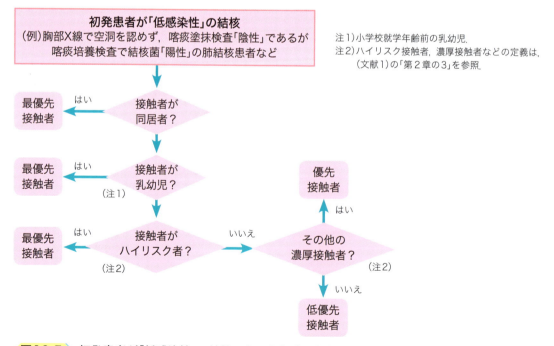

図10-5 初発患者が「低感染性」の結核であった場合の接触者健診の優先度の設定

〔平成25年度厚生労働科学研究費補助金 新型インフルエンザ等新興・再興感染症研究事業「地域における効果的な結核対策の強化に関する研究」（研究代表者：石川信克），感染症法に基づく結核の接触者健康診断の手引 改訂第5版，平成26年（2014年）3月〕

表10-1　接触者の優先度の考え方

			初発患者の感染性の評価	
			高感染性	低感染性
接触者の感染・発病リスク評価	ハイリスク接触者		最優先接触者	最優先接触者
	同居者			
	同居者以外の濃厚接触者			優先接触者
	非濃厚接触者	小中学生	優先接触者	低優先接触者
		優先すべき理由があるもの*		
		それ以外の接触者	低優先接触者	

＊：いわゆるデインジャーグループに属している場合など．
（東京都福祉保健局東京都結核対策技術委員会接触者健診専門部会編：東京都結核接触者健診マニュアル　第3版，平成27年2月）

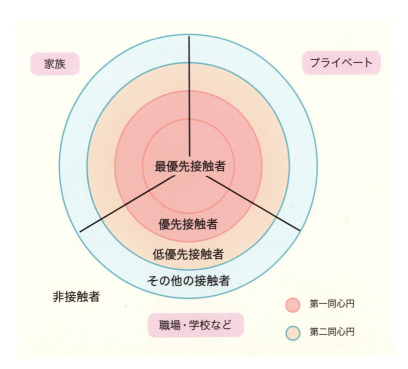

図10-6　優先度とカテゴリーに基づく接触者の分類（同心円）
（東京都福祉保健局東京都結核対策技術委員会接触者健診専門部会編：東京都結核接触者健診マニュアル　第3版，平成27年2月）

引用・参考文献

1) 平成25年度厚生労働科学研究費補助金　新型インフルエンザ等新興・再興感染症研究事業「地域における効果的な結核対策の強化に関する研究」（研究代表者：石川信克），感染症法に基づく結核の接触者健康診断の手引　改訂第5版，平成26年（2014年）3月．
2) 東京都福祉保健局東京都結核対策技術委員会接触者健診専門部会編：東京都結核接触者健診マニュアル　第3版，平成27年2月．

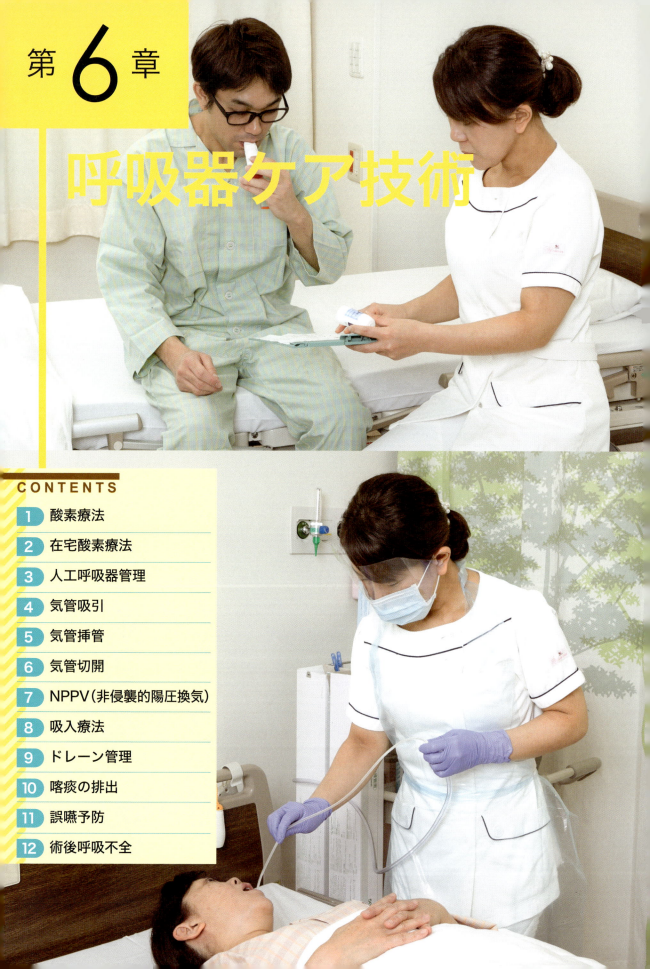

第6章 呼吸器ケア技術

CONTENTS

1. 酸素療法
2. 在宅酸素療法
3. 人工呼吸器管理
4. 気管吸引
5. 気管挿管
6. 気管切開
7. NPPV（非侵襲的陽圧換気）
8. 吸入療法
9. ドレーン管理
10. 喀痰の排出
11. 誤嚥予防
12. 術後呼吸不全

1 酸素療法

1 酸素療法とは

　酸素は，生体の正常な機能・生命の維持に不可欠である．酸素不足になると各組織や各器官が正常に機能することができない．酸素療法は，組織の需要に十分な酸素を供給し，組織の低酸素症を治療することである．

2 酸素療法の目的

　酸素療法の目的は，以下の3つである．
①低酸素血症の改善
②呼吸仕事量の軽減（換気亢進抑制）
③心筋仕事量の軽減（心拍数増加抑制）
　また，酸素療法における目標値は，PaO_2 60mmHg以上（SaO_2 90％以上）である．

3 酸素投与方法

❶酸素投与方法の分類

　酸素投与方法の分類を表1-1[1]に示す．

❷酸素吸入器具の特徴と使用上の注意点

　各種酸素吸入器具について解説する．また，酸素投与法とおおよその吸入酸素濃度を表1-2[2]に示す．

①経鼻カニューレ（図1-1）

- 酸素療法ガイドラインでは，経鼻カニューレでは簡便に低濃度の酸素を投与できる．
- 安全で不快感が少なく，装着しながら食事や会話も可能である．
- 酸素流量4〜6L以上では，鼻粘膜が乾燥して刺激し，鼻出血に注意する．
- 鼻の下，耳介上部の摩擦による皮膚損傷に注意する．
- 常時口呼吸の患者には使用不可である．

表1-1　酸素投与方法の分類

低流量システム	高流量システム	リザーバーシステム
・経鼻カニューレ ・簡易酸素マスク ・人工鼻 ・経皮気管内カテーテル ・オキシアーム（開放的酸素吸入システム）	・ベンチュリーマスク ・ネブライザー付き酸素吸入器	・リザーバー付き酸素マスク ・リザーバー付き鼻カニューレ

表1-2　酸素投与法とおおよその吸入気酸素濃度

投与法	酸素流量	推定FiO_2
鼻カニューレ	1L/分	24%
	2L/分	28%
	3L/分	32%
	4L/分	36%
	5L/分	40%
酸素マスク	5〜10L/分	40〜60%
リザーバー付き酸素マスク	5〜10L/分	40〜100%

〔樫山鉄矢：酸素療法，［レジデントノート別冊］各科研修シリーズ呼吸器内科必修マニュアル 改訂版，（山口哲生ほか編），p.132，羊土社，2013より一部改変〕

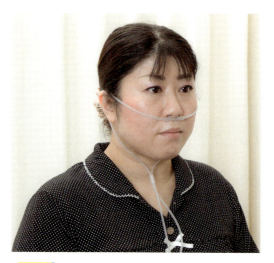

図1-1 経鼻カニューレ

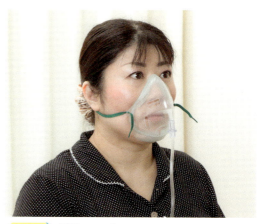

図1-2 酸素マスク

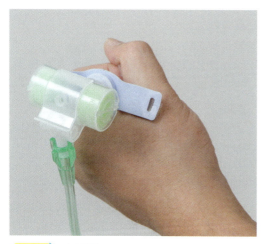

図1-3 人工鼻

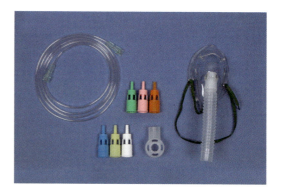

図1-4 ベンチュリーマスク

②酸素マスク（図1-2）
・簡便に中濃度の酸素を投与できる．
・動脈血二酸化炭素分圧（$PaCO_2$）上昇の心配のない患者に使用する．
・耳介上部のゴムによる皮膚損傷に注意する．
・5L/分未満での投与では，呼気を再吸入することになり，CO_2の蓄積が起こるため，注意する．
・マスクが顔に密着するため，圧迫感を伴う．圧迫感や違和感によりマスクを外さないよう，患者に必要性を説明し理解を得る．
・食事・会話の妨げになるため，患者の状況に応じ，食事時は経鼻カニューレを一時的に使用するなどの検討を行う．

③人工鼻（図1-3）
・気管切開孔から酸素投与が可能なものがある．
・1～10L/分程度の酸素が投与できる．
・人工鼻の使用時は加湿や吸入はしない．
・分泌物で閉塞することがあるため注意する．
・24時間ごとに交換する．

④ベンチュリーマスク（図1-4）
・推奨流量：3～15L/分
・推奨酸素濃度：24～50%
・カラーコードで示されたダイリュータには，酸素濃度と流量が印字されている．
・正確な酸素濃度で管理できる．

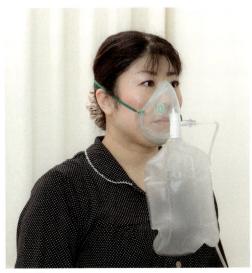

図1-5 リザーバー付き酸素マスク

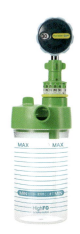

図1-6 ハイホーネブライザー

(写真提供:小池メディカル(株))

表1-3 ハイホーネブライザーの設定濃度と推奨酸素流量

酸素流量(L/分)	10	15	20	25	30	35	35
酸素濃度(%)	40	50	60	70	80	90	98
トータルフロー(L/分)	42	41	41	40	40	40	36

〔小池メディカル(株),http://www.koike-medical.co.jp/products/detail/php?product_id=95(2016年2月12日検索)〕

- 空気を吸い込むダイリュータ部分を塞がないように注意する.

⑤リザーバー付き酸素マスク(図1-5)
- 推奨流量:6〜10L/分
- 推定酸素濃度:60〜90%以上
- リザーバーバッグに酸素を貯留して使用するため,高濃度の酸素吸入ができる.
- 加湿が必要である.
- 長期の使用には適さない.
- リザーバーバッグが折れ曲がらないよう注意する.

⑥ハイホーネブライザー(図1-6)
- 成人の一回換気量を満たし,低濃度から高濃度まで間違いのない酸素供給ができる.
- 高流量酸素には,設定濃度と推奨酸素流量がある(表1-3).

⑦ネーザルハイフロー(図1-7)
- 酸素ブレンダーや酸素療法モード付きの人工呼吸器を使用することで,高流量のガスを流す

ことができ,鼻カニューレでも設定したFiO_2 21〜100%を供給することが可能である.
- 最適な加温・加湿(温度37℃,絶対湿度44mg/L)は,上気道にある粘膜絨毛のクリアランスを増強させる効果がある.
- 気道にPEEP 3cmをかけられる.
- 心原性肺水腫,COPD(chronic obstructive pulmonary disease)急性増悪などのほかにも,多くの急性呼吸不全に適応となる.
- 利点は,鼻カニューレであるため,食事や飲水,会話もしやすく,QOL(quality of life)の維持,向上が望めることである.

4 酸素ボンベの残量の計算

黒い酸素ボンベ(図1-8)は通常,500L,1,500Lのものがある.移動時や搬送時に用いら

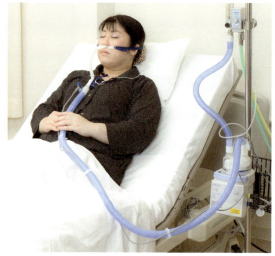
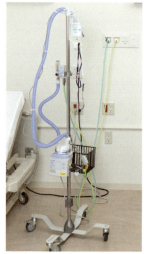

図1-7 ネーザルハイフロー

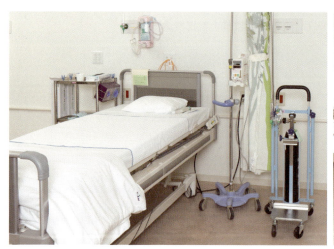
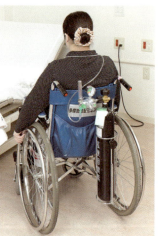

図1-8 移動時に使用する酸素ボンベ

れる．

患者搬送前には，酸素の残量と使用可能な時間を確認しておくことが重要である(図1-9)．

引用・参考文献
1) 道又元裕監，呉屋朝幸ほか編：見てわかる呼吸器ケア−看護手順と疾患ガイド−，照林社，2013．
2) 樫山鉄矢：酸素療法．呼吸器内科必修マニュアル 改訂版，(山口哲生ほか編)，p.132，羊土社，2013．
3) 浅野浩一郎ほか：系統看護学講座専門分野Ⅱ 呼吸器 成人看護学(2)，医学書院，2011．

例：酸素吸入2L/分の患者．搬送時使用する500Lの酸素ボンベ($150kgf/cm^2$充填)の内圧計は90を示している．使用可能な時間はどのくらいか．

$$残量 = \frac{現在の圧(kgf/cm^2)}{150\ (kgf/cm^2)} \times 500$$

残りの酸素量は，

$$残量 = \frac{90}{150} \times 500 = 300L$$

吸入量2L/分なので，300÷2＝150分となる．

図1-9 酸素ボンベの残量の計算

2 在宅酸素療法

1 在宅酸素療法とは

在宅酸素療法は，home oxygen therapyの頭文字をとって，HOT（ホット）とよばれる．呼吸器疾患や心疾患では，健康人レベルの酸素化が得られるまで回復できず，長時間かかる．病状がいったん安定しても，体の中に酸素を十分に取り込めないという患者に対して，自宅で酸素吸入をする治療法である．

これにより，慢性閉塞性肺疾患(chronic obstructive pulmonary disease：COPD)や肺線維症，結核後遺症，心疾患などの患者の自宅療養，社会復帰が可能となり，生活の質(quality of life)を高めている．

❶HOTの適応

HOTの適応を表2-1に示す．

HOTを必要とするような病気により，日常生活や社会生活が長期にわたり制限を受けると，呼吸器機能障害として身体障害者手帳が交付され，さまざまな助成や給付が受けられる．呼吸機能障害には1級，3級，4級の等級があり，等級によって受けられる援助が異なる．

介護保険，医療保険などの福祉支援もあるため，主治医と相談するように指導する．

❷HOTに用いる装置の種類

HOTを行うためには酸素供給装置(図2-1)が必要であり，酸素濃縮器，液化酸素，酸素ボンベの3種類がある．それぞれのしくみや特徴を表2-2に示す．酸素供給装置には携帯できるものもあり，外出も可能である(図2-2)．

2 HOT導入までの流れ

HOTを導入するまでの流れを図2-3に示した．

当院では，HOT（導入）パス(図2-4)を用いて計画的に導入し，酸素供給業者と連携して指導することにより，安全・安心なHOTを始められるようにしている(図2-5)[1]．

表2-1 HOTの適応

重度の慢性呼吸不全	動脈血酸素分圧55mmHg以下または動脈血酸素分圧が60mmHg以下で睡眠時または，運動負荷時に激しい低酸素血症をきたす者であって，医師が在宅酸素療法を必要であると認めたもの(厚生労働省)
肺高血圧症	一般には，平均肺動脈圧が25cmH$_2$O以上

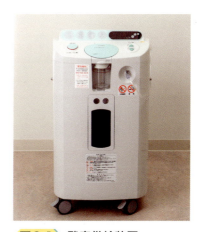

図2-1 酸素供給装置

表2-2 HOTに用いる装置の種類

	酸素濃縮器	液化酸素	酸素ボンベ
しくみ	ゼオライトで窒素と水分を吸着し酸素を送り出す	−189.1℃の液化酸素	高圧酸素(14.7MPaあるいは19.6MPa)をボンベに充填する
供給酸素	90〜93%の酸素 2〜7L/分程度	100%の酸素 1.5L/分も可能(短時間)	100%の酸素 10L/分程度まで
携帯の可能性	形態は困難. ただし，4.5kgの携帯型もあり	親機は自宅に設置し，携帯型容器(子機)に充填して携帯可能 重いが電気不要 自宅で供給可能	使用時間が短い 呼吸同調装置を用いれば携帯も可能
使用時の制約	電気が必要	2〜3回/月程度の取り換えが必要	ボンベの長期保存が可能だが，交換が必要

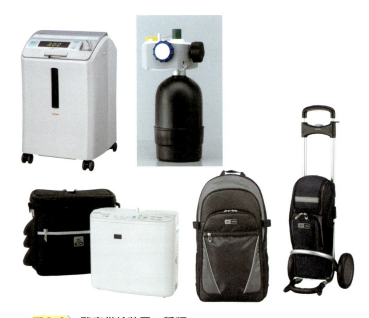

図2-2 酸素供給装置の種類

```
在宅酸素適応の決定：入院にて睡眠中の
血液酸素濃度測定，6分間歩行
          ↓
酸素供給装置の決定と酸素供給業者へ
の連絡
          ↓
酸素療法教育：DVDを用いて患者・家族
へ指導
          ↓
院内トレーニングと試験外泊
          ↓
退院．自宅へ酸素濃縮器設置
その後は外来でフォロー
```

図2-3 HOT導入までの流れ

3 HOTの注意点

HOTを導入するにあたり，環境整備での注意点，また起こりうる合併症について述べる．

❶設置について

・火を取り扱う場所から2mは離す．
・日あたりのよいところは避ける．
・酸素濃縮器は前後左右15cm以上離して設置する．
・液化酸素を使用する場合は，装置の近くに消火

	入院日	1病日 入院日	2病日 入院2日目	3病日 入院3日目	4病日 入院4日目	5病日 入院5日目	6病日 入院6日目	7病日 入院7日目
評価	評価	□	□	□	□	□	□	☆
アウトカム		入院の目的が分かっている 禁煙の必要性がわかる	疾病についてわかる 酸素吸入の必要性がわかる	急性増悪の兆候がわかる	効果的な呼吸法・活動方法がわかる	酸素療法の管理ができる	内服管理ができる 在宅酸素機器の設置ができている	退院後の注意事項がわかる 酸素療法の管理ができる
移動　食事	移動							
治療	注射							
	指示							
	処置				夜間SpO2モニタ	夜間SpO2モニタ 眠前に装着し、翌朝外し、〇〇へ		
検査	検査							
リハビリ	リハビリ						呼吸リハビリ	呼吸リハビリ
指導・説明	指導・説明	入院時オリエンテーション 検査説明	説明・指導：ビデオ視聴	説明・指導：ビデオ視聴			HOT機器説明（〇〇）	
その他		Spo2：VS測定	Spo2：VS測定	Spo2：VS測定 転倒転落3日後評価	Spo2：VS測定	Spo2：VS測定	Spo2：VS測定	Spo2：VS測定
文書	文書	入院診療計画書 在宅酸素療法指示票		HOT指示書作成			★退院療養計画書	
観察	肺エアー入り							
	副雑音							
	喀痰							
	呼吸困難							
	喘鳴							
	チアノーゼ							
	内服薬管理方法							
	努力呼吸							
	呼気延長							
	胸部圧迫感							
	不眠							
測定	心電図モニター							
	SpO2							

図2-4　HOT（導入）パスの例（一部抜粋）

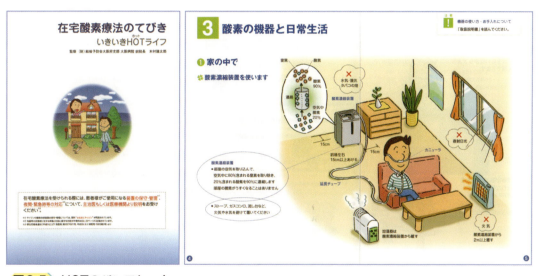

図2-5　HOTのパンフレット
（木村謙太郎監：在宅酸素療法のてびき いきいきHOTライフ，帝人ファーマ株式会社より）

器を設置する．

❷たばこなどの火気について（図2-6）[2]

- 酸素自体は燃えることはないが，燃えているものに勢いを増す性質（支燃性）を持っている．
- カニューレに燃えうつり，顔面熱傷となる場合もある．

❸CO_2ナルコーシスについて

酸素の過剰投与にによりCO_2ナルコーシスになることがある．酸素投与量の調整，意識レベルの観察，動脈血ガス分析のチェックを行う．

❹そのほか

鼻腔の乾燥，外出を控えることによる筋力低下・心肺機能低下などが考えられる．

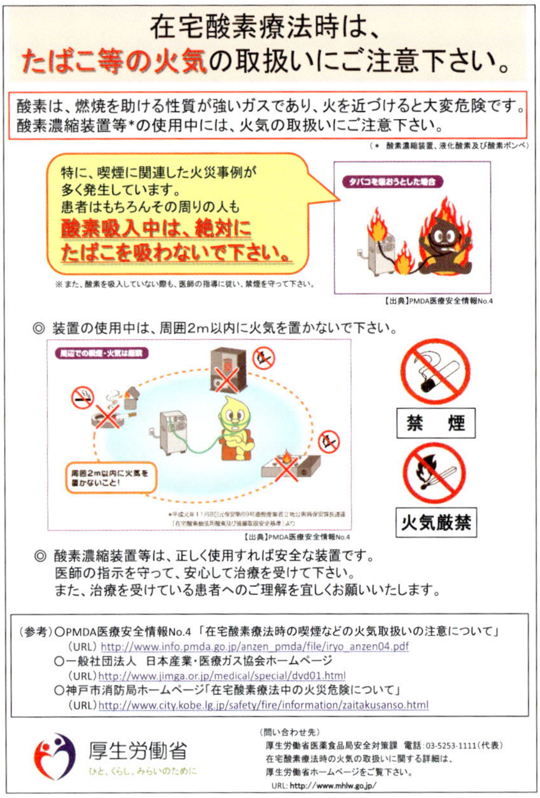

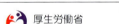

図2-6 火気取扱いの注意点

〔厚生労働省：在宅酸素療法における火気の取扱いについて，平成22年1月15日（平成27年6月26日更新），http://www.mhlw.go.jp/stf/houdou/2r98520000003m15_1.html（2015年12月11日検索）〕

4 スムーズなHOT導入に向けて

外来でHOT導入について説明を受け，導入目的で入院してきた患者であっても，常に酸素を使用することに抵抗を感じたり，容姿を気にしたり，夜間不眠となることもある．「酸素を吸入しなくてもそれほど苦しくないから，しなくても大丈夫」と考え，酸素の指示量を守らないこともある．

医療スタッフは，患者・家族の思いを受け取り，HOT導入の本来の目的に立ち戻り，個々に合わせて指導する必要がある．また，呼吸器疾患をもつ患者は高齢者が多いため，家族背景を理解して支援することや，大事なことは繰り返し指導する必要がある．

引用・参考文献

1) 木村謙太郎監：在宅酸素療法のてびき いきいきHOTライフ，帝人ファーマ株式会社．
2) 厚生労働省：在宅酸素療法における火気の取扱いについて，平成22年1月15日（平成27年6月26日更新），http://www.mhlw.go.jp/stf/houdou/2r98520000003m15_1.html（2015年12月11日検索）
3) 道又元裕監，呉屋朝幸ほか編：見てわかる呼吸器ケア−看護手順と疾患ガイド，p.204，照林社，2013．
4) 川村雅文：呼吸器−成人看護学〈2〉（系統看護学講座 専門分野），医学書院，2015．
5) 宇都宮宏子：退院支援実践ナビ，医学書院，2011．

3 人工呼吸器管理

1 はじめに

人工呼吸器は，換気を代行もしくは補助する生命維持装置である（図3-1）．高濃度酸素投与を行っているにもかかわらず改善が見られない酸素化の障害や，酸素化と二酸化炭素の排出の両方が障害されている場合は人工呼吸管理が必要となる．また，肺での酸素化に問題がなくても，意識障害や神経筋疾患のため換気量が減少すると二酸化炭素の排出ができなくなる．このような場合も，人工呼吸管理を行い，換気量を維持する必要がある．

人工呼吸療法の目的は，換気の維持，酸素化の改善，呼吸仕事量の軽減である．人工呼吸療法は原疾患が治療で改善されるまで生命維持を行うためのものであるが，非生理的な呼吸を強いるため肺にダメージを与えることもある．そのため，人工呼吸管理中は肺の損傷や感染などの合併症を防ぐことも重要となる．

2 人工呼吸療法の適応

人工呼吸療法の適応を表3-1に示す．

❶ 酸素化が障害されている場合

酸素療法だけでは十分な酸素化が維持できない急性呼吸不全や慢性呼吸不全の急性増悪に伴うガス交換障害をきたしている状態である．

酸素化障害に対しては，肺胞と毛細血管の接触面積を拡大〔PEEP（positive end-expiratory pressure）〕したり，高濃度酸素投与を行うことで酸素化の改善を図る．

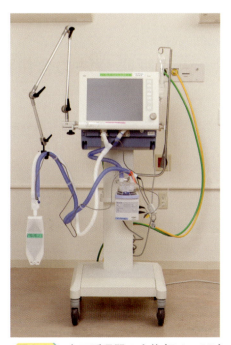

図3-1 人工呼吸器の全体(Evita XL)

表3-1 人工呼吸療法の開始基準

1. 酸素化が障害された場合
・PaO_2＜60～70mmHgで，酸素吸入でも改善せず悪化傾向
・チアノーゼが観察され，酸素吸入でも改善しない場合
・SpO_2＜90～95％で，酸素吸入でも改善せず悪化傾向
2. 換気が障害されている場合
・$PaCO_2$＞50～60mmHgで上昇傾向（慢性呼吸不全では，$PaCO_2$が平常値より20mmHg以上高く，上昇傾向．神経症状が原因の高二酸化炭素血症の疑いがある場合）
3. 努力呼吸で疲弊しそうな場合
・呼吸数＞30回/分で増加傾向，または呼吸数＜10回/分で減少傾向
・肋間陥没，シーソー呼吸などの努力呼吸が強増悪傾向
4. 呼吸抑制が強く予想される場合
・大量の鎮静薬，鎮痛薬の投与，低体温，大手術後など

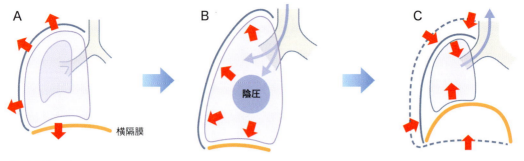

図3-2　自然呼吸のしくみ
A)吸気の開始：横隔膜が下がり，外肋間筋が収縮して胸郭が広がる．
B)吸気：胸郭が広がることにより胸腔内が陰圧となり，肺に空気が流入する．
C)呼気：横隔膜・外肋間筋が弛緩し，肺の弾性収縮力，胸郭の復元力により肺から空気が押し出される．

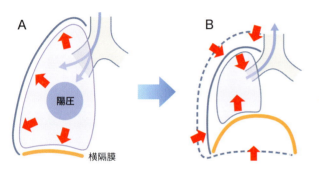

図3-3　陽圧換気のしくみ
A)人工呼吸器の場合の吸気：人工呼吸器によって気道へガスを送り込むため，胸腔内は陽圧となる．
B)人工呼吸器の場合の呼気：自然呼吸同様，肺および胸郭の弾性収縮力により肺から空気が押し出される．

❷ 換気が障害されている場合

心肺停止状態はもちろん，薬物による呼吸中枢障害や神経筋疾患，脳血管障害などにより，十分な肺胞換気量が維持できない状態である．

人工呼吸器は，適切な肺胞換気量が維持できるよう補助を行う．

❸ 呼吸仕事量が増大している場合

喘息などによる気道抵抗の上昇や，急性呼吸窮迫症候群(acute respiratory distress syndrome：ARDS)などにより肺が硬くなり拡張しにくくなる肺コンプライアンスの異常，気胸や代謝異常による過剰な換気量，過鎮静や肺切除などの肺容量の減少に伴う一回換気量が低下した状態．これらは，すべて呼吸仕事量を増大させる要因となる．

吸気努力の軽減のため，圧力で吸気を補助(pressure support ventilation：PSV)し，呼吸仕事量の軽減を図る．加えて，呼吸仕事量の軽減を図ることで，酸素消費量やエネルギー消費量の軽減につなげる．

3　人工呼吸療法の合併症

自然呼吸では吸気時に横隔膜や肋間筋などの呼吸筋の収縮により胸郭が外方へ広がり，胸腔内の陰圧が増大することで肺胞が拡張する．その結果，気道内が陰圧となり，外気が吸入され，吸気が開始される．吸気が終了すると拡張した肺胞や胸郭は，弾性収縮力によって受動的に肺内ガスを呼出し，呼気に転ずる(図3-2)．

一方，人工呼吸による陽圧換気での吸気は，陽圧をかけてガスを肺内へ送り込むことによって肺を拡張させる．呼気については，自然呼吸と同様に受動的に行われる(図3-3)．

つまり，陽圧換気では吸気時に気道内・胸腔

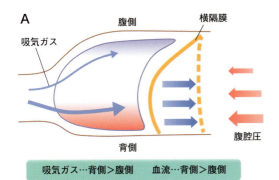
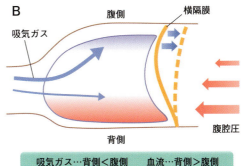

図3-4 横隔膜運動への影響
A）自然呼吸，B）陽圧換気

内の圧が上昇し，呼気時にそれらの圧が低下することになる．このことから，人工呼吸による陽圧換気が非生理的であることがわかる．

❶循環への影響

静脈血が心臓に戻るためには，末梢静脈の収縮や筋ポンプ作用に加え，胸腔内が陰圧となることにより静脈が拡張する必要がある．

陽圧換気を行うと，胸腔内が陽圧となり心臓が圧迫されて右心房の圧が上昇する．右心房の圧が上昇すると，上・下大静脈から心臓へ血液が流入しにくくなり，循環血液量の減少を招き，心拍出量の低下や血圧低下を起こす．

❷肺への影響

①肺実質への影響

（1）Volutrauma（量損傷）

換気量が過剰な場合や，虚脱した肺を拡げるため高い圧をかけると，正常な肺胞が過膨張し新たな肺障害を引き起こすことがある．

（2）Barotrauma（圧損傷）

障害のある脆い肺や，硬い肺に高い気道内圧をかけると，圧による局所的な肺や気道の損傷を起こすことがある．

（3）Atelectrauma（虚脱性損傷）

ARDSなどの虚脱しやすい肺で，吸気時に肺胞が拡張してもすぐに虚脱し，肺胞が大きく伸び縮みを繰り返すことで，肺胞同士がこすれてずり応力が生じ，肺障害を引き起こす．

（4）Biotrauma（炎症性肺損傷）

肺に障害が生じることにより，炎症性サイトカインが産生され，肺のみならず血液中を巡り全身に悪影響を及ぼすことがある．

②横隔膜運動への影響（図3-4）

自然呼吸では，換気時の横隔膜の可動性が腹側より背側の方が大きく，吸気ガスは背側へ多く分布する．加えて仰臥位では，重力の影響により背側への血流が多いため，吸気ガスの多い部分に血流が分布する．よって，換気と血流のバランスがよく効率的なガス交換が行われる．

一方，人工呼吸（陽圧換気）で，筋弛緩薬を用いている場合は，横隔膜の緊張性が低下することに加え，腹腔内臓器の重さも影響し，背側の横隔膜は可動性が制限される．そのため，吸気ガスは腹側に多く分布することになり，換気と血流のバランスが悪い換気血流不均衡を生じ，ガス交換の効率が低下する．また，横隔膜の可動性低下や不動により背側・下側肺は虚脱しやすく，無気肺を生じやすい．

③腎への影響

陽圧換気に伴う心拍出量の低下から腎血流量が減少し，レニン・アンジオテンシン・アルドステロン系が活性化し，視床下部より抗利尿ホルモン（ADH）が分泌され，腎尿細管における水とナトリウムの再吸収が促進される．そのため，長時間にわたって陽圧換気を行うと，尿量減少や体液貯留により浮腫が発生しやすくなる．

④そのほかの臓器

　脳循環においては，陽圧換気に伴う静脈還流障害により，上大静脈圧が上昇し，脳内の静脈系がうっ滞することで頭蓋内圧が上昇し，脳灌流圧が低下するおそれがある．腹腔臓器においては，静脈還流の減少から肝静脈血の流出障害に伴ううっ血肝や腹腔内圧の上昇に伴う腸管血流の減少が，潰瘍発生やイレウスの要因となる．

4 人工呼吸器のセッティング

　人工呼吸器のセッティングでは，人工呼吸器を使用する前に，人工呼吸器を稼働させる環境が整備されていること，人工呼吸器の作動や呼吸回路が正しくセッティングされていること，加温加湿器が正しく安全に作動することを確認する．これは，使用中のトラブルやインシデントを未然に防ぐためである．

❶作動環境の確認

①電源の確認

　病院では，一般（商用）電源のほかに，非常電源が備えられ，機能別に色分けされている（図3-5）．また，非常電源は立ち上がり時間などから3種類に分類され（表3-2），人工呼吸器を含む生命維持装置は，可能な限り瞬時特別非常電源（赤または緑）へ接続することが望ましい．

②ガス源の確認

　人工呼吸器を使用するには，酸素と圧縮空気が必要である．中央配管から供給された酸素と圧縮空気は，人工呼吸器の内部で混合され，設定された酸素濃度となって患者へ送られる．中央配管にも圧縮空気の接続がない場合もあるため，病院内で人工呼吸器が使用できる場所を把握しておく必要がある（図3-6）．

❷人工呼吸器本体の点検

　主電源やコードの破損，人工呼吸器本体の汚

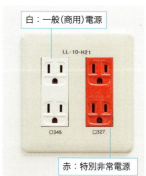
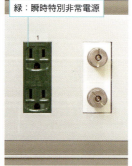
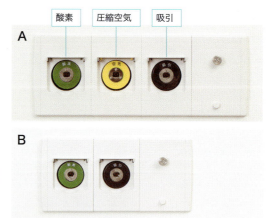

図3-5 コンセントの色分け
一般電源（白）：停電時に電気がストップする．
非常電源：（赤または緑）：停電時も電気を供給する．

図3-6 ガス源の種類
A）酸素と圧縮空気がある中央配管．
B）酸素のみの中央配管．

表3-2 非常電源の種類

非常電源の種類 （パネルの色）	電圧確立時間 （立ち上り時間）	連続稼働時間	用途
一般非常電源（赤）	40秒以内	10時間以上	重要ME機器 生命維持装置 照明など
特別非常電源（赤）	10秒以内	10時間以上	生命維持装置など
瞬時特別非常電源（赤または緑）	0.5秒以内	10分以上 （一般または特別と連結）	生命維持装置 手術灯など

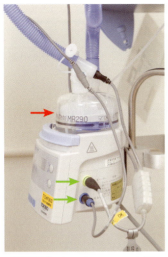

図3-7 加温加湿器の点検

温度プローブやヒートワイヤーのコードが接続されているかを確認する（→）．また，滅菌蒸留水が自動給水される場合は給水がされているか，手動給水の場合は過剰・過少給水になっていないかを確認する（→）．

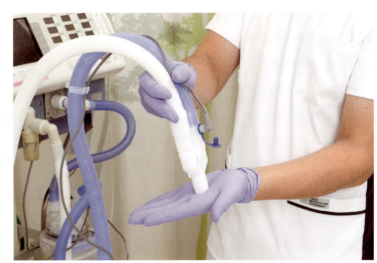

図3-8 リークテストにおける気道内圧での評価

染がないかを確認する．ほかにも，スイッチやダイヤル，液晶画面の破損や作動不良の有無を確認する．

❸ 加温加湿器の点検

加温加湿器本体やチャンバの破損，温度プローブ・ヒートワイヤーの接続コードが本体へ接続されているかを確認する．また，自動給水式チャンバでは，チャンバへ滅菌蒸留水が補給されているか，手動給水式では，過剰・過少給水となっていないかを確認する（図3-7）．

❹ 呼吸回路の点検

吸気回路，呼気回路やYピース，口元温度センサーの誤接続や亀裂・破損がないかを確認する．これらのトラブルはいずれもエアリークにつながり，適切な換気量が患者に供給できなくなる．人工呼吸器には自動リークテスト機能が搭載されている機種もあるが，エアリークの確認は以下の方法で行うことも可能である．

①気道内圧での評価

(1) 人工呼吸器の電源を入れ，人工呼吸器を作動させる（各施設の初期設定で行う）．
(2) Yピースの患者側を手のひらで塞ぐ（図3-8）．
(3) 強制換気時に気道内圧が上昇することを確認する．気道内圧が上昇しない場合は，吸気で送ったガスが回路外にリークしていることになる．

②グラフィックモニターでの評価

(1) 人工呼吸器の電源を入れ，テストラングを装着した状態で作動させる．
(2) 強制換気を行った際，換気量波形において呼気終了時に，波形が0mLのベースラインに戻っているか確認する（図3-9）．リークがある場合は，吸気で送ったガスが回路外に漏れ，呼気側に戻るガスの量が減少するため，波形がベースラインに戻らなくなる．

5 人工呼吸器の基本的なモード

人工呼吸器にはさまざまなモードがあり，患者の呼吸状態に応じて選択される．自発呼吸がないときや，循環動態が不安定なときは人工呼吸器が換気を行う設定にし，自発呼吸が十分にあるときや，全身状態の改善が見られ，急性期

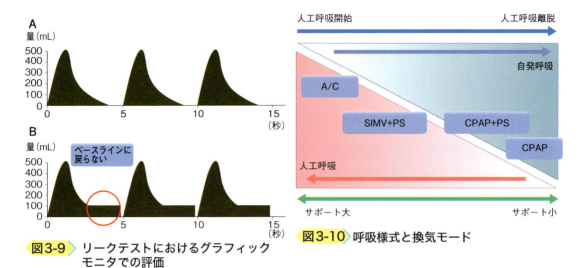

図3-9 リークテストにおけるグラフィックモニタでの評価
A）正常，B）リークがある場合

図3-10 呼吸様式と換気モード

から脱したときは自発呼吸をサポートする設定に変更を行う（図3-10）．

かつて，人工呼吸といえば，筋弛緩薬投与下に行う調節換気が主流であったが，現在では，人工呼吸中に自発呼吸を温存させることが重要とされ，呼吸管理の方法としては自発呼吸を補助する設定が主流となっている．

❶ 基本的な換気モード

①A/C（assist/control：補助/調節換気）（図3-11）

A/Cモードは，全く自発呼吸のない場合は，設定した換気量を設定した回数で調節換気を行い，自発呼吸がある場合は，自発呼吸を感知して，設定した換気を行い補助するモードである．手術中または手術後の深い麻酔・鎮静状態で自発呼吸がない患者や，自発呼吸はあるが極端に少ない患者に適している換気様式である．

②SIMV（synchronized intermittent mandatory ventilation：同期式間欠的強制換気）（図3-12）

SIMVモードは，全く自発呼吸のない患者から，ほとんど人工呼吸に頼らない離脱間近のケースまで対応できる最もポピュラーなモードである．

設定した回数の強制換気を自発呼吸に合わせて送り，自発呼吸がない場合は，設定した回数の換気を強制的に送る．設定回数以上の自発呼吸が出現した場合は，強制換気と自発呼吸が混在するモードである．

③CPAP（continuous positive airway pressure：持続的気道陽圧）（図3-13）

自発呼吸に持続的な陽圧を加えたモードがCPAPである．吸気，呼気ともに設定された陽圧を持続的にかけた状態で，患者は自由に呼吸を行うことができる．換気量は患者の呼吸状態によって変化する．

自発呼吸はあるが酸素化が悪い患者や離脱直前の患者に使用することが多い．

持続的な陽圧は呼気終末圧のPEEPと同様の意味合いであるが，PEEPは圧を示し，CPAPはモードとしての意味を持つため同義語ではない．

❷ 強制換気時の換気様式

A/CやSIMVで強制換気の場合は，吸気の際の換気様式を量で規定するのか，圧で規定するのかを選択する必要がある．

①量規定換気
（volume control ventilation：VCV）

設定された一回換気量を決められた時間で送気するため，一定の換気量は保証されるが，患者の気道抵抗や肺の拡がりやすさ（コンプライアンス）により最高気道内圧が変化することに伴い，肺の損傷を起こす危険性があるため注意

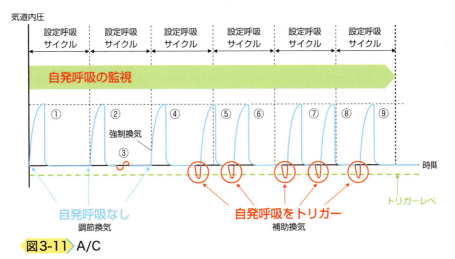

図3-11 A/C

（増居洋介：全科対応 重症患者ケアパーフェクトブック Q&A,（清村紀子編），p.82，学研メディカル秀潤社，2013）

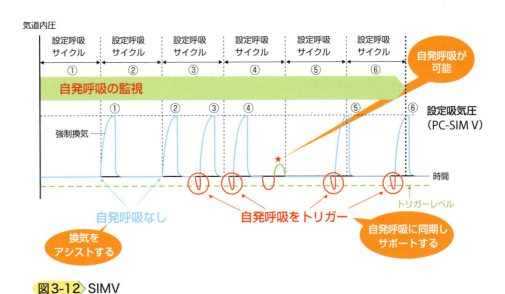

図3-12 SIMV

（増居洋介：全科対応 重症患者ケアパーフェクトブック Q&A,（清村紀子編），p.82，学研メディカル秀潤社，2013）

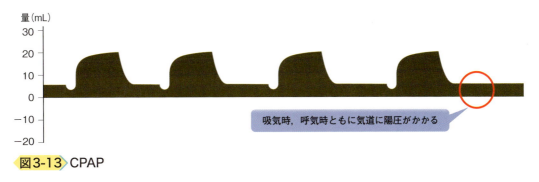

図3-13 CPAP

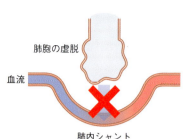
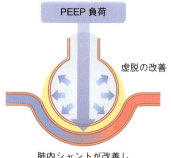

図3-14 PEEPのしくみ

が必要である．

②圧規定換気
（pressure control ventilation：PCV）

設定された吸気圧で決められた時間送気し，気道内圧を一定に保つ．最高気道内圧は設定圧を維持するが，患者の気道抵抗や肺のコンプライアンスによって換気量が変化するため，ARDS（acute respiratory distress syndrome）などの肺のコンプライアンスが著しく低下した患者の場合は，低換気に注意する必要がある．

❸ サポート機能

①PEEP（図3-14）

前述の「CPAP」の項でも述べたように，PEEPは呼気終末時に気道内圧を陽圧に保つ機能である．通常，気道内圧は大気圧（0cmH₂O）と等しくなるが，肺サーファクタントの働きにより肺胞が虚脱するのを防いでいる．

しかし，ARDSのように肺になんらかの障害やダメージを生じている患者では，PEEPにより気道内圧を高めに保ち，虚脱した肺胞を開通させ，再虚脱を予防する必要がある．

②PS（pressure support：圧支持換気）

自発呼吸に合わせて設定した圧まで換気を送って吸気を補助する機能で，SIMVやCPAPに付加して使用する．

設定圧を上げれば換気量が増すが，吸気時間や換気量は患者の吸気努力によって変化する．呼吸仕事量の軽減や吸気努力の軽減が期待できる．

❹ 人工呼吸管理中の観察項目

人工呼吸管理は全身管理の一部であり，呼吸状態に影響を及ぼしている全身の要因を考えてケアすることが重要である．また，呼吸状態の悪化から全身状態の悪化を招くことも少なくはなく，異常の早期発見に努め，全身状態の観察を行う必要がある．

早期の人工呼吸器離脱を成功させるためには，適切なフィジカルアセスメントを行わなければならない．全身状態の観察の一例を表3-3に示す．

❺ アラーム対応

人工呼吸器にはさまざまなアラーム機能が付加されており，アラーム発生にいたるまでに，何かしらの問題が起こっている．そのため，人工呼吸器との同調性や人工呼吸器の設定に応じた換気ができているかなど，日頃から十分に観察を行う必要がある．アラームへの一般的な対処法を図3-15に示す．

人工呼吸器に設定されているアラームは3種類に大別される（表3-4）．

①緊急事態のアラーム

人工呼吸器を安全に使用するために，必ず設置されているアラームで，アラーム発生時は，機械換気は正しく継続されていない状態である．ただちに人をよび，バッグバルブマスクやジャクソンリースなどで手動換気に切り替え，バイタルサインの確認を行うなど，トラブル対

表3-3 人工呼吸器患者の観察項目（一例）

呼吸	呼吸状態（呼吸音，副雑音，胸郭の動き，呼吸回数） SpO_2，動脈血ガス分析のデータ，P/F ratio 人工呼吸器の設定，人工呼吸器の各種パラメーター 〔投与酸素濃度，呼吸回数（自発呼吸含む），分時換気量，一回換気量，最高気道内圧〕
循環	血圧，心拍数，心電図波形 末梢循環の有無（皮膚色，冷感），浮腫
代謝	血糖値，乳酸値，SvO_2
腎機能	尿量，BUN，クレアチニン，クレアチニンクリアランス
中枢神経系	意識レベル（JCS，GCS），鎮静スコア（RASS，CPOT）
栄養	総タンパク，アルブミン，RTP（pre-Alb，TTR，Tf）

表3-4 基本的なアラームの分類

緊急事態のアラーム	電源供給異常 作動不能 ガス供給圧低下
致命的事態のアラーム	分換気量低下 気道内圧低下 無呼吸
合併症予防のアラーム	気道内圧上昇 分時換気量上昇 呼吸回数上昇

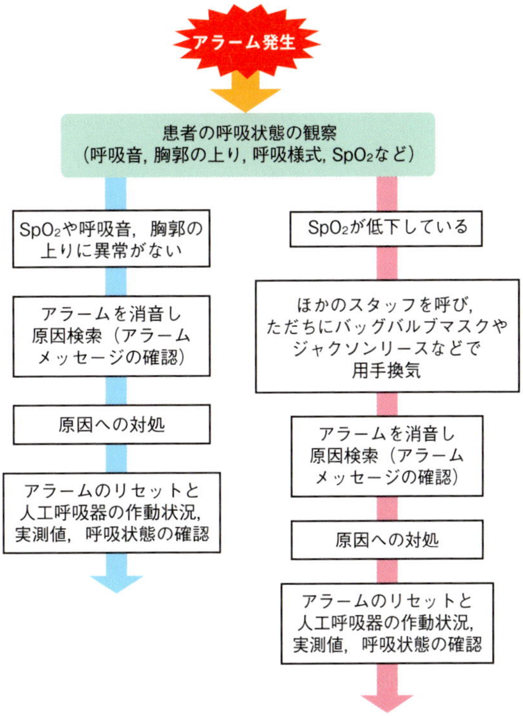

図3-15 アラーム対処方法の基本

アラーム発生
↓
患者の呼吸状態の観察（呼吸音，胸郭の上り，呼吸様式，SpO_2など）

[SpO_2や呼吸音，胸郭の上りに異常がない]
→ アラームを消音し原因検索（アラームメッセージの確認）
→ 原因への対処
→ アラームのリセットと人工呼吸器の作動状況，実測値，呼吸状態の確認

[SpO_2が低下している]
→ ほかのスタッフを呼び，ただちにバッグバルブマスクやジャクソンリースなどで用手換気
→ アラームを消音し原因検索（アラームメッセージの確認）
→ 原因への対処
→ アラームのリセットと人工呼吸器の作動状況，実測値，呼吸状態の確認

応をしなければならない．

②致命的事態のアラーム

患者の安全を守るために最低限設定されるべきアラームで，設定する換気モードによって原因や対処方法が異なる．そのため，設定されている換気モードを把握したうえでアラームに対処する必要がある．

③合併症予防のアラーム

患者と人工呼吸器の同調性異常や肺疾患そのものの変化を早期にとらえ，適切に対処する必要があることを示す．致命的事態のアラーム同様，換気モードを把握したうえでアラームに対処する必要がある．

人工呼吸器のアラームは原因検索を行い対処する必要があり，原因不明のままリセットをしてはならない．また，アラーム対応時は，患者の安全確認を行うことが重要である．患者の状態に異常が生じている場合は，ただちに応援要請を行い，用手換気（徒手的人口換気）に切り替え，必要時に心肺蘇生が迅速に行えるよう準備する必要がある．

主なアラーム内容，原因，対処方法を**表3-5**にまとめる．

引用・参考文献

1) 増居洋介：全科対応 重症患者ケアパーフェクトブック Q&A，（清村紀子編），p.82，学研メディカル秀潤社，2013.
2) 菅原直子：人工呼吸療法でのモードと管理の注意点．見てできる臨床ケア図鑑 ICUビジュアルナーシング，（道又元裕監），p.105-115，学研メディカル秀潤社，2014.
3) 道又元裕ほか編：人工呼吸器管理実践ガイド，p.113-122，照林社，2009.
4) 道又元裕編：人工呼吸ケア「なぜ・何」大百科，p.388-417，照林社，2008.
5) 向仲真蔵監：早わかり人工呼吸ケア，p.10-35，メディカ出版，2006.
6) 沼田克雄監：人工呼吸療法 改訂第3版，p.262-268，学研メディカル秀潤社，2001.

表3-5 アラームの種類，内容と原因，対処方法

	種類	アラームの内容と原因	対処方法
緊急事態発生アラーム（必ず設定されている）	作動不能アラーム	人工呼吸器の内部に異常があり，正常に作動できない．【原因】人工呼吸器本体の不具合や故障．	・ただちに徒手的人工換気に切り替える． ・人工呼吸器の交換
	電源供給異常アラーム	外部電源の（医療用コンセント）が遮断，低下した場合．内部バッテリー搭載機種では，自動的にバッテリー駆動に切り替わり警報が発生．内部バッテリーが低下した場合も同様な警報が発生．【原因】コンセントプラグや電源系統の不具合，故障．	・ただちに徒手的人工換気に切り替える． ・解決しない場合は，施設の設備担当へ報告する． ・人工呼吸器は必ず無停電装置（uninterruptible power system：UPS），非常電源に接続する．
	ガス供給圧低下アラーム	人工呼吸器に供給される酸素・空気のいずれか（または両方）の圧力が低下（あるいは完全に供給停止）したときに発生．【原因】中央配管などへの接続や耐圧ホースの踏みつぶしなど．	・ただちに徒手的人工換気に切り替える． ・人工呼吸器の配管の折れなど確認する． ・解決しない場合は施設の設備担当へ報告する．
致命的事故発生アラーム（最低限設定する）	分時換気量下限アラーム（分時換気量70〜80％程度を目安）	患者の分時換気量が設定下限値より低下した場合．【原因】患者→気管チューブの事故抜管，気管チューブ内圧不足や破損，肺病変の悪化，過鎮静による自発換気量や換気回数の低下．器械→回路のリーク（外れ，破損），換気量測定センサーの異常，高すぎるアラーム設定．	・事故抜管時にはすぐに応援要請，ABCD評価し自発呼吸が弱い場合は徒手的人工換気する． ・患者の呼吸音，呼吸回数，呼吸パターンを確認し，呼吸数低下や換気量の低下は設定を変更． ・カフ圧の確認し適正なカフ圧に設定（リークの有無） ・鎮静レベルの評価し過鎮静による徐呼吸が原因であれば，医師へ報告，設定や薬剤を変更する． ・呼吸器回路の外れや破損の有無を確認する．
	気道内圧下限アラーム（気道内圧の70％を目安に設定）	気道内圧が設定下限値より低下した場合．【原因】患者→気管チューブカフ内圧不足，事故抜去によるリーク，吸気努力が大きく，吸気流量の不足．器械→回路のリーク（外れ，破損），圧測定センサーの異常，高すぎるアラーム設定．	・カフ内圧を確認し調整する．カフ破損時には気管チューブを交換する． ・回路の外れ，破損の有無を確認する． ・気管チューブや回路に問題がない場合，同調性や吸気流量の設定変更などの検討が必要であり医師に報告する．
	無呼吸アラーム（15〜20秒を目安に設定）	設定した一定時間に患者の自発呼吸を感知しなかった場合，自発換気モード（CPAPなど）では必須アラーム．【原因】患者→自発呼吸の減少，消失，鎮痛鎮静薬による呼吸ドライブの抑制．器械→トリガー感度が低い，回路の外れ．	・自発呼吸の有無を確認し無呼吸や呼吸数低下であれば設定変更が必要であり医師に報告する．強制換気，補助換気モードへ変更する． ・自発呼吸がない場合は鎮静レベルを評価し薬剤の減量を検討する． ・自発呼吸のトリガー不足の場合は，トリガー感度を調整．
合併症予防アラーム	気道内圧上限アラーム（最高気道内圧±10 cmH$_2$Oを目安に設定）	気道内圧が設定された上限値を超えた場合．最大吸気圧が上限値を超えた時点で，吸気相から呼気相に替わるため過剰な圧による合併症予防の安全機構．換気中に気道内圧が過剰に上昇した状態で閉塞やファイティングを検知する．【原因】患者→気管チューブの屈曲や閉塞，分泌物貯留，肺コンプライアンス低下，気管攣縮，片肺換気，ファイティング（人工呼吸器と自発呼吸が合わずにぶつかること），バッキング（咳嗽反射が誘発されて咳き込んだ状態）．器械→回路の屈曲や閉塞，人工鼻の汚染，低すぎるアラーム設定，圧力センサ不良．	・呼吸音（分泌物の貯留や狭窄音の有無）の確認をする． ・気管分泌物が原因であれば気管吸引を行う．除去しきれない場合は医師へ報告し気管支鏡の実施を検討する． ・急激な上昇は回路閉塞の疑いがあり，回路の閉塞，屈曲の介助をする． ・ファイティングでは，同調性や呼吸回数を確認し，必要時は設定変更する． ・人工鼻の汚染時は交換する．
	呼吸回数上限アラーム（30〜35回/分を目安）	自発呼吸回数が設定した上限値を超えた場合．頻呼吸アラーム．【原因】患者→興奮や覚醒，低酸素血症などによる自発呼吸の増加，呼吸筋疲労，呼吸努力の増加など．器械→回路内の水の貯留を呼吸とトリガーする，回路のリーク，呼気弁の異常，トリガー感度が高い．	・頻呼吸を呈している原因のアセスメントが必要． ・低酸素血症や呼吸努力の増加，呼吸筋疲労などは設定変更が必要であり医師へ報告する． ・鎮静レベルを評価し薬剤投与や増量の検討をする． ・回路内の水を除去する． ・オートサイクリング（呼吸器回路内のリークや結露の揺れを自発呼吸と感知し，換気を行ってしまうこと）を発生してる時はトリガー感度を低くする．
	分時換気量上限アラーム（分時換気量の+20〜50％目安に設定）	患者の分時換気量が設定上限値を超えた場合．【原因】患者→一回換気量の増加，呼吸回数の増加，不隠，痛み．器械→呼吸回数や換気量の不適切な設定，低すぎるアラーム設定．	・一回換気量，呼吸回数を確認する．原因の検索を行い，必要時，設定変更を行う． ・トリガー感度，換気モードの確認． ・頻呼吸が原因である場合は，その要因（発熱，興奮，ストレス，呼吸努力の増加など）となる病態の改善が必要．

4 気管吸引

1 気管吸引とは

気管チューブおよび気管切開チューブに貯留した分泌物を機械的な陰圧を用いて体外に除去し，気道を開放させるために行う手技である．

❶気管吸引の目的
不必要な分泌物の貯留により狭窄・閉塞した気道を開放して，呼吸仕事量や呼吸困難を軽減し，安楽な換気を保つことである．

❷気管吸引の注意点
気管吸引は，不必要な分泌物をすべて除去する処置ではない．気管吸引は，侵襲的な処置であり患者に苦痛を与える処置であることを忘れてはならない．

気管吸引では，主気管支の分泌物までしか除去することができない（図4-1）．そのため，気管吸引を実施する際は，"分泌物がとれるか"だけではなく，分泌物をとることで"リスクよりベネフィットがあるか"を考える必要がある．

気管吸引による気道確保は，生命維持のために求められる処置であり，気道を開通させる吸引が禁忌となることは原則的にはない．

しかし，気管吸引を行うことで生命に危険を及ぼす有害事象（表4-1）が生じる可能性や病態の悪化をきたす可能性があるため，次の場合には十分に注意する必要がある．また，緊急時に対応できる体制を整えておく必要がある．
①低酸素血症
②出血傾向・気管内出血
③低心機能・心不全
④頭蓋内圧亢進状態
⑤吸引刺激で気管支痙攣が起こりやすい状態
⑥吸引刺激で不整脈が出現しやすい状態
⑦吸引刺激で病態悪化の可能性がある場合

❸気管吸引の種類
気管吸引には，開放式吸引と人工呼吸回路に接続したまま実施できる閉鎖式吸引（図4-2）が

表4-1 気管吸引により起こり得る合併症

・患者の苦痛（痛み，不快感）
・低酸素血症
・高二酸化炭素血症
・肺胞虚脱
・無気肺（二次性無気肺）
・気道粘膜損傷
・気道感染
・気管支痙縮
・不整脈
・徐脈
・異常血圧
・頭蓋内圧上昇
・臓器血流の低下
・冠動脈攣縮

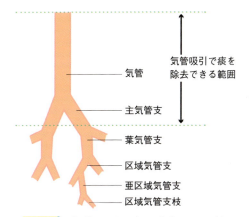

図4-1 気管吸引で痰を除去できる範囲

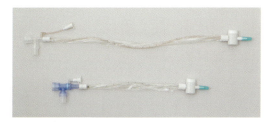

図4-2 閉鎖式吸引回路（トラックケアー）

表4-2 気管吸引の種類によるメリット・デメリット

	メリット	デメリット
開放式吸引	・カテーテル1本あたりのコストが安い ・高いPEEPが付加されている場合は、閉鎖式吸引に比べ吸引量が増加する可能性がある（PEEPを解除してでも分泌物を吸引することが必要な場合のみ）	・必要物品全体ではコストが高くなる ・PEEPが解除されることで肺胞の虚脱、低酸素血症が起こりやすい ・手袋の装着、呼吸器回路の取り外しや接続など操作に時間を要する ・咳嗽反射の誘発により、気道分泌物が飛散する
閉鎖式吸引	・PEEPが解除されないため、肺胞の虚脱、低酸素血症を回避することができる ・気道分泌物の飛散を回避することができる ・吸引時間の短縮が図れる ・吸引に要する物品数を減らすことができる	・吸引カテーテルをマーカー部より引き過ぎた場合や、コントロールバルブのロックが不十分である場合は、吸気ガスがビニールカバー内に流入し、換気量が減少することがある ・カテーテル1本あたりのコストが高い

ある．

開放式吸引では人工呼吸器の回路を外すため、呼気終末陽圧 (positive endexpiratory pressure：PEEP) が解除され、肺胞の虚脱が起こる．一方、閉鎖式吸引では、人工呼吸器の回路を外さず換気したまま気管吸引を実施できる．そのため、PEEPが解除されず肺胞の虚脱を回避し、酸素化の悪化を避けることができる (表4-2)．

❹ 気管吸引のタイミング

気管吸引のタイミングについて、明確な基準はない．気管吸引はさまざまな合併症を引き起こす危険性があり、患者にとって苦痛の大きな処置である．そのため、体位変換後などにルーチンワークとして気管吸引を実施するのではなく、実施前にアセスメントを行う必要がある．アセスメントの一助となる指標を表4-3に示す．

指標があっても、痰を確実に除去できるわけはない．1つの指標を頼りにするのではなく、多面的に判断することが重要である．

表4-3 吸引時アセスメント指標

呼吸数	増加
呼吸様式	努力呼吸
胸郭の動き	陥没
表情	苦悶様
振盪音	あり
呼吸音	減弱、消失、左右差あり
副雑音	あり
脈拍数	頻脈・徐脈
心電図	不整脈あり
経皮的酸素飽和度	低下
血液ガス値	$PaCO_2$上昇、PaO_2低下
気道抵抗	上昇
換気量	低下
人工気道内（気管チューブ・気管切開チューブ）	分泌物あり
パッキング	あり
人工呼吸器のグラフィックモニター	図4-3参照

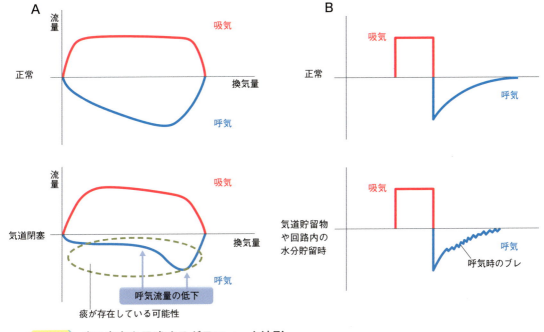

図4-3 痰の存在を示唆するグラフィック波形
A)フローボリューム曲線, B)フロー曲線

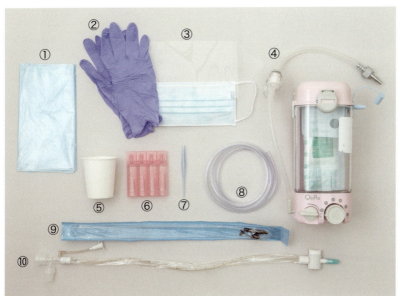

図4-4 必要物品
①ビニールエプロン
②未滅菌手袋
③(ゴーグル付き)マスク
④吸引器
⑤水道水および水道水を入れておく容器
⑥付属の専用生理食塩水
⑦コネクタ
⑧接続用チューブ
⑨吸引カテーテル
⑩閉鎖式吸引カテーテル

2 気管吸引の実際

❶ 必要物品

図4-4に示す必要物品を用意する.

❷ 手順

(1) 患者または家族に説明し, 同意を得る.
(2) 必要物品を準備する.
　　閉鎖式吸引カテーテルは, 気管挿管用と気管切開用がある. それぞれ長さが設定されているため, 必ず専用の物を使用する.

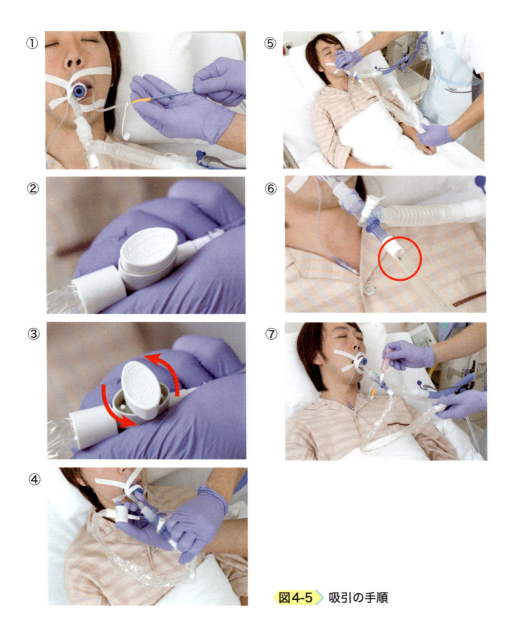

図4-5 吸引の手順

(3) 未滅菌手袋を装着する.
(4) 吸引器が適正な圧に設定されているか確認する. 吸引圧は150mmHg・20kPa以下.
(5) 気管吸引の前に, カフ上部吸引, 口腔(必要時鼻腔)吸引を実施する(図4-5①).
(6) 接続管を閉鎖式吸引のコネクターに接続する.
(7) コントロールバルブ(図4-5②)を回転させてロックを解除し(図4-5③), 吸引カテーテルを気管チューブに挿入する.
(8) 吸引ボタンを押す(図4-5④).

(9) 気管チューブが抜けないように固定し, 吸引しながらカテーテルを引き上げる(図4-5⑤).
　　黒い印が見えるところまで吸引チューブを引き上げる(図4-5⑥).
(10) 痰の量が多い場合は, 1回ですべてを除去しようとせず, 数回に分ける. 患者の呼吸状態を整えてから手順(8)(9)を繰り返す.
(11) 洗浄用ポートに付属の生理食塩水を接続し, 吸引チューブ内を生理食塩水で洗浄する(図4-5⑦).

表4-4 吸引圧の目安

吸引圧	新生児・乳児	学童期	成人
mmHg	100	120	150
kPa	13	16	20

表4-5 気管チューブ，吸引チューブの太さ

気管チューブ（内径mm）	吸引チューブ（外径Fr）
7	10
7.5	10
8	12

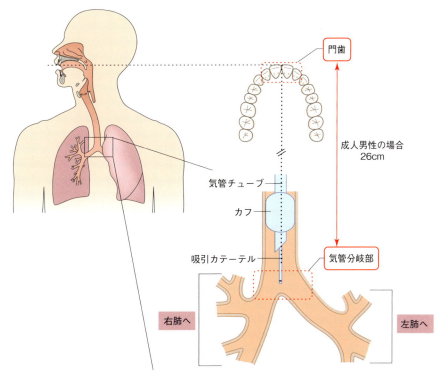

図4-6 吸引カテーテルを挿入する位置

(12) 洗浄後は，生理食塩水およびビニール管を外し，コネクターにキャップをしてコントロールバルブにロックをかける．
(13) 接続管は水道水にて吸引洗浄し，チューブ内に水が残らないようにする．
(14) 患者の呼吸状態を確認し，吸引の効果をアセスメントする．
(15) 防護用具を外し，手指衛生を行う．

3 吸引実施に際してのポイントと注意事項

・吸引時間は，可能な限り短時間とする．最長でも10秒以内で実施する．目安として，吸引開始時に（深呼吸はせずに）自分の呼吸を止め，自分が"すこしでも苦しい"と感じた時点で吸引を終了させる．
・吸引圧に関する明確な基準値はない．気管吸引では，分泌物の吸引と同時に気道内のガスも吸引される．そのため，低酸素血症を生じやすい．吸引圧が高いと粘膜損傷や無気肺を誘発する可能性がある．一方，吸引圧が低いと不要な分泌物の吸引に時間を要する（表4-4）．
・吸引は，カフ上部→口腔内→（鼻腔）→気管の順番で実施する（口腔内を先に吸引することにより，咳嗽反射を誘発し，カフ上部の分泌

- 物がたれ込む可能性があるため）．
- 吸引カテーテルの太さは，気管チューブおよび気管切開チューブの内径1/2以下を選択する．チューブ類のサイズ表示として［mm］は内径，［Fr］は外径である（1Fr≒0.33mm）．気管チューブの表示は［mm］，吸引チューブの表示は［Fr］である（表4-5）．
- 吸引カテーテルを挿入する長さは，気管チューブの先端より＋2〜＋3cm程度である．
- 成人男性の場合，気管分岐部までの長さは門歯より26cmである（図4-6）．26cm以上，吸引カテーテルを挿入すると片肺吸引となり無気肺を誘発する危険性がある．

吸引と迷走神経反射の関係

吸引を実施している際に，患者の心拍数や血圧が急に低下することがある．これは，迷走神経反射が誘発されたためである．

迷走神経は第10脳神経であり，頸部と胸部内臓（一部腹部内臓）に分布し，咽頭枝，喉頭神経，気管支などに分岐する．

吸引時に迷走神経反射が起こる原因は，迷走神経の知覚枝が分布する気管・気管支・咽頭などに吸引カテーテルによる外的刺激が加わり，表在知覚から脳幹血管運動中枢にその刺激が伝達された結果，心拍数の低下や血管拡張による血圧低下をきたすためである．

引用・参考文献

1) 勝 博史ほか：看護師のための吸引ガイド，（都立病院等認定看護師連絡会編），p2-9，都立病院等認定看護師連絡会，2014．
2) 日本呼吸療法医学会気管吸引ガイドライン改訂ワーキンググループ：気管吸引ガイドライン2013（成人で人工気道を有する患者のための）：人工呼吸 30：75-91，2013．
3) 卯野木 健：気管吸引を再度見直す！―定期的な気管吸引は本当に悪いのか：ICNR 3：6-19，2014．
4) 道又元裕：人工呼吸管理実践ガイド，（道又元裕ほか編），p251-258，照林社，2009．

5 気管挿管

1 気管挿管とは

気管挿管は最も確実な気道確保の方法であり、経口的または経鼻的にチューブを気管に挿入する手技である。気管挿管の適応を表5-1に示す。

2 気管挿管の種類

緊急時の気管挿管は迅速に施行できる直視下経口挿管が第1選択法となる。そのほか直視下経鼻挿管、盲目的経鼻挿管、ファイバースコープを用いた気管挿管などの方法がある（表5-2）。

3 経口気管挿管の準備

❶ 気管挿管に際する準備

①必要物品を準備する（図5-1）．
②喉頭鏡の電球が切れていないか喉頭鏡に、ブレードを装着して確認を行う．
③医師に指示された気管チューブを準備し、気管チューブのカフにリークがないか、シリンジでパイロットバルンから空気を注入し、損傷や漏れがないか確認する．
④気管チューブにスタイレットを挿入する．
- 気道粘膜損傷予防のため、スタイレットが気管チューブの先端より出ないように注意する（図5-2）．
- スタイレットを挿入した状態で気管チューブの先端を彎曲させておくと医師が挿管しやすい（図5-3）．

⑤気管チューブの先端に潤滑ゼリーを塗布する．
⑥鎮静薬および鎮痛薬を投与する．
- 気管挿管は患者にとって苦痛を伴うため、鎮静薬や、場合によっては筋弛緩薬の投与が必要である。鎮静にあたっては、代表的なベンゾジアゼピンの1つであるミダゾラム（ドルミカム®）がよく用いられる．
- 挿管前の鎮静目的に、フェンタニルクエン酸塩やモルヒネ塩酸塩水和物をベンゾジアゼピンと併用することがときどきあるが、これらは鎮痛作用を持つばかりでなく鎮咳作用もあるため、挿管時の処置が容易になる（併用時は呼吸抑制が顕著に出るため注意する）．
- 迅速な挿管を必要とするときは、ベクロニウム臭化物（マスキュラックス®）やロクロニウム臭化物（エスラックス®）などの筋弛緩薬を使用する場合もある．

❷ 気管挿管の介助

①咽頭部の視野を確保するため、患者の後頭部に枕を入れ、口腔・咽頭・喉頭の軸が一直線上に位置するように頭部を挙上し、頸部を屈曲するスニッフィングポジションをとる（図5-4）．
②術者（医師）がバッグバルブマスクを用いた換気を行い、十分な酸素化をはかる．
- 挿管操作中は、循環動態の変動や低酸素血

表5-1 気管挿管の適応
- 舌根沈下や喉頭浮腫による気道閉塞
- 昏睡に伴う喉頭反射消失
- NIPPVで改善しない呼吸不全
- 心肺停止に対する蘇生処置
- クリアランスの維持（気道分泌物・出血）
- 検査・麻酔目的

表5-2 経口気管挿管と経鼻気管挿管の違い

	経口気管挿管	経鼻気管挿管
長所	手技が簡単	長期留置が可能 固定性がよく位置がずれにくい 口腔内が清潔に保たれる
短所	長期留置は負担が大きい	手技がやや難しい 鼻粘膜損傷や鼻出血の危険性がある 副鼻腔炎や中耳炎を起こすことがある
適応	通常の気管挿管 緊急時	長期の挿管が予測される患者 開口障害のある患者
禁忌	開口障害のある患者 口腔内処置が必要な患者	出血傾向 頭蓋底骨折

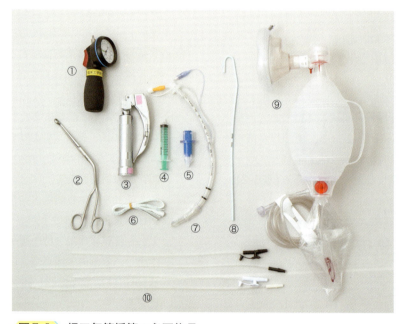

図5-1 経口気管挿管の必要物品

①カフ圧計，②マギール鉗子，③喉頭鏡，④シリンジ，⑤バイトブロック，⑥固定用テープ，⑦気管チューブ，⑧スタイレット，⑨バッグバルブマスク，⑩吸引チューブ

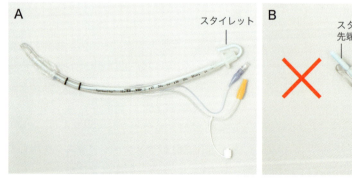
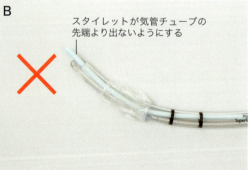

図5-2 スタイレットの位置

症に注意する．心電図，血圧，経皮的酸素飽和度をモニターし，異常が生じた場合は術者に報告する．
③十分な酸素化が得られ，術者が患者を開口させたら喉頭鏡を逆手にして渡す（図5-5）．
④喉頭展開により，術者が患者の声門を確認できたら，術者より気管チューブを渡すよう指示があるので，準備した気管チューブを術者の利き手に渡す（図5-6）．
・喉頭展開の際，喉頭反射による胃内容物の逆流に伴う誤嚥を防ぐため，介助者は輪状軟骨圧迫（セリック法，図5-7）を行い，食道を閉鎖しておく．
・喉頭展開の際に声門が確認できない場合は，甲状軟骨を「後方（背側）・上方（頭側）・右方」へ圧迫すると声門が見やすくなる〔BURP（backward upward rightward pressure）法，図5-8〕．
・喉頭展開の際に唾液などの口腔内分泌物が貯留した際は，適宜吸引を行い除去する．
⑤気管チューブが声門を通過したら術者よりスタイレットを抜去するよう指示があるため，気管チューブが抜去されないよう確実に把持し，スタイレットを抜去する．
⑥シリンジで，インフレーションラインからカフへ空気を注入する．
⑦患者が気管チューブを噛んでしまうおそれがあるため，バイトブロックを挿入した後，術者が喉頭鏡を抜く．

❸ 気管チューブの位置確認

①気管チューブが挿入されたら，術者が100%酸素でバッグ換気を施行するため，介助者が換気に合わせ胸郭運動に左右差がないかを確認し，心窩部，左右肺尖，肺底部の5点を聴診する（図5-9）．
・左右均等に呼吸音が聴取されれば，気管チューブの位置が適切であると判断できる．右主気管支への片肺挿管では，左側で呼吸音の消失を伴う．
・心窩部でエアー音が聴取される場合は，食道挿管の可能性が高い．
・呼吸音の聴取だけではなく，SpO_2を評価する．食道挿管の場合，SpO_2は低下する．片肺挿管では，SpO_2が低下する時，変化しない時2つのパターンがある．
②気管チューブが適切な位置であると判断されたら，挿入長を確認してテープ固定を行い，

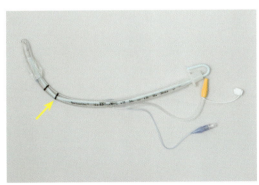

図5-3　先端を弯曲させた状態

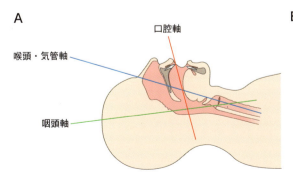

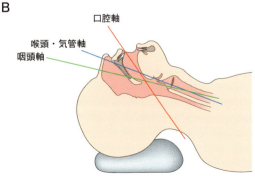

図5-4　自然位（A）とスニッフィングポジション（B）

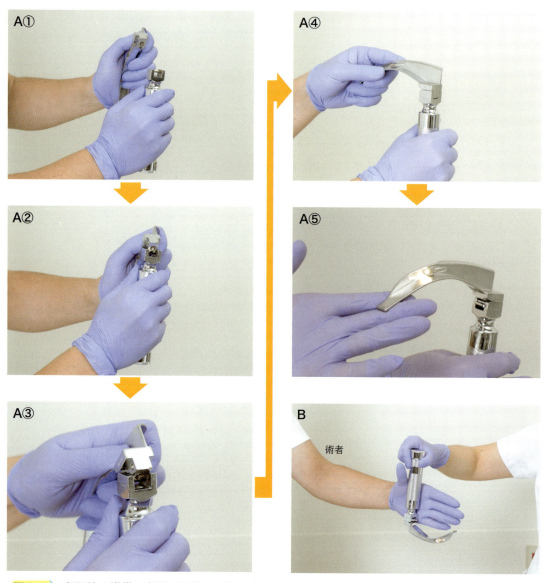

図5-5 喉頭鏡の準備・確認と術者への渡し方

ブレードをハンドルにセットし(A①～③), 確実にセットされているか(A④), ライトが点灯するか(A⑤), などを確認する. 術者へは喉頭鏡を逆手にして渡す(B).

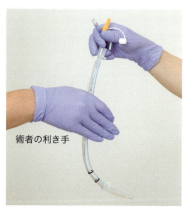

図5-6 気管チューブは術者の利き手に渡す

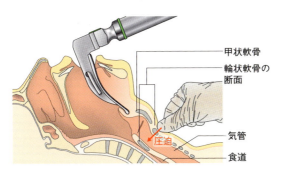

図5-7 セリック法

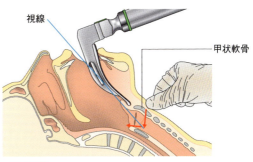

図5-8 BURP法

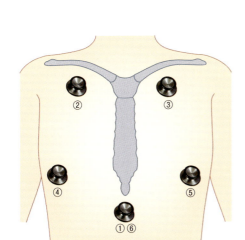

図5-9 気管挿管後の5点聴診
①心窩部,②右肺尖部,③左肺尖部,④右肺底部,⑤左肺底部,⑥心窩部の順.5点を計6回聴診する.

人工呼吸器に接続する.
・固定については各施設の基準を参照のこと.
・皮膚が脆弱な患者の場合は,ハイドロコロイドや被膜剤を使用すると保護につながる.

引用・参考文献

1) 小島瑠美:気管挿管.見てできる臨床ケア図鑑 ICUビジュアルナーシング,(道又元裕監),p.92-97,学研メディカル秀潤社,2014.
2) デブラ・J・リン–マッカーレ・ウィガン編:AACN(米国クリティカルケア看護協会)クリティカルケア看護マニュアル 原著第5版(看護学名著シリーズ),(卯野木健監訳),p.4-22,エルゼビア・ジャパン,2007.

6 気管切開

1 気管切開とは

　気管切開とは気道確保の方法の1つで，頸部気管の前壁を切開して，気管カニューレを留置し，気道を確保する手技である．気管切開の適応を表6-1に示す．

　気管切開術は，さまざまな理由により，選択的あるいは緊急気管切開術のどちらかで行われる．

　気管切開には外科的気管切開と経皮的気管切開があり，最も頻繁には，選択的に手術室で無菌的な外科的気管切開が行われる．緊急気管切開は，ベッドサイドで無菌的に行う場合である．

　ここでは外科的気管切開と輪状甲状靱帯切開（穿刺）について述べる．気管切開と輪状甲状靱帯切開（穿刺）の施術部位の違いについて図6-1[1]に示す．

2 外科的気管切開術

❶ 外科的気管切開に際する準備

　予定の気管切開の場合は，患者・家族へ説明し，患者・家族の思いを傾聴する．
①必要物品を準備する（図6-2）．
②再挿管の準備をする．
③抗凝固療法を行っている患者の場合は，中断されているかを確認する．
④患者の準備
　・肩の下に枕を入れて頸部を伸展させ，ベッドの高さを調節し体位を整える（図6-3）[1]．
　・術操作の邪魔にならぬよう，患者胸元まで脱衣し，頸部〜肩の後ろにかけて処置用シーツを敷く．
　・電気メスを使用する場合は，患者の筋肉が豊富な場所（主に大腿）に対極板を貼り，電気メス本体に接続する．
　・気管切開施行前に口鼻腔・気管の吸引を行い，分泌物を除去する．

表6-1　気管切開の適応
・急性の上気道閉塞をバイパスする場合
・人工気道の長期留置が必要な場合（気管挿管後2週間を過ぎても抜管できない場合）
・予測される気道の問題を予防するため
・解剖学的死腔を減少させるため
・気道分泌物が大量に存在する場合
・慢性の上気道閉塞

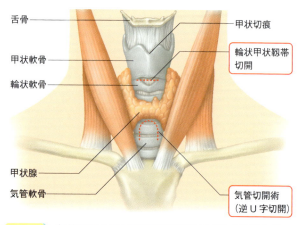

図6-1　気管切開と輪状甲状靱帯切開（穿刺）の施術部位

（道又元裕監：見てできる臨床ケア図鑑 ICUビジュアルナーシング．p.98，学研メディカル秀潤社，2014）

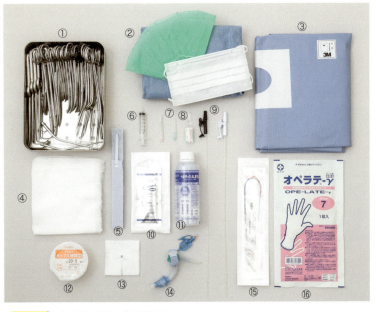

図6-2 気管切開の必要物品

①気管切開セット，②感染防護用具，③穴あき滅菌覆布，④滅菌ガーゼ，⑤カニューレホルダー，⑥5ccシリンジ（局所麻酔用），⑦18G・23G針（局所麻酔用），⑧1％プロカニン5mL（医師が指示したもの），⑨口鼻腔用滅菌吸引チューブ（12Frまたは10Fr），⑩滅菌カテゼリー，⑪消毒液（医師が指示するもの），⑫消毒綿球，⑬Yガーゼ，⑭気管カニューレ（医師が指示したサイズ），⑮縫合糸（種類や太さは医師が指示したものだが，一般的に2-0ナイロン糸を使うことが多い），⑯滅菌手袋
その他にも，メス（医師が指示したもの），電気メス，無影灯が必要である．

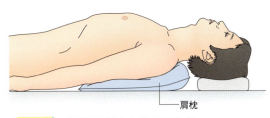

図6-3 気管切開時の患者の体位

枕を肩の下に入れることで頸部を伸展させ，ベッドの高さを調節する．
（道又元裕監：見てできる臨床ケア図鑑 ICUビジュアルナーシング，p.98，学研メディカル秀潤社，2014）

⑤気管切開施行時は，術者が患者の頭側と両側に立つため，その位置を避け，無影灯を配置する．

❷外科的気管切開の介助

①消毒を実施し，滅菌覆布で患者の頭部から胸部までをおおう．
・患者に声をかけ，状況に合わせ説明を行い不安の軽減に努める．
・滅菌覆布でおおう際には，気管チューブが屈曲したり，抜けないように注意する．

②皮膚・皮下組織に局所浸潤麻酔を行う．また，術者の指示に応じて，鎮静薬，鎮痛薬，筋弛緩薬の投与を行う．
・アナフィラキシー反応の有無を観察する．また血圧低下や自発呼吸の停止，換気量の低下に注意する．
・気管切開術施行中は，適宜，心電図，血圧，経皮的酸素飽和度（SpO₂）をモニターする．

③気管切開術が開始されると，痛みや刺激によって患者が動いてしまうことがあるため，医師の指示に応じて鎮静薬や筋弛緩薬を増量，追加する．

④開窓されたら，頭側にいる介助者が気管チューブを抜くと同時に術者が気管カニューレを挿入する．

・開窓から気管カニューレ挿入までのあいだはトラブルが発生することが多い．よって，気管カニューレの挿入が困難な場合は，呼吸状態及びSpO_2の観察を行い，バッグバルブ換気にて十分な酸素化を行う必要がある．
・再挿管の可能性を考慮し，医師と情報交換を行い，緊急時には対処が行えるよう準備を行う．

⑤気管カニューレ挿入後はバッグバルブマスク換気が再開となるため，気管内に流入した血液を吸引する．

⑥終了後は，換気状態を観察し〔第6章「5 気管挿管」(p.197)参照〕，皮下気腫の有無や止血状態を確認する．

⑦換気状態が問題なければ，術者が気管カニューレと皮膚を縫合する．その後，人工呼吸器に接続する．

⑧カニューレホルダーを装着し，気管切開孔と気管カニューレのあいだにYガーゼを挿入する．

3 輪状甲状靱帯切開(穿刺)

輪状甲状靱帯切開(穿刺)は，甲状軟骨と輪状軟骨のあいだの靱帯を切開あるいは穿刺する方法である(図6-1)．

緊急時の気道確保法としては簡便であるが，あくまでも一時的なものであるため，改めて気

表6-2 輪状甲状靱帯切開(穿刺)の適応

・腫瘍，異物などによる気道閉塞
・顔面外傷，炎症
・上記理由にて緊急および時間的余裕がない場合

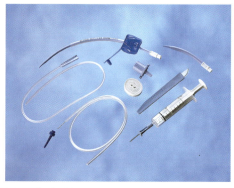

図6-4 輪状甲状靱帯穿刺セット
〔輪状甲状膜穿刺キット「ミニトラックⅡ®」〕
〔写真提供：スミス・メディカル ジャパン(株)〕

管切開を行う必要がある場合もある．適応について表6-2に示す．

輪状甲状靱帯切開(穿刺)には，市販の輪状甲状靱帯穿刺セット(図6-4)を用いる．

引用・参考文献
1) 道又元裕監：見てできる臨床ケア図鑑 ICUビジュアルナーシング，p.98，学研メディカル秀潤社，2014．
2) 小島瑠美：気管挿管．見てできる臨床ケア図鑑 ICUビジュアルナーシング，(道又元裕監)，p.92-97，学研メディカル秀潤社，2014．
3) デブラJリン・マッカーレ ウィガン編著：AACN(米国クリティカルケア看護協会)クリティカルケア看護マニュアル 原著第5版(看護学名著シリーズ)，(卯野木健監訳)，p.4-22，エルゼビア・ジャパン，2007．

7 NPPV（非侵襲的陽圧換気）

1 NPPVとは

NPPVとは，noninvasive（非侵襲的）positive pressure（陽圧）ventilation（換気）の略で，気管挿管や気管切開を行わず，専用のマスクを用いて上気道から陽圧をかけて行う換気療法である（図7-1）．

医師のカルテにときどき，「NIPPV」と記載されていることもあるが，「invasive」のiを強調した記載であり，同一の換気療法をさす．

NPPVは，神経筋疾患患者の夜間低換気に対する治療として用いられたことが始まりである．現在では，気管挿管下人工呼吸管理から離脱した際の補助換気として，また急性呼吸不全患者などにも用いられるようになった（表7-1）[1]．

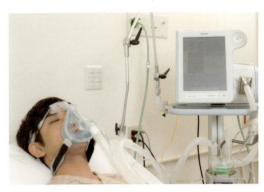

図7-1 NPPVの施行風景

表7-1 NPPVの適応

急性呼吸不全	エビデンスレベル	推奨度
COPDの急性増悪	I	A
喘息	II	C（経験があればB）
肺結核後遺症の急性増悪	IV	A[†]
間質性肺炎	V	C
心原性肺水腫	I	A
胸郭損傷	III	B[*1]/C[*2]
免疫不全に伴う急性呼吸不全	II/V（小児）	A/C（小児）
ARDS	IV	C
重症肺炎	II[*3]/IV[*4]	B[*3]/C[*4]

慢性呼吸不全	エビデンスレベル	推奨度
拘束性換気障害	IV	C[†]
COPD（慢性期）	II	C[†]
慢性心不全におけるチェーン・ストークス呼吸	II	B
肥満低換気症候群	I	A
神経筋疾患	II	B
小児	III/IV[*5]	B/C[*5]

[*1] NPPVに十分習熟し，かつ，外傷管理になれている施設．
[*2] 外傷症例に対するNPPVに習熟していない施設．
[*3] COPDに合併した場合．
[*4] 慢性疾患がない，あるいは基礎の肺疾患がCOPD以外．
[*5] NPPVに習熟していない環境では，窒息のリスクが高い．

	エビデンスレベル		推奨度
I	システマティックレビュー，メタアナリシス	A	行うことを強く推奨する
II	1つ以上のランダム化比較試験	B	行うことを推奨する
III	非ランダム化比較試験による	C	推奨するが根拠がはっきりしない
IV	分析疫学的研究（コホート研究や症例対象研究による）	D	行わないように勧められる
V	記述研究（症例報告やケース・シリーズによる）	†	NPPVガイドライン作成委員会として推奨する

〔日本呼吸器学会NPPVガイドライン作成委員会：NPPV（非侵襲的陽圧換気療法）ガイドライン，南江堂，2006を元に作成〕

2 インターフェイスの種類

NPPVを実施するには，専用のマスクを用いる（図7-2）．

気管挿管して使用する人工呼吸器とは異なり，NPPVには呼気回路がない．そのため，呼気は呼気ポートから排出される（図7-3）．

3 フェイスマスク装着のポイント

NPPV療法を成功させるポイントとして，適切なマスクの選択（表7-2）とフィッティングがある．マスクを選択する際は目測ではなく，ネーザルマスク及びフェイスマスクのスケールを使用する（図7-4）．スケールを使用することで，

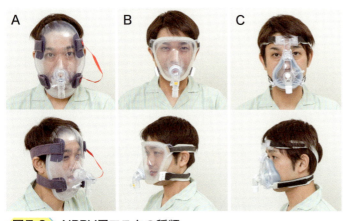

図7-2　NPPV用マスクの種類
A）トータルフェイス，B）パフォーマックス，C）フェイスマスク

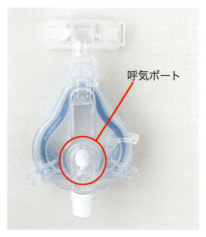

図7-3　呼気ポート

表7-2　インターフェイスの選択

	トータルフェイス（図7-2A）	パフォーマックス（図7-2B）	フェイスマスク（図7-2C）	ネーザルマスク
緊急時	○	○	○	
口呼吸	○	○	○	
閉所恐怖症				
顔面変型	○			
リーク著明（入歯がない場合など）	○	○		
長期使用			○	○

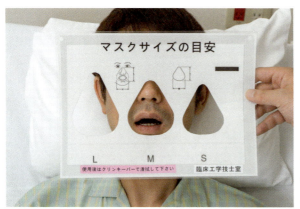

図7-4　マスクのスケール
鼻梁部に沿い，口を少し開けた状態でスケールをフィットさせ，下顎の下に落ちないものを選択する．鼻梁や口角にかかるものは小さく，眼瞼や眉にかかるものは大きすぎる．

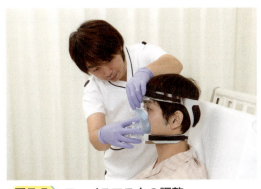
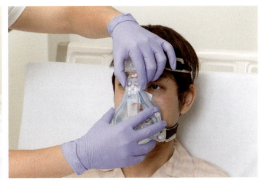

図7-5 フェイスマスクの調整

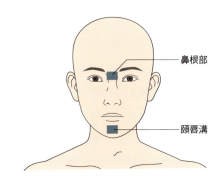

図7-6 フェイスマスクのフィッティング位置

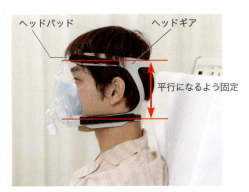

図7-7 フェイスマスクの装着位置

意図しないリークや患者の不快感を軽減することができる．

- ヘッドパッドがついているタイプのフェイスマスクは，ヘッドパッドの角度が調整できるため，マスクが顔と平行になるように調整する（図7-5）．
- フェイスマスクは，鼻根部から合わせるのではなく，頤唇溝から合わせフィッティングする（図7-6）．
- ヘッドギアを装着するときは，マスクの位置がずれないように二人で実施することが望ましい．
- ヘッドギアを装着するときは，左右のベルトの長さが同一であることや，図7-7のように上下のベルトが平行になるように留意する．
- NPPVは，60mL程度のリーク（機種によって異なる）が許容できるよう設計されている．最初からベルトをきつく締めるのではなく，患者とコミュニケーションを図りトータルリークの量を確認しながら調節する．

4 NPPVの換気モード

NPPVの画面構成の例を図7-8に示す．

❶ CPAP〔continuous（持続的）positive airway pressure（気道陽圧）〕

すべての呼吸（吸気および呼気）に設定した陽圧をかけ続けるモードである（図7-9）．

❷ S/T〔spontaneous（自発的）/timed（時間指定）〕

自発呼吸を検知すると吸気時に設定したIPAP（inspiratory positive airway pressure：吸気気道陽圧）まで補助換気を行い，呼気時は設定した

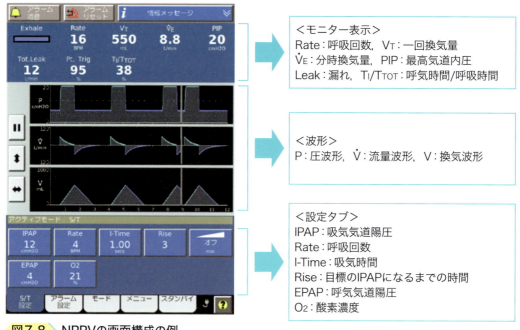

図7-8 ▶ NPPVの画面構成の例

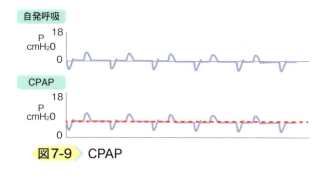

図7-9 ▶ CPAP

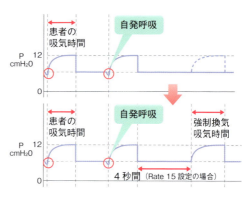

図7-10 ▶ S/T

EPAP（expiratory positive airway pressure：呼気気道陽圧）を送気する．設定された時間内(呼吸回数/分)に自発呼吸を検知できない場合は，設定されたIPAPで強制換気を行い，設定されたEPAPを維持する(図7-10).

❸PCV〔pressure（圧）control（調節）ventilation（換気）〕

EPAPからIPAPへの基本的動作は，S/Tモードと同様である．しかし，IPAPからEPAPへ切り替わる時間はすべて設定した吸気時間(I-Time)による強制となる(図7-11).

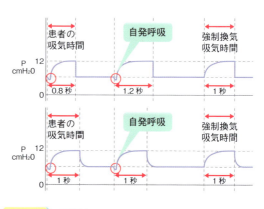

図7-11 ▶ PCV

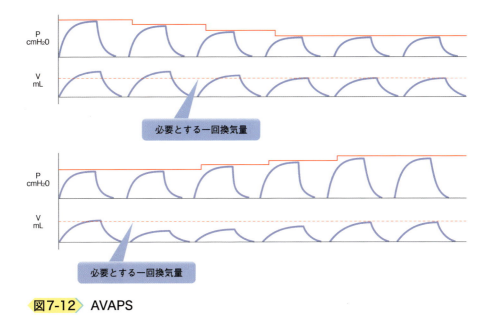

図7-12 AVAPS

❹AVAPS〔average volume assured（平均量が保障された）pressure support（圧支持）〕

基本的動作は，S/Tモードと同様である．設定された目標の一回換気量を維持するためにIPAPのサポートレベルを自動的に調整する．

IPAPは，設定した最小値(Min P)と最大値(Max P)のあいだで変動する(図7-12)．

5 NPPV実施中の患者のケア

NPPVは気管挿管を必要とせず，間欠的な補助換気が可能な"人工呼吸器"である．そのため，患者の意識が保たれていれば言語的コミュニケーションが図れるというメリットがある．しかし，言語的コミュニケーションが図れることで，医療従事者も"人工呼吸器"であるということを軽視しがちである．

❶観察

観察すべき項目を次に示す．

> バイタルサイン，呼吸音，呼吸回数，呼吸困難の程度，呼吸パターン，呼吸補助筋（斜角筋，胸鎖乳突筋，腹壁筋など）使用の有無，気道分泌物の量や喀痰の状況，SpO_2，血液ガス分析，意識レベル，心拍数や血圧などの循環動態

なお，呼吸回数はモニターに表示されている呼吸回数(Rate)ではなく，患者を観察して実測することが重要である．

❷患者の不快感・不安感の軽減

①マスクのトラブルに関する事項

NPPVを開始する際に，最初からヘッドギアを装着したマスク固定を実施すると，急激に患者の顔に風圧がかかる．そのため，患者は不快感や不安感を抱く．マスクフィッティングを実施する前に，患者の手のひらなどでNPPVの風圧を感じてもらい(図7-13)，説明しながら顔にマスクをあてることで患者の不快感や不安感を軽減することができる(図7-14)．ヘッドギアの装着は，患者の呼吸がNPPVと同調してから行う．また，皮膚が脆弱な患者やマスクの装着が長

時間に及ぶと前額部や鼻根部，頤唇溝などにスキントラブルが発生しやすい（フェイスマスクの場合）．患者の不快感を軽減するためには，スキントラブルが発生する前に皮膚保護材などを貼付する（図7-15）．

②圧と流量に関する合併症

NPPVは，高流量のガスを送気する．そのため，圧・流量に関連した合併症が起こる可能性がある．

(1) 上気道の乾燥

鼻腔や口腔が乾燥することにより粘膜が損傷し，不快感や疼痛を誘発する．また，上気道の乾燥は，線毛運動を低下させ痰の喀出が困難となる．上気道感染を予防するためにも，適切な加温加湿や口腔ケア，口腔内の保湿が重要となる．

(2) 眼球の乾燥・充血

眼球の乾燥は患者に不快感を与えるだけでなく，充血や角膜の炎症・損傷を誘発する．眼球の乾燥を予防するためには，マスクの選択及びフィッティングが重要となる（前述「フェイスマスク装着のポイント」を参照）．

(3) 腹部膨満感

NPPVは上気道から陽圧をかけるため，食道にも送気されやすい．送気ガスが食道から胃に流入することにより，腹部膨満感が起こる．また，大量に送気ガスが胃に流入することにより，胃の内容物が逆流して誤嚥を引き起こす可能性がある．患者が腹部膨満感を訴えている場合や，看護師の観察で腹部膨満を認める場合は，設定圧の変更や胃管の挿入などを検討する必要がある．

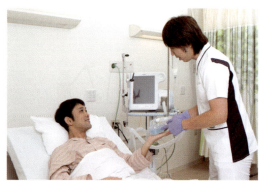

図7-13 マスクをフィッティングする前に風圧を患者に感じてもらう

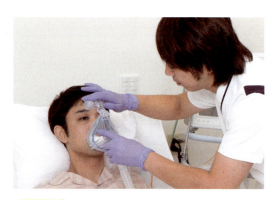

図7-14 説明しながら顔にマスクをあてる

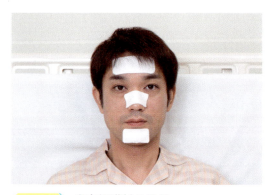

図7-15 皮膚保護材の貼付

6 気管挿管に移行する可能性について

NPPV導入後，以下の項目を認めた場合は気管挿管への移行を考慮する必要がある．
　①意識状態の悪化を認める
　②症状が軽減しない
　③ドレナージされない気胸を認める
　④誤嚥を認める
　⑤高二酸化炭素血症を伴う呼吸性アシドーシス，あるいは低酸素血症が改善しない
　⑥患者の受け入れが悪い，または同調不良

看護師は，常に気管挿管に移行する可能性を考え，経時的に呼吸状態及び精神状態などを観察する必要がある．

NPPV導入後，呼吸管理が困難となる場合や呼吸状態が改善しない場合は躊躇せず医師に報告し，迅速に対応できるよう準備をしておく必要がある．

引用・参考文献

1) 日本呼吸器学会NPPVガイドライン作成委員会：NPPV（非侵襲的陽圧換気療法）ガイドライン，南江堂，2006．
2) 濱本実也：人工呼吸管理実践ガイド，（道又元裕ほか編），p.149-153，照林社，2009．
3) 遠藤祐子：重症患者の呼吸ケア-エキスパートの目線と経験知，p.71-78，日総研出版，2011．
4) 古川冴子：NPPV早期離脱のためにすべきことを知ろう！：重症集中ケア 13（2）：19-25，2014．
5) フィリップス・レスピロニクス合同会社：Respironics V60ベンチレータユーザーマニュアル，p.7-12．
6) 添付文書「V60ベンチレータ，フィリップス・レスピロニクス合同会社，2014．
http://www.respironics.philips.co.jp/v60-ventilator-20140513.pdf（2015年12月14日検索）
7) 日本医科大学麻酔科講座：プロトコル –NPPVの適応・禁忌・離脱–．
http://nms-anesthesia.main.jp/protocol_9.html（2015年12月14日検索）

8　吸入療法

1　吸入療法とは

　吸入療法とは，エアロゾル化した薬物を気道の局所に投与するもので，気管支喘息，慢性閉塞性肺疾患（chronic obstructive pulmonary disease：COPD）などの，呼吸器疾患特有の治療法である．患者によっては，吸入法の習得が難しく，病変局所に到達できる薬物の量が大きく異なることがある．

2　吸入療法の利点と欠点

　吸入療法の利点と欠点を表8-1に示す．
　吸入療法の欠点をカバーするため，適切な指導が重要となる．とくに高齢者は吸入薬の誤使用が多いため，繰り返し指導する必要がある．患者が継続して行うことができるように，医師，薬剤師，看護師の協力が重要となる．各患者に合わせて指導を行っていく．

3　吸入器具の種類と吸入方法

❶ネブライザー

　携帯できないが，吸入操作は簡便で，在宅医療にも使用されることが多い．気道の加湿効果も期待できる．

①ジェット式ネブライザー（図8-1）

　コンプレッサーや圧縮酸素から放出されるガス（空気，酸素）を，小さいノズルから薬液中に噴出させることによってエアロゾルを産生する装置である．エアロゾル粒子は5〜15μmになる．蒸留水を気化して，加湿や薬液噴霧を目的とする．

表8-1　吸入療法の利点と欠点

利点	欠点
・薬物が直接局所に到達する ・全身投与に比べて副作用が少ない ・薬剤の速効性が得られる	・手技・操作が複雑 ・正しい吸入法を行わなければ，効果が得られない

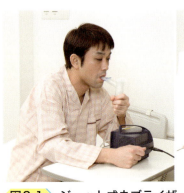
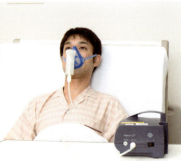

図8-1　ジェット式ネブライザー

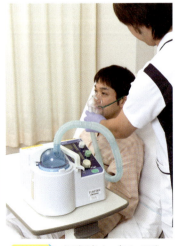

図8-2　超音波ネブライザー

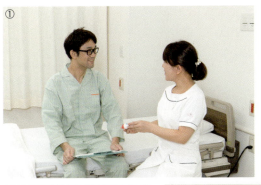
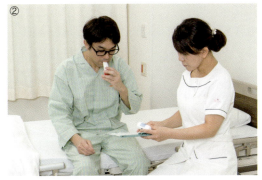
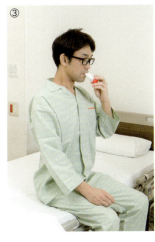
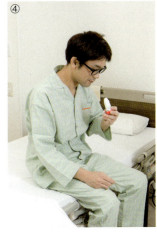

図8-3 MDI使用の様子

②超音波ネブライザー（図8-2）

超音波振動によってエアロゾルを産生する装置である．粒子は0.5～5μmで，細気管支，肺胞レベルまで到達させることを目的とする．

❷定量噴霧式吸入器（MDI）

定量噴霧式吸入器（metered dose inhaler：MDI）は，携帯用のスプレー式小型吸入器である．

喘息，COPD患者の吸入療法に使用されている．1噴霧で一定量の薬剤が噴霧されるようになっている．

吸入補助器具（スペーサー）を用いる必要があり，吸入補助器具を使用しないで吸入すると80％以上が口腔内に沈着してしまう．吸入補助器具を使用すると，上気道へ付着する薬剤は減り，下気道に達する量が2～3倍になる．

吸入方法（図8-3）

❶ 薬剤の効果と副作用，1日何回吸入するのかなど，吸入器を見せて説明する．

❷ 練習用キットを使い，パンフレットに沿って，手順を1つひとつ確認する．その後，患者に実践してもらう．

❸ キャップを外し，吸入器をよく振る．息を吸って軽く吐いた後，息を吸い始めると同時に吸入する．できるだけ吸い込んで，これ以上息が吸えない状態で4～10秒息を止める．

❹ 鼻からゆっくり息を吐く．吸入後，うがいをする（うがいができない場合は飲水してもよい）．キャップをする．

❸ドライパウダー（DPI）

ドライパウダー吸入器（dry powder inhaler：DPI）は，容器に充填された薬剤を，患者本人の吸入の力で下気道に吸い込ませる吸入器具であ

る(図8-4)[1].

　吸気を同調させる必要がないので，吸入補助器具を必要としない．一定の気流で吸い込む力が必要なため，一部の患者では使えないことがある．

> **吸入方法（ディスカスの場合）[1]**
> ❶ DPIのカバーを開ける
> ❷ カバー部分を片手で持ち，もう一方の手の親指をグリップにあて，グリップが止まるところまで回す（カチリと音がする）．
> ❸ マウスピース（吸入口）を患者自身に向けて持ち，レバーをグリップのところまで押しつける（カチリと音がする）．
> ❹ 無理をしない程度に息をはき出す．
> ❺ 吸入器を平らに持ち，マウスピース（吸入口）を口にくわえ，強く深く吸い込む．
> ❻ マウスピース（吸入口）を口から離し，そのまま3〜4秒程度息を止め，その後，ゆっくり息をはき，元の呼吸に戻す．
> ❼ うがいをする．

4　うがいの重要性

　吸入薬による副作用を軽減させるために，吸入後は必ずうがいをするよう指導する
　口腔内・咽頭・喉頭などへ沈着することが多く，局所的な副作用を生じやすい．ステロイド薬の場合，口腔内カンジダ症，嗄声などが出現する可能性があるので，うがいは重要な役割をもつ．

> **うがいの方法**
> 口の中とのどの奥を洗うイメージで，ぶくぶくうがいとガラガラうがいをするよう指導する．うがいができない場合は，飲水してもよい．

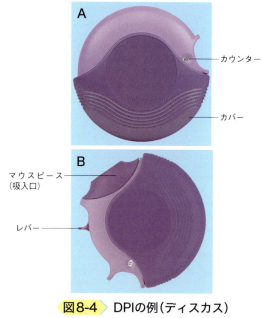

図8-4　DPIの例（ディスカス）
〔写真提供：グラクソ・スミスクライン（株）〕

5　吸入指導のポイント

　吸入療法の利点や欠点，薬剤の作用，副作用，用法，用量などとともに，吸入方法はデモンストレーションとともに，患者と手技を確認しあいながら練習する．
　高齢者の場合，吸入力の低下や，理解と行動の不一致もあり，わかっていても思い通りに操作できないこともあるため，主治医に相談して吸入薬を選択してもらう．また，同居している家族へも指導する．
　さらに視力低下，握力低下などを考慮し，家族とともに，確実に吸入することを確認しながら見守る．また，物を大切にする思いや習慣などにより，製剤の交換期間などを守らずに使い続けることがあるため，使用期限の確認を行い，安全に確実に使用できるよう指導する．

引用・参考文献
1) グラクソ・スミスクラウン（株）：くすりの使い方．http://kusurigsk.jp/pc/aa/howto/（2015年12月14日検索）
2) 道又元裕：見てわかる呼吸器ケア（看護手順と疾患ガイド），照林社，2013．
3) 川村雅文：呼吸器－成人看護学〈2〉（系統看護学講座 専門分野），医学書院，2015．

9 ドレーン管理

1 胸腔ドレーン挿入の目的

胸腔内に貯留した空気の排気や液体の排液，開胸手術後に挿入される．

胸腔内の排気・排液(図9-1)を行うことで，胸腔内の陰圧を保ち，肺の膨張を促して換気・酸素化の改善を図る．

- 排気：気胸(自然，外傷性，医原性)．ドレーンの先端位置は肺尖部(空気は軽いため上方にたまる)．
- 排液：胸水・血液・膿(がん性胸膜炎・胸部外傷・心不全など)．ドレーンの先端位置は肺底部周辺(液体は下方にたまる)．

2 胸腔ドレーンの基本的なしくみ(図9-2)

胸腔ドレーンの管理では，①排液ボトル，②水封室，③吸引圧制御ボトルを連結して吸引システムに接続した3連ボトルシステムの原理に基づいた，低圧持続吸引法が用いられている．

3 リークについて

胸腔内に空気がある場合はドレーンを通じて空気が排出され，水封室へ気泡として発生す

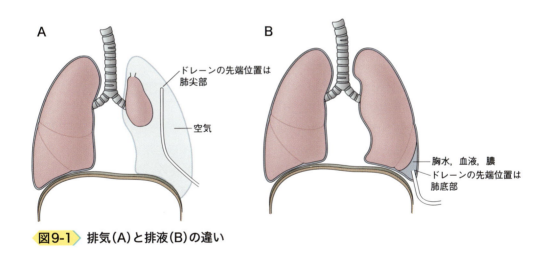

図9-1 排気(A)と排液(B)の違い

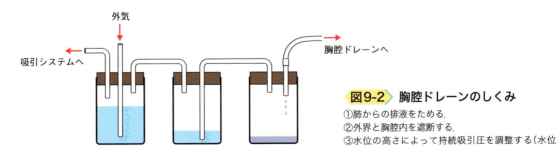

図9-2 胸腔ドレーンのしくみ
①肺からの排液をためる．
②外界と胸腔内を遮断する．
③水位の高さによって持続吸引圧を調整する(水位が10cmの場合，−10cmH₂Oで吸引している)

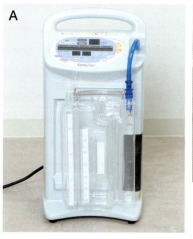
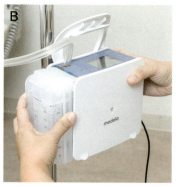

図9-3 吸引器
A)メラサキュームMS-008〔泉工医科工業(株)〕, B)トパーズ〔中村医科工業(株)〕

る．気泡が連続して出続けるのであれば，確実なエアリークである．咳嗽時にも高い圧がかかったことで一時的に胸腔内の空気が押し出されてリークのようにみえることもある．

4 呼吸性移動について

　水封室の水面が呼吸に伴って上下に移動する現象である．息を吸って胸腔内の陰圧が上がると水封部の水面が上がり，息を吐いて胸腔内の陰圧が下がると水封部の水面は下がる．
　呼吸性移動の消失時には，ドレーンの閉塞やドレーンの先端部が肺や胸壁にあたっていることを疑う．

5 胸腔ドレナージに用いる吸引器（図9-3）

❶ 電動式低圧持続吸引器（メラサキュームMS-008）

- 胸腔内に貯留した胸水や空気を持続的に体外へ吸引する．
- 実際の吸引圧の確認ができる．
- バッテリー内臓のため，コンセントを抜いても使用可能(バッテリーの寿命によるが15時間以上充電して60分使用可能)．
- メラMSカートDXに接続すれば，持ち運びながら移動可能．
- メラアクアシールD2(排液バッグ)に接続して吸引する．
- メラアクアシールD2には，1,000mlと2,000mLのボトルがある．
- 水封室に滅菌蒸留水24mLを注入して使用する．

❷ 閉鎖式低圧持続吸引器（トパーズ）

- リークや吸引圧の数値をデジタル表示し記録ができるため，経過がわかる．
- 滅菌蒸留水が不要．
- 呼吸性変動の観察が不要．
- 重量が約1kgのため持ち運びしやすい．

6 ドレナージに用いる胸腔カテーテル

　ドレナージに用いる胸腔カテーテルのサイズは，排気，排液によりサイズが異なる．
- 排液目的：20〜28Fr
- 排気目的：12〜16Fr

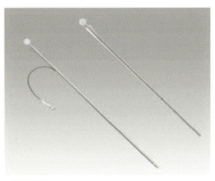

図9-4　トロッカーカテーテル

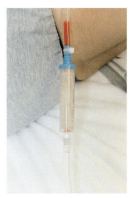

図9-5　ハイムリッヒチェストドレーンバルブ

❶ トロッカーカテーテル（図9-4）

- ダブルルーメンとシングルルーメンがある．
- 一方弁がないため，ハイムリッヒチェストドレーンバルブ（図9-5）を使用する．
- 一方弁のため排気のみができる．
- バルブ弁が詰まりやすいため排液がバルブの上に貯留していないか観察をする．
- チューブから外れないように，チューブとの接続部をタイガンで固定する．

❷ アスピレーションキット

- トロッカーカテーテルよりも細い．
- 必要な物品がセットになっている．
- 一方弁がついている．

7 観察項目

①全身状態の観察
①呼吸状態変化の有無：呼吸音の減弱や肺雑音の有無，呼吸困難・喘鳴の有無，SpO₂値変動の有無，酸素投与量増減の有無
②刺入部の確認：刺入部の発赤・腫脹・疼痛の有無，刺入部周辺の皮膚異常の有無，皮下気腫の有無，出血や浸出液染み出しの有無，マーキングのずれの有無，固定テープの確認．

②ドレーンの観察
排液量，排液の性状，色，リークの有無，吸引圧の確認，チューブの屈曲・閉塞・ねじれの有無，チューブや排液バッグの位置を確認する．

メラサキュームMS-008の場合は，呼吸性移動の有無，蒸留水量の確認，パネルロックの確認，実際の吸引圧を確認する．

トパーズの場合は，閉塞マークを確認する．

8 看護・主治医への報告時のポイント

❶ 看護のポイント

- マーキングは刺入部付近と固定テープ下の2か所をマジックでラインを引く．
- 勤務交代時には看護師2人で刺入部・マーキング・吸引圧・リークの有無・皮下気腫の確認を行う．
- 確認の際には刺入部からメラサキュームまで指で辿りながら異常がないことを確認する．
- チェストバルブがタイガンで固定されていることを確認する．
- 胸水貯留の場合，上半身を起こした際に肺に貯留していた排液が一気に流れ出ることがあるため，排液量の増加に注意して観察する．

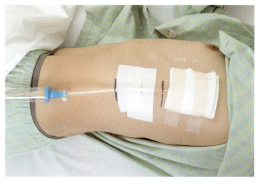

図9-6 刺入部の固定方法

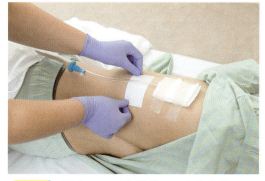

図9-7 固定テープを貼付して土台を作る

- 逆行性感染予防のため，ドレーンチューブやバッグは刺入部よりも低い位置を保つ．
- 排液ボトルは8割程貯留したら交換する．交換の際には，未滅菌手袋，ビニールエプロン，シールド付きマスクを装着する．
- ボトル交換時は，患者側のドレーンは必ずクランプをする．
- 強いテープで固定しているため，テープ固定部位の皮膚異常に注意して観察する．
- 皮下気腫がみられたらマーキングを行い，拡大の有無を観察する．皮下気腫は皮膚を触診した際にブツブツと空気が弾けるような音を感知する．

❷ 主治医への報告時のポイント

- リーク増強の際は，患者の全身状態と接続外れがないことを確認し主治医へ報告する．
- 呼吸性移動が減弱または消失した際は，患者の全身状態とドレーンの屈曲や閉塞，血液の凝固やフィブリン形成がないかを確認し主治医へ報告する．
- 皮下気腫が出現または増強，排液の性状が変化，量が増強した，マーキングがずれている，呼吸困難出現の際は患者の全身状態を確認し，主治医へ報告する．

9 ドレーン固定の実際

❶ ドレーンの固定方法（図9-6）

- ドレーン刺入部からの浸出液が多い場合には，刺入部の保護はガーゼにする．
- トロッカーカテーテルの場合には，刺入部にY字切り込みガーゼを挟む．
- 浸出液が多くない場合には，透明ドレッシングテープを貼付し，刺入部が観察しやすいようにする．

❷ チューブの固定

①皮膚に1枚固定テープを貼付して土台を作る（図9-7）．
②その上をドレーンチューブが通るように位置を決める．
③土台よりすこし大きめに切ったテープをチューブの丸みに沿って貼り，端を広げて土台のテープの上に貼付する（Ω型）（図9-8）．
④もう1枚テープを用意し，そのテープの中心に切り込みを入れる（図9-9）．
⑤固定したテープの下側から切り込みを入れたテープを入れ，貼付する（図9-10）．
⑥ドレーン刺入部付近と固定テープの下の2か所にマーキングを行う（図9-11）．
- テープによって皮膚にテンションがかかると皮膚トラブルの原因となるため，テープは

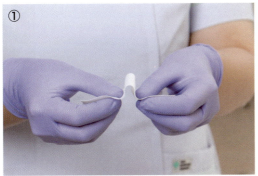

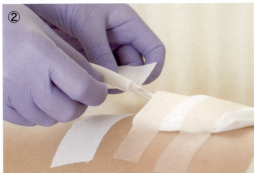

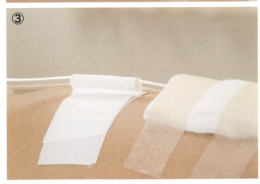

図9-8 土台のテープの上にもう1枚テープを添付する（Ω型）

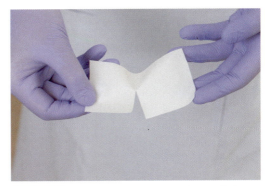

図9-9 もう1枚テープを用意し，中心に切り込みを入れる

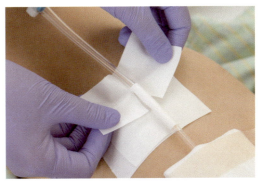

図9-10 固定したテープの下側から，切り込みを入れたテープを貼付する

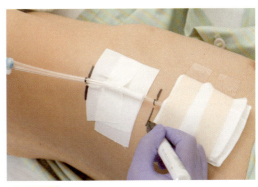

図9-11 刺入部付近と固定テープの下の2か所にマーキング

引っぱって貼付しない．
- チューブを皮膚に押し付けて固定すると皮膚トラブルの原因となるため，チューブ固定の際にはΩ型でテープを貼付し，身体の動きによるドレーンへの影響を減らす．
- テープをはがす際には，片方の手で皮膚を押さえながらゆっくりとはがしていき，皮膚への刺激を少なくする．

❸ 排液バッグの交換方法

①物品を用意する．
②手指衛生を実施し，防護用具を装着する（図9-12）．
③新しい排液バッグの水封室に注射用水を24mL注入する（図9-13）．
④吸引器の電源を落とし，陰圧を解除する（図9-14）．
⑤吸引器側の接続チューブを外す（図9-15）．
⑥患者側の接続チューブを外して新しい排液バッグへ接続する（図9-16）．

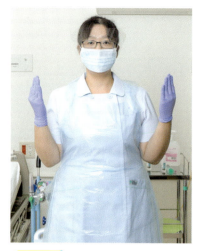

図9-12 防護用具の装着

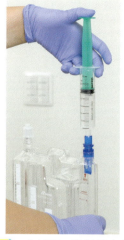

図9-13 水封室へ注射用水を注入

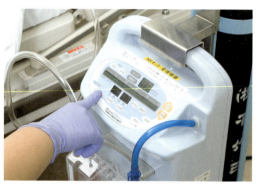

図9-14 陰圧の解除

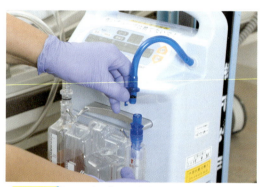

図9-15 吸引器側の接続チューブを外す

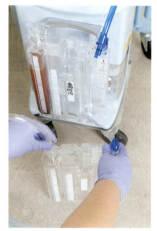

図9-16 患者側の接続チューブを外し，新しい排液バッグを接続

⑦古いバッグを外し，新しいバッグを掛け，吸引器側の接続チューブを新しいバッグへ接続する（図9-17）．
⑧吸引器の電源を入れ，吸引圧を設定する（図9-18）．
⑨取り外したバッグの排液量を確認して（図9-19）破棄し，防護用具を外す．
・チェストバルブがついていない場合は外気が胸腔内へ逆流してしまうため，クランプ鉗子2本を使用して患者側のチューブをクランプする．
・アスピレーションキットの場合は，必ずクレンメとクランプを締めてから行う．
・逆行性感染を防ぐため，接続を外したチューブは高く上げない．また，先端が周りのものに触れないように注意する．

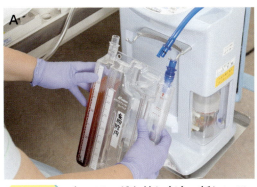
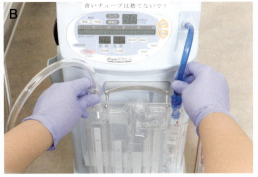

図9-17 古いバッグを外し（A），新しいバッグを接続する（B）

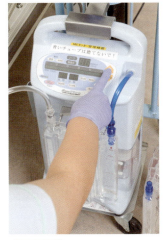

図9-18 吸引圧の設定

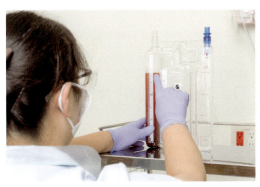

図9-19 取り外したバッグの排液量の確認

- 吸引器の設定に触れた際には，他者とダブルチェックを行い，設定の確認をする．
- 交換後，ドレーンがクランプされていないか，刺入部から吸引器まで指でたどって確認を行う．
- 防護用具を外した後にも手指衛生を行う．

引用・参考文献

1) 村上美好：写真でわかる臨床看護技術 看護技術を徹底理解！，（小沢ひとみ），p.130，p.143，インターメディカ，2004．
2) 高岡勇子ほか：これでナットク！「胸腔ドレーン」管理，エキスパートナース，2015年2月号：12-16，20-21，30-33，42-43，2015．
3) 笹井和子ほか：見逃してはいけない！ 腹腔・胸腔ドレーンの管理，エキスパートナース2011年10月，10，：27-29，2011．

10 喀痰の排出

1 目的

気管内への痰の貯留は気管支の閉塞を引き起こし，①体内への酸素の取り込みを悪化させ，②肺炎などの2次的細菌感染を引き起こす可能性がある．

これらを予防するために喀痰の排出を行う．

2 喀痰の排出方法

喀痰の排出方法には次の3つの方法がある．
① 咳嗽による自己排痰
② 自己喀痰不可能な場合，吸引による排痰
③ 排痰をしやすくする補助的方法：呼吸理学療法（体位ドレナージ），ネブライザー．

3 吸引による排痰方法

❶目的
吸引チューブを用いて気管に貯留した気道内分泌物を除去する．吸引方法には，口腔内吸引と鼻腔内吸引がある．

❷適応
(1) 患者自身で効果的に不必要な分泌物を喀出できない場合
(2) 吸引が必要な状態
- 努力性呼吸が強くなっている（呼吸数の増加，浅速呼吸など）．
- 視覚的に身体に不必要な分泌物が確認できる．
- 聴覚的に副雑音を聴取できる．
- 血液ガスや経皮的酸素飽和度で低酸素血症がみられる．

❸アセスメントの視点
吸引が必要かどうかをアセスメントし，吸引した場合は，実施した吸引が効果的かつ安全に行われたかどうかをアセスメントする必要がある（表10-1）．

❹必要物品
必要物品を準備する（図10-1）．

❺手順
(1) 自力での喀痰が困難かを確認し，吸引の必要性を判断する．
(2) 患者確認を行い，患者または家族に吸引の実施を説明し，同意を得る．
(3) 吸引圧を調整する．
- 10〜20kPa，または150〜200mmHg（1kPa≒7.5mmHg）．
- 使用する吸引器の「圧表示」を確認する．
- 適切な吸引圧で実施する．吸引圧が高いと

表10-1 吸引時の主なアセスメント項目

項目	吸引前	吸引後
呼吸数	増加	または減少
呼吸様式	努力呼吸	平常時の状態
表情	苦悶様	改善
呼吸音	減弱，消失，左右差	正常化
副雑音	あり	なし
脈拍	頻脈・徐脈	正常化
血圧	増加・低下	正常化
経皮的酸素飽和度	低下	改善
気道内分泌物	色，量，粘稠度の状態	

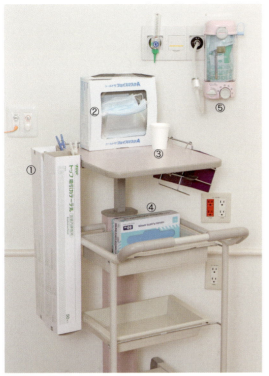

図10-1 必要物品
①吸引チューブ(10〜12Fr),②シールド付きマスク,③水,④未滅菌手袋,⑤吸引器.そのほかに,エプロン(分泌物が多い場合は袖付きエプロン)を準備する.

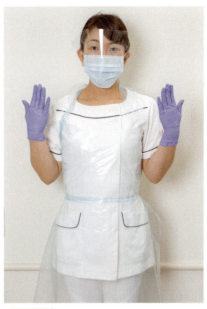

図10-2 エプロン,シールド付きマスク,手袋の装着

粘膜損傷や無気肺を誘発し,吸引圧が低いと痰が引けず吸引時間を要する.
(4) 手を石けんで洗い手指消毒を行ってから,エプロン,シールド付きマスク,手袋を装着する(図10-2).
(5) 吸引チューブをコネクターに接続する(図10-3).
(6) 吸引チューブの先端が不潔にならないようにチューブを袋から取り出す(図10-4).
(7) 吸引チューブの先端から10cmの位置をもって吸引する(図10-5).吸引チューブを3〜10cm挿入し,吸引する.深く挿入すると気管を傷つけてしまうため注意する.また,嘔吐反射を誘発する咽頭後壁(図10-6)に触れないように挿入する.

4 鼻腔内吸引の適応

❶ 鼻腔内吸引の適応

・嘔吐反射が強い場合
・開口障害がある場合
・舌による吸引チューブの押し出しがある場合
・吸引チューブを噛んでしまい,口腔内吸引が困難な場合

❷ 鼻腔内からの吸引

(1) 鼻孔から床のほうへ垂直方向に吸引チューブを進める(図10-7)[2].
・鼻すじと平行に吸引チューブを進めてしまうと,鼻出血を招きやすいため[2]注意する.吸引チューブが入りづらい場合は,無理に進めずにもう片側の鼻腔を選択する.
・吸引時間は,10〜15秒以内とする.目安と

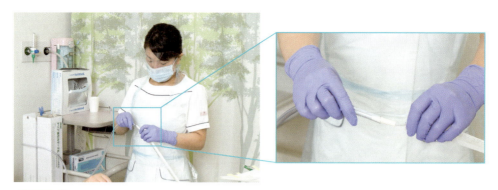

図10-3 吸引チューブのコネクターへの接続

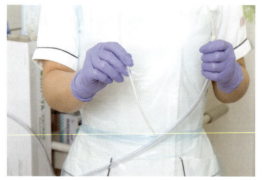

図10-4 吸引チューブを袋から取り出す

不潔にならないように注意する．

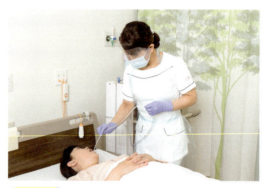

図10-5 吸引

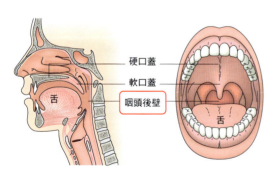

図10-6 咽頭後壁

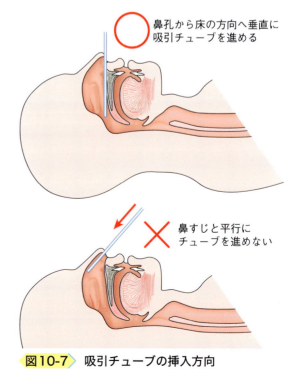

図10-7 吸引チューブの挿入方向

して，吸引開始時に自分の呼吸を止め，自分がすこしでも苦しく感じる時点で吸引を終了させると，吸引時間が超過しない．
・吸引チューブ先端が粘膜に吸着することを防止するため，陰圧をかけずに挿入する．吸引チューブに圧をかけて折り曲げると，開放した瞬間に高圧がかかり危険である．

・鼻腔は，外界からの細菌などをトラップしているため，吸引チューブを挿入することにより細菌などを気道に押し込む危険性がある．また鼻粘膜損傷による出血のリスクが高いため，鼻腔内からの吸引は推奨されない．
(2) 分泌物の性状や量を観察する．
(3) 吸引終了後，吸引チューブを外して水を吸引し，吸引チューブ内の分泌物を流す．
(4) 手袋，シールド付きマスク，エプロンを外し，手指消毒を行う．

5 看護のポイント

① 吸引実施時は，患者への説明を行い，同意を必ず得る．患者の年齢，病状により，本人の同意を得ることが難しい場合は，入院時に家族に説明しておく．
② 吸引は咳を誘発し，気道が狭くなり，気管内の酸素も吸引するため，低酸素をきたす場合がある．そのため，酸素を使用している患者はあらかじめ吸引前に酸素流量を増やし酸素化を改善しておく．酸素を使用していない患者の場合は，酸素をすぐ使用できるように準備をしておく．

> **＜吸引前後の観察項目＞**
> ・呼吸音を聴取し，痰の有無や貯留部位をアセスメントする
> ・呼吸状態
> ・SpO_2
> ・脈拍
> ・血圧
> ・顔色

引用・参考文献
1) 相馬康子：呼吸器Nursing Note 呼吸器疾患看護手帳，p.64，メディカル出版，2006．
2) 小峯ちぐさ：臥床（寝たきり）患者の吸引と注意ポイント．Expert Nurse 27（11）：62-63，2011．

11 誤嚥予防

1 はじめに

食物や唾液は，口腔から咽頭と食道を経て胃へ送り込まれる．その動作を「嚥下」とよぶ．この嚥下機能が障害され，食物や唾液などが誤って咽頭と気管に入ってしまうことを「誤嚥」とよぶ．誤嚥は肺炎の原因となる．

また，ムセ込みがなく，唾液などが知らないうちに気管に流れ込んでしまう現象を「不顕性誤嚥（silent aspiration）」とよび，この不顕性誤嚥によっても，肺炎は起こる．そのため，禁食中の患者であっても，誤嚥性肺炎は発症する．

難治的で繰り返される誤嚥性肺炎を防ぐためには，適切なアセスメントと予防が必要となる．

2 嚥下と誤嚥のメカニズム

嚥下は，①先行期（認知期），②準備期（咀嚼期），③口腔期，④咽頭期，⑤食道期，の5段階から成り立つ（図11-1）[1]．

誤嚥は「咽頭期」で生じるが，その原因は先行期から食道期のすべてに存在する（表11-1）．

3 不顕性誤嚥に注意

ムセは，誤嚥リスクの有無を評価する上で重要な指標となるが，ムセは必ずしも誤嚥とは一致しない．長年，誤嚥や逆流を繰り返した結果

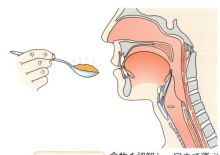
先行期（認知期）　食物を認知し，口まで運ぶ．

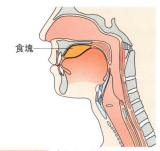
準備期（咀嚼期）　食物を口腔内に取り込み，咀嚼して食塊を形成

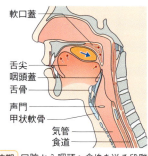
口腔期　口腔から咽頭へ食塊を送る段階

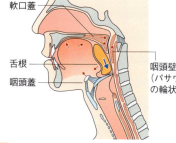
咽頭期　嚥下反射により食塊を咽頭から食道入口部へ送る時期．軟口蓋が挙上して鼻腔との交通を遮断，舌骨・咽頭が前上方に挙上し，食道入口部が開大すると同時に声門は閉鎖し，誤嚥を防止する．

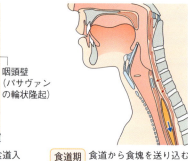
食道期　食道から食塊を送り込む蠕動運動の過程

図11-1　嚥下の過程
（落合慈之監：リハビリテーションビジュアルブック，p.357，学研メディカル秀潤社，2011）

表11-1 誤嚥が生じる原因

先行期の障害	・一口の量が多い ・食事のペースが速い ・覚醒不良
準備期・口腔期の障害	・入れ歯の不適合や歯の欠損による咀嚼不良 ・舌の動きの不良による食塊形成不良,口腔内保持不良
咽頭期の障害	・嚥下反射の遅れ ・喉頭閉鎖の不良 ・咽頭収縮の不良 ・食道入口部開大不良
食道期の障害	・イレウスや食道蠕動の悪化 ・胃排出機能の低下 ・経鼻経管チューブの留置により生じる胃食道逆流や食道停滞

で気道内の感覚が麻痺した場合,加齢や脳梗塞後遺症などにより防御反応が減弱・消失している場合は,異物が気道内に侵入してもムセが起こらないことがある.

喀痰の増加,顔色が悪くなる,呼吸が荒くなる,元気がないなど患者の症状を観察し,「いつもと違う」ことに気づいたら,全身状態をアセスメントする視点が重要である.

食事の際,食物を誤嚥しそうになったときに吐き出せないと,気管から肺へ侵入し肺炎を起こす原因となる.嚥下の評価を行うときは,飲み込めるかどうかだけではなく,飲み込めなかったときにそれを気道の外へ排出できるか(ムセの有無とその力)についても評価することが重要である.

4 誤嚥予防の方法とケア

❶スクリーニングによる方法

誤嚥リスクを事前にスクリーニングすることにより,早期に誤嚥を予防する.

フローチャート(図11-2)に沿って評価し,項目に当てはまった場合は医師へ相談してから食事を開始する.

❷食事前の準備

①食事内容の検討

患者の嚥下状態に合わせた食事の選択をする.

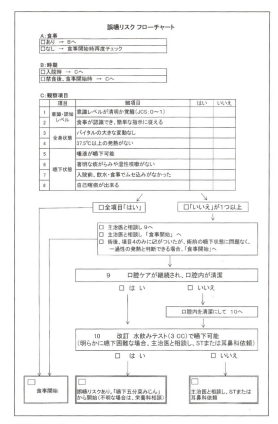

図11-2 誤嚥リスクフローチャート

豆腐,プリン,ムースなど半固形の食物が誤嚥の予防に効果的である.スープや水など液状の食物には,増粘薬を使用してトロミをつける.ただし,トロミが強いとべたつきが増して,咽頭に残留し,誤嚥につながることもあるため注意が必要である.

②覚醒状態の観察

寝起きや,傾眠の患者など,覚醒が不十分の場合は嚥下反射や咳嗽反射が起こりにくくなるため,誤嚥しやすくなる.

③口腔内の観察

口腔内が乾燥していると,口唇や舌などがスムーズに動かせず,十分な嚥下運動ができない.

④痰の貯留の有無

痰の貯留は食物の通過を妨げる.湿性咳嗽が聞かれたり,痰の貯留を認める場合は,排痰を実施してから食事を開始する.

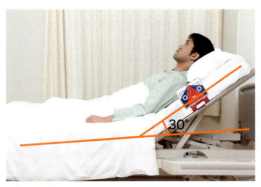

図11-3 リクライニング位(30°仰臥位)

(頭部)顎を引くように枕を挟み，ベッドが曲がるところと腰を合わせる．骨盤を正面に向け，身体が傾く場合は脇にクッションなどを挟む．ずり下がらないように足元を上げ，足底部にクッションを挟む．

⑤姿勢の確認

姿勢が崩れていると誤嚥につながる．姿勢が崩れてしまう場合は，枕やクッションなどを使用して姿勢を整える(図11-3)．

⑥義歯の確認

咀嚼時に痛みがあると，咀嚼を十分に行わないまま飲み込んでしまうため，装着時に，痛みがないか，義歯がゆるくなっていないか確認する．

❸食事介助

①介助者の位置

介助者は患者と同じ目線の高さに合わせられるよう患者より低い位置に座る．立位で介助すると，患者が上を向いてしまったり，スプーンを目で追ってしまうことがある．顎が上がりやすくなり，頸部伸展して誤嚥につながる．

②一口の量は適切な分量で

一口の量が多いことで，嚥下しきれずに誤嚥しやすくなってしまい，咽頭部にも残留してしまう．ボールの部分が小さく，浅いスプーンを使用するとよい．

③スプーンの使い方

口の正面からまっすぐ入れ，舌中央にスプーンを置いた状態で口を閉じてもらい，そのままスプーンを水平に引き抜く．

④嚥下の観察

患者の喉元を観察し，喉仏がしっかり挙上することを確認する．口腔内の食物残留の有無を確認し，次の食事を口に入れる．

⑤笑顔で介助

笑顔で患者に話しかけながら介助する．ただし，会話は患者の口腔内に食物がないときに行う．咀嚼や嚥下中に話しかけると誤嚥を誘発する場合がある．

❹食後の観察

①食事量の観察

必要栄養量が摂取できていることを確認するためには，食事摂取量の観察が重要となる．

②姿勢の確認

胃食道逆流を防ぐため，1～2時間(少なくとも30分)は坐位かリクライニング(45°以上)にベッドを起こしておく．

③口腔内の確認と口腔ケア

口腔内に食物が残留していると，細菌繁殖の原因になる．そのまま横になることで咽頭に流れ込み，誤嚥性肺炎を引き起こす可能性もあるため，食後の口腔ケアは重要である．

❺義歯の管理

義歯はカンジダ菌などの真菌が繁殖しやすいため，義歯洗浄剤による化学的な清掃と義歯用ブラシを使用した物理的な清掃を行う〔詳細は第5章「8 周術期口腔機能管理」(p.152)参照〕．

- 毎食後，義歯を外して義歯用ブラシで清掃する．
- 義歯洗浄薬に浸ける前後には義歯用ブラシでこすり清掃する．汚れたまま義歯洗浄剤を使用しても十分な効果は得られない．
- 義歯には歯みがき剤は使用しない．歯みがき剤で義歯をみがくと，研磨剤の成分により義歯に傷がつき，細菌がつきやすくなる．
- 残存歯への歯みがき，うがいの際は，義歯を外して行うよう指導する．
- 就寝時や手術前に義歯を外しておくときは，必ず蓋付の容器に水や義歯洗浄剤を入れて，乾燥しないようにする．ティッシュやペーパータオルにくるんだまま義歯を紛失する報告が多く聞かれる．

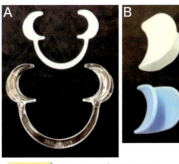

図11-4 開口器(プラスチック製)

A)両側開口器具(上:オーラルワイダーミニソフト,下:オーラルワイダーハード),B)片側開口器具(上:ワイダー・チビ,下:ワイダー・ミニ)

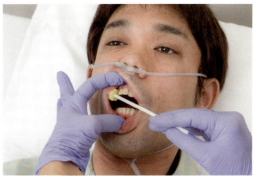

図11-5 スポンジを使用した口腔ケア

⑥口腔ケア

口腔内の自浄作用は,食べることで唾液が分泌され維持されている.そのため,禁食中の患者の口腔内は自浄作用が低下しており,食後と同様に口腔ケアが必要である.

①必要物品
- 歯ブラシ,またはスポンジブラシ
- コップ,または吸い飲み
- エプロン,またはタオル
- ガーグルベースン
- シリンジ
- (必要時)プラスチック製開口器(図11-4)
- (必要時)口腔内保湿剤
- 未滅菌手袋
- エプロン
- シールド付きマスク
- (必要時)吸引セット

②準備
(1)患者へ説明し同意を得る.
(2)体位の調整:坐位,またはリクライニング位(p.228の図11-3参照).
(3)患者の胸の下にタオルかエプロンを敷いて汚染を予防し,ガーグルベースンを準備する.
(4)看護師は手指消毒後,エプロン,シールド付きマスク,手袋を装着する.

③口腔ケアの実際
(1)コップ,または吸い飲みで一度うがいをするよう説明し,実施する.
- 吐き出せない場合は吸引を実施する.
- うがいができない患者へは,吸引をしながらすこしずつシリンジで水を流す.

(2)歯ブラシまたはスポンジを使用しながらゆっくり歯を磨く(図11-5).
- 歯がある患者は,歯ブラシを使い1本ずつていねいに磨く.
- スポンジブラシで口腔粘膜を磨く.
- スポンジブラシを使用する場合は,水分をしっかり絞ることで誤嚥を防ぐ.
- 開口障害がある患者には開口器を使用する.

(3)コップ,または吸い飲みを使用してうがいをするよう説明し,実施する.
- うがいができない患者では,吸引をしながらすこしずつシリンジで水を流す.
- 口腔内が乾燥しやすい患者は,保湿剤を使用する.

(4)看護師は手袋,シールド付きマスク,エプロンを外し,手洗いと手指消毒を実施する.

(5)患者のエプロンやタオルを外し,体位を整える.

引用・参考文献
1) 落合慈之監:リハビリテーションビジュアルブック,p.357,学研メディカル秀潤社,2011.
2) 岸本裕充:肺炎を繰り返す入院患者への対応もカギを握る「口腔ケア」「摂食・嚥下リハビリテーション」:Expert Nurse 29(4):10,2013.
3) 若林葉子ほか:誤嚥性肺炎のメカニズムと対処法:Expert Nurse 29(4):14-15,2013.
4) 佐藤光保ほか:食事介助時の着眼点とケアの具体的技術:Expert Nurse 29(4):24-31,2013.
5) 看護技術wiki:口腔ケア,口腔内洗浄方法.http://kangogijyutu.wiki.fc2.com/wiki/口腔ケア%E3%80%80口腔内洗浄方法(2015年12月14日検索)
6) 岩手医科大学付属歯科医療センター:口腔リハビリ外来.http://denture.iwate-med.ac.jp/cn21/cn17/dysphagia50.html(2015年12月14日検索)

12 術後呼吸不全

1 肺合併症が起こりやすくなる理由

ほとんどの手術では麻酔が必須であり，麻酔薬はさまざまな神経に作用して，疼痛や反射機能を消失させる．

麻酔薬は，呼吸機能を抑制したり，心機能の低下を招く副作用がある．副作用が残存することが，術後の肺合併症を引き起こすリスクとなる．また，全身麻酔では，気管に挿管チューブを挿入し，人工換気を行いながら手術を行う．

挿管チューブの刺激が分泌物を増加させ，合併症を起こしやすくする．肺合併症は急性呼吸不全を起こし，重篤な状態となる危険性がある．

2 呼吸不全につながる合併症の種類と看護

❶無気肺・肺炎

術後最も発症しやすい合併症である．貯留した痰が気道を塞ぎ，肺が虚脱し換気できなくなった状態であり，術中の気管挿管や，術後疼痛で呼吸や咳嗽が抑制されることによる痰の喀出困難が原因で発症する．貯留した痰による閉塞が改善しない場合，肺炎に移行する．

①症状
- SpO₂の低下
- 呼吸困難感
- 呼吸音の減弱
- 呼吸数の増加

②治療

痰による閉塞が改善されない限り，酸素投与を行っても，SpO₂の改善は認められない．そのため痰の排出が必要であり，自己喀痰が困難な場合は気管支鏡による吸痰が必要となる．頻回の気管吸引が必要となった場合，ミニトラック®を挿入する場合もある．肺炎に移行した場合は，抗菌薬による治療を行う．

③看護

(1) ネブライザーによる気道クーリング

気道内分泌の粘稠性を低下させ，気管支を拡張させる吸入薬を使用し，ネブライザーを実施することで，排痰を促す〔第6章「10 喀痰の排出」(p.221)参照〕．

(2) 体位ドレナージ

無気肺のある部位を下にして，重力により痰の排出を促す方法である．

(3) 口腔ケア

食事が開始されるまでのあいだは口腔内の唾液分泌が少なくなり，細菌が繁殖しやすくなる．口腔内が潤うことで，痰が滑らかになり排痰しやすくなる．

(4) 深呼吸や咳嗽の促進

深呼吸を行うことで，術後の呼吸抑制に伴う排痰困難を緩和する．

創部を手やクッションで押さえながら咳嗽し，自己排痰が実施できるように援助する〔第6章「10 喀痰の排出」(p.222)参照〕．

❷肺水腫

肺水腫は，術後の輸液の過剰投与や腎機能の低下により尿が排泄されず心負荷がかかり，肺実質に血管から水分が浸み出して貯留した状態である．無気肺や肺炎から，肺胞や間質に炎症を起こし，急性肺傷害〔急性呼吸窮迫症候群 (acute respiratory distress syndrome：ARDS)〕を発症することで，出現することもある．片肺全摘術では発症のリスクが高くなるため，注意が必要である．

①症状
- SpO₂の低下
- 呼吸困難感

- 肺野全体の水泡音の聴取(短く低い雑音:coarse crackle)
- ピンク色の泡沫状の痰
- 激しい咳嗽

②治療

酸素投与を行い，酸素化の改善に努める．また，肺にたまった水分を排出させるため，利尿薬を投与する．重症の場合は，人工呼吸器により呼吸管理をしながら，心不全や肺炎の治療など，肺水腫を起こした原因疾患の治療を行う．

③看護

仰臥位では，肺うっ血が助長されて呼吸が困難となるため，セミファウラー体位を就寝時の基本体位とする[1]（図12-1）．そのため，体位排痰法などで用いる体位は禁忌である．

❸肺血栓

手術中から手術後の安静により臥床時間が長くなると，循環血液量が減少し静脈血がうっ滞しやすくなる．その結果，血栓を形成しやすくなり，その血栓が循環血流に流入し，肺動脈に塞栓を起こすことで肺塞栓を発症する．術後離床時や安静解除後に発症するリスクが高い．

危険因子として，肥満，高齢，脂質異常症，糖尿病，血栓症既往，下肢静脈瘤などがある．

①症状
- 突然の呼吸困難
- 呼吸促迫
- 胸痛
- 冷汗
- チアノーゼ
- 意識消失
- 呼吸停止
- ショック
- 心停止

②治療
- ヘパリン投与による抗凝固療法
- 右心不全に対する心臓カテーテル治療
- 外科的血栓除去術

③看護

(1)弾性ストッキングの着用

術前から，中リスク患者は弾性ストッキングを着用する．中リスクの患者では静脈血栓塞栓症の有意な予防効果を認めるが，高リスク以上の患者では単独使用での効果は弱いとされている(表12-1)[2]．

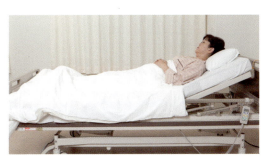

図12-1　セミファウラー体位

表12-1　一般外科手術における静脈血栓塞栓症のリスク階層

リスクレベル	一般外科(胸部外科も含む)手術	予防法
低リスク	60歳未満の非大手術 40歳未満の大手術	早期離床および積極的な運動
中リスク	60歳以上あるいは危険因子がある非大手術 40歳以上あるいは危険因子がある大手術	弾性ストッキング あるいは 間欠的空気圧迫法
高リスク	40歳以上のがんの大手術	間欠的空気圧迫法 あるいは 低用量未分画ヘパリン
最高リスク	(静脈血栓塞栓症の既往あるいは血栓性素因)のある大手術	(低用量未分画ヘパリンと間欠的空気圧迫法の併用) あるいは (低用量未分画ヘパリンと弾性ストッキングの併用)

〔肺血栓塞栓症/深部静脈血栓症(静脈血栓塞栓症)予防ガイドライン作成委員会：一般外科手術における静脈血栓塞栓症の予防．肺血栓塞栓症/深部静脈血栓症(静脈血栓塞栓症)予防ガイドライン，2013〕

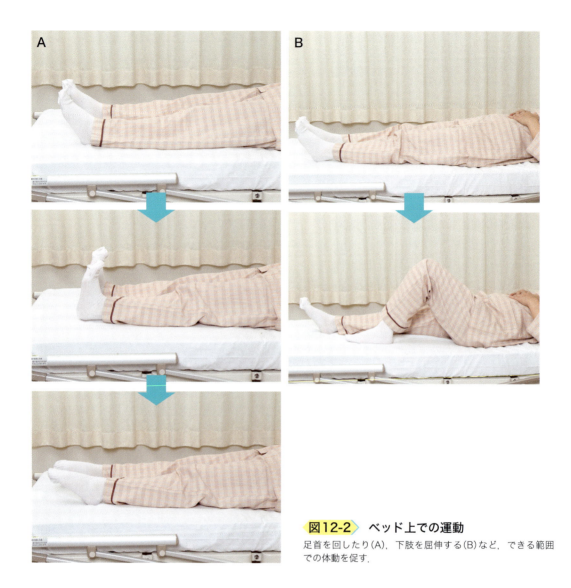

図12-2 ベッド上での運動
足首を回したり(A)、下肢を屈伸する(B)など、できる範囲での体動を促す。

(2) 術後の早期離床

早期から下肢の自動他動運動やマッサージを行い、早期離床を目指す。離床が困難な場合はベッド上で足首を回す運動、下肢の屈伸運動をするように説明し、できる範囲で体動を促す（図12-2）。

肺血栓は初回離床時に発症しやすいため、注意して観察する。初回離床後すぐには弾性ストッキングは外さない。術前のリスク分類、術後の回復状況、離床の状況などをふまえ、外す時期を検討する。

『肺血栓塞栓症/深部静脈血栓症（静脈血栓塞栓症）予防ガイドライン』にも、「入院中は、術前後を問わず、リスクが続く限り終日装着する」と記載されている[2]。

(3) 肺塞栓症状が出現した場合

ただちに医師へ報告して酸素投与を開始し、バイタルサイン測定を実施する。

❹ 急性肺傷害〔急性呼吸窮迫症候群（ARDS）〕

急性肺傷害は、肺炎や敗血症、誤嚥などを起因として急速に生じる低酸素血症で、透過性亢進型の非心原性の肺水腫である。急激に悪化し、人工呼吸器による呼吸管理が必要となる場合もある。

慢性閉塞性肺疾患(chronic obstructive pulmonary disease：COPD)や化学療法，放射線治療により肺が脆弱化している場合に，発症するリスクが高くなるといわれている．

一度発症すると救命率は50％程度と予後不良の病態である．

①症状
・急激に進行する呼吸困難
・チアノーゼ
・肺野全体の水泡音の聴取(短く低い雑音：coarse crackle)
・酸素吸入が効きにくい低酸素血症

②治療

酸素投与，利尿薬の投与，輸液の制限，基礎疾患の治療などを行うが，確立された治療法はない．

③看護

呼吸状態，自覚症状，酸素化の状況などを注意深く観察し，状態の変化や異常があれば，ただちに医師へ報告する．

❺ 間質性肺炎の急性増悪

間質性肺炎を併発している患者では，手術や抗がん薬使用などの後に急激に呼吸状態が悪化する「急性増悪」という現象が起こる．術後10％程度の割合で起こるといわれている．

①症状
・呼吸困難
・SpO_2低下
・捻髪音の聴取(乾いた短い雑音：fine crackle)

②治療

酸素投与と大量ステロイド療法となるが，救命率は50％程度であり，確立された治療法はない．

③看護

呼吸状態，自覚症状，酸素化の状況などを注意深く観察し，状態の変化や異常があれば，ただちに医師へ報告する．

引用・参考文献

1) 藤本光世：呼吸器外科看護の特徴と現状−術後合併症と看護．ナースのためのパーフェクトガイド呼吸器外科の術前術後ケア，呼吸器ケア，臨時増刊：p.20-22，2014．
2) 肺血栓塞栓症/深部静脈血栓症(静脈血栓塞栓症)予防ガイドライン作成委員会：一般外科手術における静脈血栓塞栓症の予防．肺血栓塞栓症/深部静脈血栓症(静脈血栓塞栓症)予防ガイドライン，2013
http://www.medicalfront.biz/html/06_books/01_guideline/08_page.html (2015年12月14日検索)
3) 岩田剛和：呼吸器外科手術の周術期管理：合併症との闘い−Ⅳ．術後合併症．ナースのためのパーフェクトガイド呼吸器外科の術前術後ケア，呼吸ケア，臨時創刊：p.67-68，2014．
4) 中村美穂：そのほかの肺疾患−肺水腫．ハローキティの早引き呼吸器疾患ハンドブック，p.155，ナツメ社，2009．

第7章 呼吸器疾患（疾患別）

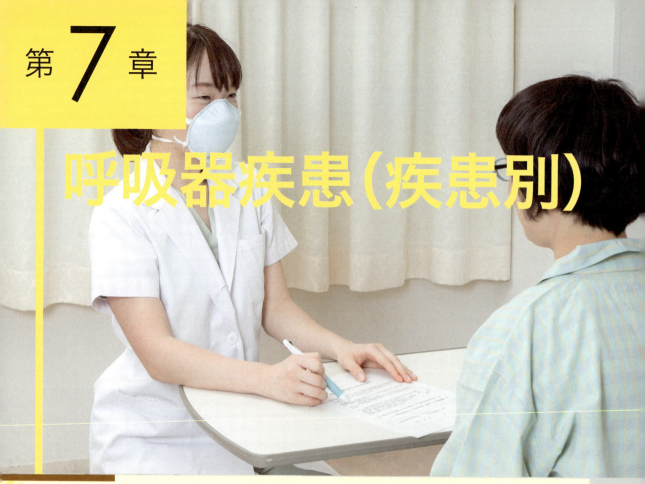

CONTENTS

1. かぜ症候群
2. インフルエンザ
3. 肺炎
4. 肺結核
5. 肺非結核性抗酸菌症
6. 気管支喘息
7. びまん性汎細気管支炎
8. 気管支拡張症
9. 慢性閉塞性肺疾患（COPD）
10. 肺好酸球増多症（好酸球性肺炎）
11. 特発性間質性肺炎
12. 過敏性肺臓炎（過敏性肺炎）
13. 薬剤性肺炎
14. 放射線肺炎
15. じん肺
16. サルコイドーシス
17. 呼吸不全（急性呼吸不全）
18. 過換気症候群
19. 睡眠時無呼吸症候群（SAS）
20. 原発性肺がん
21. 肺血栓塞栓症
22. 肺高血圧症
23. 急性呼吸窮迫症候群（ARDS）
24. 気胸
25. 縦隔腫瘍
26. HIV感染症・後天性免疫不全症候群

1 かぜ症候群

1 はじめに

通常は，発熱，咽頭痛，鼻汁，頭痛を主訴とし，上気道の症状が中心となる．原因はウイルスであり，成人では，ライノウイルスやコロナウイルスなどをはじめとしたさまざまなウイルスが上気道より感染し発症する．

治療は対症療法が主体であり，重篤な基礎疾患がなければ，1週間前後で軽快する．かぜウイルスによる風邪症候群はウイルス感染であり，一般的なかぜウイルスとよばれるウイルスに有効な抗ウイルス薬はないが，抗菌薬による治療が考慮されるA群溶連菌による細菌性の咽頭炎を，その中から鑑別することが重要である．

A群溶連菌の診断には，修正Centorスコア（表1-1）の利用が有用であり，これによってA群溶連菌感染症と診断した場合には，アモキシシリンの10日間の内服による治療が推奨される．これは，溶連菌感染後のリウマチ熱の発症を予防する．溶連菌性腎盂腎炎の予防効果は証明されていない．

表1-1 修正Centorスコア

熱が38℃以上	+1
咳嗽がない	+1
前頸部リンパ節腫脹あり	+1
扁桃腫大あるいは滲出物あり	+1
年齢3～14歳	+1
年齢15～44歳	0
年齢45歳以上	−1

合計ポイント	溶連菌の可能性	対処
0以下	1～2.5%	培養（または迅速検査），抗菌薬共に不要
1	5～10%	
2	11～17%	培養（または迅速検査）が陽性ならば抗菌薬
3	28～35%	
4以上	51～53%	抗菌薬投与

2 かぜ症候群と鑑別が必要な病態

かぜ症候群と安易に診断する前に，生命予後や後遺症に直結する，見逃してはならない疾患や，他者への感染性の高い疾患をあげる（表1-2）．これらを除外することを心掛けたい．

❶ 急性喉頭蓋炎

こもった声，臥位での呼吸困難，嚥下時痛により唾液が呑み込めず流涎が続くなどの症状があった場合には，喉頭蓋炎の可能性を疑う必要がある．しかし，病初期にはこのような重篤な症状を呈さないこともある．咽頭痛や嚥下時痛が強い割に，咽頭所見に乏しい場合には，喉頭蓋炎を疑うことが重要である．疑った時点で，呼吸困難がなくても，早めの精密検査と治療導入が必要である．

❷ 髄膜炎

発熱，項部硬直，意識障害が髄膜炎の三徴といわれているが，常に3つそろうわけではなく，髄膜炎患者のうちの3分の2以下のみにこれらの徴候があるとの報告がある．このため，発症早期に発熱や頭痛で来院する可能性がある．

髄膜炎は生命予後に直結する疾患で，後遺症を残す可能性がある疾患でもあるため，早期診断と治療が重要である．よって，かぜ症候群の鑑別疾患として，疾患頻度自体は非常に高いわけではないが，必ず除外することを念頭に置きたい．

表1-2 かぜ症候群との鑑別が必要な疾患

疾患の緊急度	重症度	疾患
非常に高い	・非常に高い ・見逃すと予後不良	急性喉頭蓋炎 髄膜炎
高い	・高い ・感染性あり	インフルエンザ感染症（飛沫感染） 肺結核 喉頭結核 気管支結核（空気感染）
上記と比較して，緊急度と重症度は低いが，鑑別として重要な疾患		急性副鼻腔炎 伝染性単核球症 亜急性甲状腺炎

❸ インフルエンザ感染症

通常，季節性インフルエンザは，わが国では冬季に多く，飛沫感染であるため，接触歴などが問診でみられ，関節痛や筋肉痛が，一般的なかぜウイルスよりも，より強くみられることがあるが，高齢者や意思疎通の困難な患者では症状からの診断は有用ではない．

高齢者や，呼吸器疾患を始めとした基礎疾患のある患者は，インフルエンザ感染症後の細菌性肺炎（肺炎球菌や黄色ブドウ球菌が起炎菌としては多い）をきたし得るため，咽頭ぬぐい液による迅速診断は積極的に行う．陽性の場合には診断に有用だが，陰性であっても否定はできないことから，流行期であることや，接触歴が疑われること，患者の年齢や基礎疾患を総合的に考慮して，抗インフルエンザ治療薬を投与することもある．

❹ 肺結核，喉頭結核，気管支結核

発熱，2週間以上継続する咳嗽，喀痰，寝汗，体重減少などのサインがあった場合には，結核も積極的に疑う．喉頭結核や気管支結核は，胸部X線検査では正常の場合があるが，上気道より直接結核菌が排菌されるため非常に感染力が強い．症状発現の早期にこれらの疾患を疑うのは非常に難しいが，治療に反応せず症状が遷延する場合には，早めの喀痰検査，胸部X線検査を心掛けたい．

❺ 急性副鼻腔炎

かぜ症候群の経過に似るが，咽頭症状に引き続いて，頬部や前額部の圧痛，下を向くと誘発される頭痛などの所見がある場合には，急性副鼻腔炎を疑う．

ウイルス性の場合には治療不要であるが，細菌性の場合には，肺炎球菌やインフルエンザ桿菌などが起炎菌になるため，経験的治療を行うこともある．

❻ 伝染性単核球症

EBウイルスやサイトメガロウイルスの初感染時に，発熱，咽頭痛，後頸部のリンパ節腫脹，腹部膨満感などを主訴として来院する．通常，血液検査で，末梢血に異型リンパ球の出現や，肝逸脱酵素（AST，ALT）の上昇，触診や腹部超音波での肝脾腫の所見などが診断の手掛かりになることがある．

患者は一般的に若年層になるが，忘れてならないのは，急性HIV（human immunodeficiency virus）感染症である．上記の症状がみられるほかに，全身に淡い紅斑がみられることがある．感染経路としては，基本的には性行為であるため，これらの疾患が疑われる場合には性生活歴の聴取が重要である．疑った場合には，HIVスクリーニング検査を行う．ただし，感染のごく初期の場合は偽陰性が生じるため，最低2週間以上あけて再検査を行うことを勧める．

❼ 亜急性甲状腺炎

甲状腺が有痛性に腫大して，時に発熱を伴う．咽頭痛も伴うことがあり，かぜ症候群と判断され，対症療法に反応しないことも見受けられる．

治療によって軽快が得られる可能性が高い疾患であり，頻度が高いわけではないが，かぜ症候群の鑑別としては念頭に置きたい．

> 📖 **用語解説**
> **＊1　Centorスコア**
> 細菌性の咽頭炎の原因としてA群溶連菌が最多であり，抗菌薬の使用が推奨される．Centorスコアは，簡単な4項目のみで構成された診断基準であり，これによってA群溶連菌咽頭炎の診断精度が上がる．もともとのCentorスコアに年齢の項目をくわえ，さらに診断精度を上げたものが修正Centorスコアである．

2 インフルエンザ

1 概要・疫学

インフルエンザウイルスによる呼吸器感染症であるが，全身症状が強い．感染力が強く，飛沫感染し，わが国では毎年1～2月をピークとして11月～4月頃にかけてA型，B型が流行する．しかし，わが国における非流行期でも海外渡航などによって感染する例がある．

予防接種には約50％の発症予防効果があり，すべての医療従事者が予防接種を受けるべきである．

2 症状

典型的には突然の高熱，全身症状(頭痛，筋肉痛，悪寒，倦怠感，易疲労感，発汗)で始まり，その後，気道症状(咳嗽，鼻汁，咽頭痛)が現れる(図2-1)．典型的な経過をとらない患者も多く，鼻・咽頭症状が中心の例，咳嗽が中心の例，全身症状が中心の例，消化器症状(悪心，嘔吐，下痢)を伴う例もある．概してくしゃみは少なく，痰も少ない．痰は，あっても初期は透明である．

3 合併症

体力があれば，数日高熱が持続した後に自然に軽快するはずである．予測される経過に合致しないときには合併症の発症を疑う．

合併症は，基礎疾患があるなど体力がない患者で生じやすい．2次性の細菌性肺炎や基礎疾患が増悪する例が多く，まれな合併症として，1次性インフルエンザウイルス肺炎，脳炎・脳症，心筋炎，横紋筋融解症などが知られている．

経過中は膿性痰，呼吸困難，胸痛，意識障害，血圧低下などの合併症の徴候に注意する．

4 検査

インフルエンザ抗原迅速診断キットを用いて鼻咽頭の粘液を綿棒でぬぐって採取し，その中に含まれるインフルエンザ抗原を検出する(図2-2, 3)．検査にかかる時間は15～30分程度である．

特異度は約95％と高く，陽性であればインフルエンザであると考えてよい．しかし感度は60～70％と低く，インフルエンザ患者であっても陰性と判定されることがあるため，インフルエンザの否定に用いることはできない．発症12時間以内はウイルス排泄が少なく検出されないことがあることに注意が必要である．

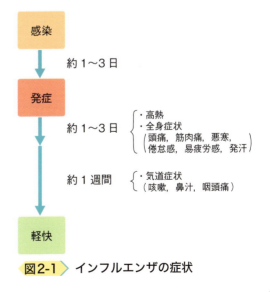

図2-1 インフルエンザの症状

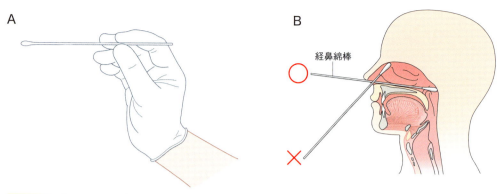

図2-2 鼻咽頭スワブの取り方
A) スワブの持ち方．
B) 鼻腔のぬぐい方．顔に垂直になる角度で挿入して，鼻の奥をこすり，取り出す．

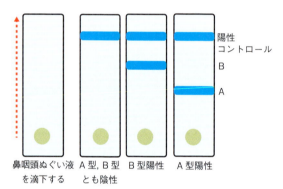

図2-3 インフルエンザ抗原迅速診断キット
15～20分で診断ができる．
鼻咽頭ぬぐい液を滴下すると，液が隅まで流れ，その証として陽性コントロールに印が出る．陽性コントロールしか印が出なければ陰性，A型，B型に印が出れば，それぞれの型のインフルエンザと診断される．

5 診断

　流行期に急性の発熱，全身症状，気道症状がそろえば，その60％程度はインフルエンザである．確証を得るために抗原迅速診断キットを用いるが，必須ではない．非流行期には，海外渡航やインフルエンザ患者との接触などインフルエンザ曝露が推察され，インフルエンザ様症状がある場合には，診断のために抗原迅速診断キットを用いる必要がある．

6 治療

　ほとんどは外来で治療でき，薬物療法だけでなく水分摂取と感染拡大防止策も指導する．インフルエンザの薬物療法には抗インフルエンザ薬と対症療法がある．

❶抗インフルエンザ薬

　抗インフルエンザ薬は発症48時間以内に投与すれば解熱を数日早めるという利点がある反面，乱用すれば薬剤耐性ウイルスを生み出す危険性も持つ．抗インフルエンザ薬の投与は診断の確実性だけではなく，重症化や感染拡大の危険性を含めて判断しなければならない．

　抗インフルエンザ薬をとくに必要とするのは次のような患者である．

①重症患者
　昇圧薬投与や人工呼吸管理が必要な例，肺炎，心不全，意識障害，脱水などを生じている例など．

②重症化しやすい高危険群の患者
　喘息などの慢性呼吸器疾患，慢性心・腎疾患，糖尿病，免疫不全の患者，妊婦，乳幼児，65歳以上の高齢者など．

③重症化しやすい高危険群の患者に接する者
　医療従事者，乳幼児のいる家庭など．

これらの患者がインフルエンザと診断されたら，抗原迅速診断キットによる検査結果，予防接種の有無，発症後の経過時間によらず抗インフルエンザ薬を投与する．

上記①〜③に当てはまらない患者では，その多くが自然軽快するため，抗インフルエンザ薬を投与すべきかどうかは専門家でも意見が分かれている．少なくとも，発症48時間以上あるいは改善傾向であれば抗インフルエンザ薬は用いない．

❷ 対症療法

対症療法では，鎮痛解熱薬や漢方薬が用いられる．ただし鎮痛解熱薬のうち，非ステロイド性抗炎症薬はライ症候群を発症する危険が増すためとくに未成年患者では用いられず，必要な場合はアセトアミノフェンを用いる．

7 感染予防策

インフルエンザウイルスの主な感染経路は飛沫感染[*1]である．よって，飛沫感染予防策を行う．

診察時や患者専用スペースを離れるときには，可能であれば患者にサージカルマスクを着用してもらう．対応する職員は手指衛生（手洗いあるいはアルコール消毒）を遵守し，飛沫感染予防策（サージカルマスク着用）を行う．入院を要する場合には個室管理あるいはコホーティング[*2]を行う．

最短でも発症5日かつ解熱後2日は感染性がある．免疫不全を合併しているとウイルス排泄が長引くこと，治療により薬剤耐性ウイルスが生じやすいことから，感染予防策を長めに行うべきである．また，インフルエンザ患者自身に免疫不全がなくても，免疫抑制患者との接触は発症7日かつ熱・気道症状消失から2日以上は避けた方がよいとされる．

患者や予防接種を受けていない医療従事者がインフルエンザ患者と濃厚接触[*3]した場合には曝露後，予防内服を勧める．予防接種を受けた医療従事者は予防内服の必要はない．

医療従事者がインフルエンザを発症したときは，出勤すると感染を拡大させてしまうため，出勤せずに所属長に相談するべきである．

引用・参考文献

1) 臼井一裕：インフルエンザ．呼吸器疾患ビジュアルブック，（落合慈之監，石原照夫編），p.94，学研メディカル秀潤社，2011．
2) Fiore AE, et al：MMWR Recommendations and reports：Morbidity and mortality weekly report Recommendations and report：Centers for Disease Control 60，1-24，2011．
3) 国立感染症研究所．
http://www.nih.go.jp/niid/ja/（2015年11月25日検索）
4) Jefferson T, et al：Neuraminidase inhibitors for preventing and treating influenza in healthy adults and children：Cochrane Database Syst Rev 10．
5) CDC：Influenza Antiviral Medications：Summary for Clinicians，2014．
http://www.cdc.gov/flu/professionals/antivirals/summary-clinicians.htm（2015年11月27日検索）
6) Miyamoto A, et al：Posterior pharyngeal wall follicles as early diagnostic maker for seasonal and novel influenza：Gen Med 12：51-60，2011．

📖 用語解説

*1 飛沫感染
患者が咳やくしゃみをしたときや喀痰吸引をしたときに放出される病原体を含んだ直径5μmより大きい飛沫粒子が，他者の結膜，鼻粘膜，口腔粘膜に付着し感染すること．

*2 コホーティング（cohorting）
同一微生物による感染症患者を1つの部屋に集めて管理すること．

*3 インフルエンザにおける濃厚接触
病原体が伝播する可能性が高い状況をいう．医療機関では，約2m以内で面と向かって話をする，マスクをせずに咳を浴びる，診察・処置・搬送などにマスクをつけずに直接携わった場合などが該当する．

3 肺炎 ①総論

1 概要

肺炎とは，広義には肺に生じる感染性，非感染性の炎症性疾患の総称である．狭義には，微生物が肺に侵入して生じる肺の急性感染症をさす[1]．

2 分類・疫学

治療を最適化するために発症機序，原因微生物，患者の基礎状態などで分類され，おのおのその名前をつけて呼ばれる（表3-1-1）．細菌性肺炎はきわめて多く，日本人の死因の第3位を占める．p.243以降の各論では，主に細菌性肺炎について述べる．

3 症状

典型的には急性の経過で発熱に気道症状（咳嗽，喀痰）や胸膜痛を伴い，横隔膜に接する胸膜炎では季肋部痛を生じることもある．高齢者や免疫不全者では症状が乏しいことがある．

4 診断

診断は感染・炎症所見〔発熱・低体温，意識変容，shock vital，白血球増減，CRP（C-reactive protein）・PCT（procalcitonin）上昇など〕と下

表3-1-1 肺炎の分類

発症機序による分類例（感染かどうかは問わない）	発症機序
薬剤性肺炎（薬剤性肺障害）	薬剤副作用
化学性肺炎	酸など化学的作用
誤嚥性肺炎	誤嚥
原因微生物による分類例（感染による肺炎）	原因微生物
ウイルス性肺炎	ウイルス全般
細菌性肺炎 　肺炎球菌肺炎 　緑膿菌肺炎 　非定型肺炎	細菌全般 　肺炎球菌 　緑膿菌 　非定型病原体*
肺結核	結核菌
肺真菌症	真菌（アスペルギルス，クリプトコッカスなど）
患者の基礎状態による分類例（感染による肺炎）	患者の基礎状態
市中肺炎（CAP）	健常者や軽度の基礎疾患しか有さない人に生じた肺炎
医療・介護関連肺炎（NHCAP）	急性期病院外で耐性菌定着リスク（表3-1-2）[2]のある慢性病態患者に生じた肺炎
院内肺炎（HAP）	急性期病院に入院して48時間以降に発症した肺炎
人工呼吸器関連肺炎（VAP）	人工呼吸器装着後に発症した肺炎

＊：病原体の中で，マイコプラズマ，クラミドフィラ，レジオネラによる肺炎は，痰が少ない，グラム染色で病原体がみえない，β-ラクタム薬が無効といった特徴があり，これらの病原体を非定型病原体とよぶ．

気道所見(湿性咳嗽,胸膜痛,胸部画像で浸潤影)の組み合わせでなされる.しかし,類似の所見を呈する他疾患も多く,治療開始後も経過をみながら鑑別をしていく必要がある(表3-1-3)[3)].

表3-1-2 薬剤耐性菌定着リスク

(1) 療養型病床,精神病床,介護施設に入所している.
(2) 90日以内に病院を退院した.
(3) 介護*を必要とする高齢者,身障者.
(4) 通院で継続的に血管内治療を受けている患者.

*:介護の基準は,PS3(限られた自分の身の回りのことしかできない,日中の50%以上をベッドか椅子で過ごす)以上を目安にする.
(日本呼吸器学会医療・介護関連肺炎(NHCAP)診療ガイドライン作成委員会編:NHCAPの定義,医療・介護関連肺炎診療ガイドライン,p.7,社団法人日本呼吸器学会,2011を一部改変)

表3-1-3 発熱・咳嗽・浸潤影がみられる場合の鑑別疾患

鑑別疾患	病歴,身体所見	画像の特徴	検査
肺炎	急性 悪寒 膿性痰	浸潤影は区域性	喀痰細菌検査
肺結核	悪寒なし 慢性経過 体重減少 栄養状態不良 細胞性免疫不全	空洞影,結節影,粒状影は強く結核を疑わせる	喀痰抗酸菌検査
心不全	悪寒・膿性痰なし 狭心痛 頸静脈怒張 起坐呼吸 浮腫 心音異常	浸潤影・胸水が両側性 Kerley B line 心拡大	心電図 心エコー
肺塞栓	悪寒・膿性痰なし 長期臥床 深部静脈血栓・悪性腫瘍の既往 胸部画像に比して呼吸状態が悪い	陰影は目立たないことが多い 末梢のくさび状陰影がみられることもある	造影CT
肺胞出血	膿性痰なし 喀血	両側性やびまん性の陰影	CT 気管支鏡
悪性腫瘍	悪寒・膿性痰なし 慢性経過 体重減少 ばち状指 リンパ節腫大	結節・腫瘤影が多い リンパ節腫脹を伴うことがある	造影CT 喀痰細胞診
薬剤性肺障害	悪寒・膿性痰なし 危険性の高い薬剤投与歴	びまん性 両側下肺野優位	好酸球増多を伴うこともある CT 気管支鏡
無気肺	悪寒・膿性痰なし 呼吸数正常	境界が直線的な区域性陰影	CT

(村田研吾:市中肺炎.ER実践ハンドブック−現場で活きる初期対応の手順と判断の指針,(樫山鉄夫ほか編),p.172,羊土社,2015より転載)

5 検査

治療の最適化のためには細菌学的検査が必要である．

❶胸部X線

浸潤影を呈する．以前のX線と比較するとわずかな病変がみつけやすくなる．

❷細菌学的検査

①血液培養
・2セット以上提出する．
・陽性であれば確実に原因菌であるといえる．
・抗菌薬を最適化することができ，治療期間も変わる．

②喀痰検査
・一般細菌と抗酸菌の鏡検，培養，薬剤感受性検査に提出する．
・血液培養よりも陽性率は高いが，原因菌ではないこともある．
・患者が自力で痰を出せないときには，高張食塩水で喀痰を誘発したり，経気管カテーテルで吸引して採取する．

③抗原検査
尿でレジオネラと肺炎球菌の抗原が，咽頭粘液でインフルエンザ，マイコプラズマの抗原が検出できる．陽性であれば，原因菌の1つであると考えて治療を行う．

④血清抗体検査
マイコプラズマ，クラミドフィラ，レジオネラなどに対する抗体が陽性の場合，原因菌であることが疑われる．

6 治療

多くの場合，治療開始時点では原因菌が不明であるため，病歴，喀痰のグラム染色や迅速検査から想定される原因菌に基づいて抗菌薬を選択する．細菌検査の結果は数日で判明するので，検出された原因菌に基づいて狭域の抗菌薬に変更する．

7 感染対策

病原体によって異なるが，咳エチケットと飛沫感染予防策は行うほうがよい．つまり，可能なら患者にサージカルマスクを付けてもらい，対応する職員は手指衛生を遵守し，サージカルマスクを着用する．

輸入感染症[*1]が疑われる場合は，飛沫感染，接触感染，空気感染の予防策を，結核が疑われる場合は空気感染予防策を行う．

引用・参考文献
1) 日本呼吸器学会市中肺炎診療ガイドライン作成委員会：成人市中肺炎診療ガイドライン，2007．
2) 日本呼吸器学会医療・介護関連肺炎（NHCAP）診療ガイドライン作成委員会編：NHCAPの定義．医療・介護関連肺炎診療ガイドライン，p.7，社団法人日本呼吸器学会，2011．
3) 村田研吾：市中肺炎．ER実践ハンドブック−現場で活きる初期対応の手順と判断の指針，（樫山鉄矢ほか編），p.172，羊土社，2015．

用語解説
＊1　輸入感染症
本邦には本来常在しないか，あったとしてもまれな病原体が国外から人，動物，輸入品によって持ち込まれて生じる感染症．代表的な疾患として，エボラウイルス病などのウイルス性出血熱，マラリア，細菌性赤痢，コレラ，腸チフス，コクシジオイデス症，ヒストプラズマ症などがある．

②各論：市中肺炎（CAP）

1 概要

市中肺炎（community-acquired pneumonia：CAP）は健常者や軽度の基礎疾患しか有しない人に生じる肺炎で[1]，原因微生物として肺炎球菌，非定型病原体が多いという特徴がある（表3-2-1）[1]．

2 検査

肺炎球菌をはじめとした一般細菌と，マイコプラズマ，クラミドフィラなどの非定型病原体は有効な抗菌薬が異なるため，前述の検査や日本呼吸器学会のスコアリング（表3-2-2）[2]を用いて極力，鑑別をしていく．

3 重症度評価

呼吸数を含めたバイタルサインやA-DROP（表3-2-3）[2]などの指標を参考にして重症度を判断し，治療の場を決定する．

4 治療

軽症であれば，外来通院として経口抗菌薬で治療することも可能である．

重症の場合は入院とし，静注抗菌薬で治療を開始すべきである．治療開始は早いほうがよいため，入院する患者に対する初回抗菌薬投与は外来で開始する．

引用・参考文献

1) 村田研吾：ERでの医療ケア関連肺炎，救急・ERノート レジデントノート別冊，症候と疾患から迫る！ ERの感染症診療，（大野博司編），p.146-152，羊土社，2012．
2) 日本呼吸器学会市中肺炎診療ガイドライン作成委員会：成人市中肺炎診療ガイドライン，2007．

表3-2-1 患者の状態による原因微生物

順位	市中肺炎	医療・介護関連肺炎	院内肺炎
1	肺炎球菌	肺炎球菌	黄色ぶどう球菌
2	マイコプラズマ	腸内細菌科	緑膿菌
3	ヘモフィルス菌	緑膿菌	腸内細菌科

（村田研吾：ERでの医療ケア関連肺炎，救急・ERノート レジデントノート別冊，症候と疾患から迫る！ ERの感染症診療，（大野博司編），p.146-152，羊土社，2012）

表3-2-2 一般細菌による肺炎と非定型肺炎の鑑別

(1) 年齢<60歳
(2) 基礎疾患がない，あるいは軽微
(3) 頑固な咳嗽がある
(4) 胸部聴診上所見に乏しい
(5) 喀痰がない，あるいは迅速診断で原因菌らしきものがない
(6) 末梢血白血球数<1万/μL

(1)～(5)の5項目中3項目以上→非定型肺炎疑い
(1)～(6)の6項目中4項目以上→非定型肺炎疑い

このスコアリングが対象とする非定型肺炎は，肺炎マイコプラズマと肺炎クラミドフィラのみである．
（日本呼吸器学会市中肺炎診療ガイドライン作成委員会：成人市中肺炎診療ガイドライン，2007より一部改変）

表3-2-3 日本呼吸器学会成人市中肺炎重症度分類（A-DROP）

指標	
Age	男性70歳以上，女性75歳以上
Dehydration	BUN 21mg/dL以上または脱水あり
Respiration	SpO2 90%以下（PaO2 60Torr以下）
Orientation	意識障害
Pressure	血圧（収縮期）90mmHg以下

重症度分類と治療の場の関係		
軽症	上記5つの項目のいずれも満足しないもの	外来治療
中等症	上記項目の1つまたは2つを有するもの	外来または入院
重症	上記項目の3つを有するもの	入院
超重症	上記項目の4つまたは5つを有するもの ただし，ショックがあれば1項目のみでも超重症とする	ICU

（日本呼吸器学会市中肺炎診療ガイドライン作成委員会：成人市中肺炎診療ガイドライン，2007より一部改変）

③各論：院内肺炎(HAP)と人工呼吸器関連肺炎(VAP)

1 概要

院内肺炎(hospital-acquired pneumonia：HAP)は急性期病院に入院して48時間以降に発症した肺炎である．院内感染症の中で尿路感染に次いで2番目に多く，死亡数は最も多いとされる[1]．

院内肺炎のうち，人工呼吸器装着患者に生じたものを人工呼吸器関連肺炎(ventilator associated pneumonia：VAP)とよぶ．いずれも，薬剤耐性傾向のある緑膿菌などが原因菌となる．免疫不全がある場合には，健常者であれば罹患しない病原体(ニューモシスチスなど)による感染症(日和見感染症)を生じることがある．

2 診断

基礎疾患の影響により炎症所見や痰，肺の異常陰影がもともとあるため，診断は難しい．

3 重症度評価

呼吸数を含めたバイタルサインや，I-ROAD(図3-3-1)[1]などの指標を参考にして重症度を判断する．

4 治療

重症化しやすい病原体である緑膿菌が原因である可能性が高いことから，原則として緑膿菌をカバーできる抗菌薬で治療を開始する．

引用・参考文献
1) 日本呼吸器学会呼吸器感染症に関するガイドライン作成委員会：成人院内肺炎診療ガイドライン，p.4，2008．

---

1. 生命予後予測因子
   ① I (Immunodeficiency)：悪性腫瘍または免疫不全状態
   ② R (Respiration)：$SpO_2 > 90\%$を維持するために$FiO_2 > 35\%$を要する
   ③ O (Orientation)：意識レベルの低下
   ④ A (Age)：男性70歳以上，女性75歳以上
   ⑤ D (Dehydration)：乏尿または脱水

   該当項目が2項目以下 →

2. 肺炎重症度規定因子
   ① CRP≧20mg/dL
   ② 胸部X線写真陰影の広がりが一側肺の2/3以上

   なし → 軽症群(A群)
   あり → 中等症群(B群)
   3項目以上が該当 → 重症群(C群)

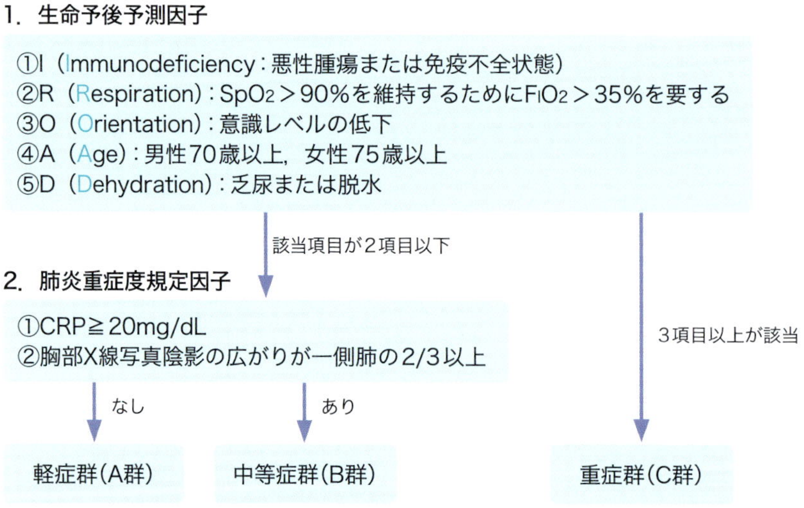

図3-3-1 院内肺炎の重症度分類(I-ROAD)
(日本呼吸器学会呼吸器感染症に関するガイドライン作成委員会：成人院内肺炎診療ガイドライン，p.4，2008)

④各論:医療・介護関連肺炎(NHCAP)

1 概要・疫学

　医療・介護関連肺炎(nursing and health-care-associated pneumonia:NHCAP)は急性期病院外で慢性病態患者に生じた肺炎であり,薬剤耐性菌定着リスク(p.241の表3-1-2)がある.市中肺炎と院内肺炎の中間の病態で,それを反映して肺炎球菌のような市中肺炎でみられる菌と,緑膿菌のような院内肺炎でみられる菌が原因となる(p.243の表3-2-1)[1].

2 治療

　市中肺炎と同様に重症度を評価して治療を進めていく.しかし,入院が必要かどうかは肺炎そのものの重症度だけではなく,基礎疾患,精神的・身体的活動性,家族などの状況などを勘案しながら,患者や家族と話し合って判断するべきである[2].

　薬剤選択に際しては,薬剤耐性が多いことから広域抗菌薬を選択することが多いが,合併症などで全身状態が不良の患者や終末期の患者に対しては「無害性」の観点から副作用を考慮すべきとされ,治療方針は患者およびその家族などの個人の生活歴,家族歴を知る医師が,患者およびその家族の意思を尊重して判断することが推奨されている[2].

引用・参考文献
1) 村田研吾:ERでの医療ケア関連肺炎,救急・ERノート レジデントノート別冊,症候と疾患から迫る!ERの感染症診療,(大野博司編),p.146-152,羊土社,2012.
2) 日本呼吸器学会医療・介護関連肺炎(NHCAP)診療ガイドライン作成委員会:医療・介護関連肺炎(NHCAP)診療ガイドライン,2011.

⑤各論:誤嚥性肺炎

1 概要

　唾液,飲食物,吐物などを誤嚥することによって生じる肺炎である.感染症とはかぎらず,化学性肺炎のこともある.多くは医療・介護関連肺炎や院内肺炎として生じる.

2 診断

　誤嚥したからといって必ずしも抗菌薬の投与が必要な細菌性肺炎とはかぎらない.経過を観察し悪化する場合に,誤嚥による細菌性肺炎と診断するという方法も試みられている.

3 治療

　非感染性の誤嚥性肺炎であれば,抗菌薬を用いる必要はない.

　感染性である場合は,薬剤耐性菌のリスク(p.241の表3-1-2)や嫌気性菌が関与する可能性(口腔衛生不良,悪臭を伴う痰など)を評価し,抗菌薬を選択する.

4 肺結核

1 概要

　肺結核とは，結核菌による肺感染症である．一般の細菌性肺炎と共通する点もあるが，感染症法の2類感染症に指定されており，発生の届け出，医療費の公費負担，入院勧告，接触者健診など結核独特の対応があり，治療や経過も異なるため，一般の細菌性肺炎とは別疾患として扱われる．診断した医師はただちに最寄りの保健所に届け出なくてはならない．他人に感染させるおそれがあるときは，知事から結核病床への入院勧告が出される．飛沫核（空気）感染するので，感染防護のため医療者や家族などはN95マスクを装着する．

　抗結核薬4薬により6か月間治療するのが標準である．治療期間が長いので服薬忘れや中断が起こりやすいが，不規則な治療は薬剤耐性菌を生じる危険がある．服薬指導・管理が非常に重要で，直接服薬確認短期化学療法(directly observed treatment, short-course：DOTS)というシステムを用いる．

2 疫学

　2013年には，全国で15,972人が活動性肺結核として新規に登録され，2,084人が結核で死亡した（人口10万対の罹患率12.5，死亡率1.7）．性別では，男性に多い傾向が続いている．2013年の罹患率は男性16.4，女性8.9であった．1962年の日本の活動性肺結核罹患率356.6，結核死亡率29.3と比較すれば，近年は著しく改善したといえるが（図4-1）[1]，依然として欧米の低蔓延国（たとえば米国は2013年結核罹患率3.1）よりは高く，日本は結核の中蔓延国とされている．

　日本では人口構成の高齢化が進行し，過去の高蔓延時代に結核に感染した人々が高齢になって結核を発病するケースが問題となっている．2013年の新規結核登録患者のうち，70歳以上は57.4%であった．

　また，ヒト免疫不全ウイルス(human immunodeficiency virus：HIV)感染者の増加に伴って，免疫低下から結核を発病するケースが増加することも懸念される．

3 原因

　結核菌が肺に感染することが原因である．ただし，感染と発病とは異なる．免疫が働くことにより，感染しても発病するのは1割程度とされている（図4-2）．

　結核菌は生活環境に常在せず，肺結核患者からの咳などによる排菌によってヒトからヒトへ飛沫核（空気）感染する．肺結核患者が咳をすると，結核菌を含む痰が粒子（飛沫）となって空気

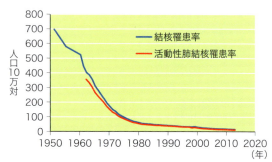

図4-1　日本の結核罹患率，活動性肺結核罹患率の推移

〔公益財団法人結核予防会：新登録結核患者数および罹患率の年次推移（表6）．結核の統計(2016.1 up)(http://www.jata.or.jp/rit/ekigaku/toukei/adddata/)を元に作成〕

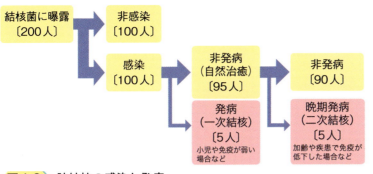

図4-2 肺結核の感染と発病
200人が結核排菌患者と接触した場合の例．実際には患者の排菌状況や接触者の状態により異なる．接触しても，感染して発病するのは一部である．
（四元秀毅：結核はどんな病気か．医療者のための結核の知識第4版，p.21，医学書院，2013を元に作成）

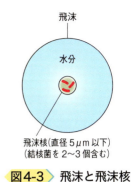

図4-3 飛沫と飛沫核

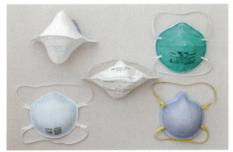

図4-4 N95マスク

中に飛散する．粒子が空気中で乾燥するとさらに小さな粒子(飛沫核)となって，数時間空気中に漂い続け，肺の奥まで到達しやすくなる(図4-3)．微小な飛沫核は一般のマスクを通り抜けるので，医療スタッフや家族などが結核菌を吸入するのを防ぐにはN95マスク(図4-4)という微粒子も通しにくいマスクを装着する．患者本人が着けるマスクは，比較的大きな飛沫の飛散を防ぐ目的なので，一般のマスクでよい．

飛沫核が他人に吸入され，気道末梢や肺胞に到達すると，線毛運動による排出を免れ，含まれていた結核菌が定着する．この結核菌を貪食細胞(マクロファージ)が取り込む．結核菌は貪食細胞に取り込まれても死なずに増殖し，微小な病巣ができる．一部の菌は肺門リンパ節にも運ばれて病巣ができる．肺やリンパ節にできた微小な変化を初期変化群という．この段階にいたることを，通常は結核に感染したという．

感染に引き続いて病巣が拡大していき発病する場合を一次結核症とよぶ．小児や免疫低下状態の患者に多い．健常成人では微小な病巣を多数の貪食細胞などが取り囲んで，結核菌を封じ込めるため，多くの場合発病にいたらず安定する．

しかし，封じ込められた結核菌の一部は休眠状態で長年残存し，加齢や疾病などにより免疫力が低下した際に増殖して結核を起こすことがある(二次結核症)．

4 症状

主な症状は咳，痰(しばしば血痰)，喀血，発熱，寝汗(盗汗)，体重減少，倦怠感，呼吸困難，胸痛などである．

急性上気道炎(いわゆる風邪)や気管支炎，肺炎の咳は始まりの日が比較的明らかで，2週間以内に改善することが多いのに対して，結核の咳は始まりの時期がはっきりせず，何週間も続いていることが多い．結核病巣は出血しやすいためしばしば血痰が出るが，血痰が出る疾患は結核のほかにも肺がんや非結核性抗酸菌症など複数あるので，鑑別に注意が必要である．結核の発熱は37℃台までの「微熱」であることが多い．

日本では結核患者が少なくなったので，結核

図4-5 肺結核の可能性を考慮すべき症例

これらの状況があっても肺結核とは限らないが，肺結核の可能性を考えて喀痰抗酸菌検査などの結核関連検査を行うべきである．

と気づかれず，「風邪」や「肺炎」として治療されている場合がある．呼吸器症状のある患者では，常に結核ではないかと疑い，検査を怠らないことが大切である（図4-5）．

5 検査

❶細菌学的検査

①喀痰検査

喀痰検査は，結核菌の存在を確認したり，菌量によって他人への感染性の程度を判断するため重要である．1回だけの検査では菌が検出されない場合があるので，初めての検査では，検出率を高めるため日を変えて3回繰り返すことが勧められている．

痰が出にくい場合は，生理食塩水よりも濃い食塩水をネブライザーで吸入して，痰の分泌を促す方法（吸入誘発）が用いられることがある．また，笛状の器具をくわえて吹くことにより，空気振動で痰の喀出を促す方法もある．

検査項目としては，塗抹，培養，薬剤感受性，遺伝子，抗原検査がある．塗抹検査は排菌量が多くないと陽性にならず，結核菌ではない非結核性抗酸菌でも陽性になってしまうが，数時間で実施可能なので，まず塗抹検査を行う．

塗抹検査には，痰を直接ガラス板に塗りつける直接塗抹法と，痰を薬剤処理して遠心分離する集菌法がある．また，菌に色を着けて可視化する染色法には，チール・ネールゼン（Ziehl-Neelsen）法と蛍光法がある．結核菌はチール・ネールゼン法で染色すると，酸処理しても色が抜けないために「抗酸菌」とよばれる．抗酸菌以外にもグラム陽性桿菌や放線菌が陽性と判定される場合があるので注意が必要である．

喀痰塗抹検査が陽性の場合は排菌量が多く，他人への感染のおそれがあると判断され，原則として入院勧告の対象となる．塗抹検査が陰性の場合は排菌量が少なく，外来通院で治療をすることも可能である．

遺伝子検査は結核菌のDNAやRNAを検出する．また抗原検査は結核菌のタンパク質を検出する．これらの検査は検体の中に結核菌が存在することを確認したり，培養で生育した菌が結核菌であることを確認するために用いられる．方法が改良され数時間で結果が出るものもある．

培養検査は排菌が微量でも検出することができるが，菌量が少ないほど陽性となるまでの所要日数が長い．小川培地という固形培地を用いる方法では最長8週間を要する．液体培地を用いる方法は小川培地より速いが，それでも最長6週間を要する．

薬剤感受性検査は，培養で生育した菌を用いて，抗結核薬が有効かどうかをみる．治療に用いる薬剤の決定に重要な情報が得られる．抗結核薬を含む培地の中に結核菌を植えて，菌が生育するかどうかをみるので，培養検査同様に所要日数が数週間かかる．近年では，薬剤感受性検査にも遺伝子検査法を応用して，短時間で検査する技術の開発が進んでいる．

②胃液検査

喀痰検査ができない場合は胃液を採取して，喀痰同様の検査を行う．

③気管支鏡検査

喀痰や胃液で診断できない場合は，気管支鏡検査を行い，病変を擦過または洗浄して喀痰同様の検査を行う．

④血液培養

一般的に結核菌の検出率は高くないが，重症例や粟粒結核では陽性になることがある．

❷ 血液検査

白血球数，CRP，赤血球沈降速度などで炎症の程度を評価する．生化学検査で肝，腎などの臓器障害を評価し，治療薬選択の参考にする．

インターフェロンγ遊離試験(interferon-gamma release assay：IGRA；商品名QuantiFERON®-TB Gold，T-SPOT®.TB)は，結核菌成分に対するリンパ球の反応の強さによって，結核に対する免疫を測る検査である．結核菌に感染すると，約2か月でIGRAが陽性になる．陽性であれば結核菌に感染歴があることを示す．ただし，古い過去に感染した後で長期間陽性が続く場合があるので，結果の解釈には注意を要する．

日本では，昭和の中頃まで結核の罹患率がとくに高く，現在の高齢者にIGRA検査を行うと，過去の感染のため陽性である場合がしばしばみられる．結核菌以外にも，一部の非結核性抗酸菌(カンサシ菌など)の感染でIGRA陽性になる

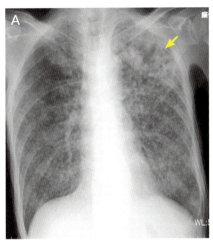
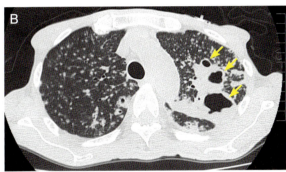

図4-6 肺結核の画像検査

50歳台，男性．肺結核．学会分類 b Ⅱ 3型．
A)胸部X線写真：左上肺野に空洞(→)がみられる．肺全体に大小様々な粒状影・結節影がみられる．
B)胸部CT：大動脈弓を通るスライス．左肺上葉に3個の厚壁空洞(→)が連なっている．両側の肺に大小様々な粒状影，結節影がみられる．

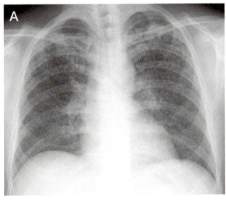
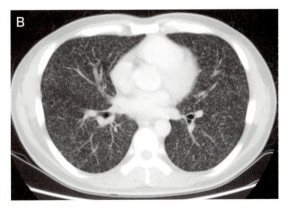

図4-7 粟粒結核の画像検査

40歳台，男性．粟粒結核．学会分類 b Ⅲ 3型．
A)胸部X線写真：微小な粒状影が両側肺全体にみられる．
B)胸部CT：下胸部．微小な粒状影が両側肺全体にみられる．

ことがあるので，菌検査で確認する必要がある．

高度の免疫不全状態では，リンパ球の反応が低下しIGRA検査が不能になる．HIV感染や糖尿病など，結核発病のリスクを高める疾患がないか調べる検査も，状況に応じて行う．

❸ 画像検査（図4-6, 7）

胸部X線検査では，程度に応じて粒状影，結節影，空洞影，浸潤影がみられる．換気のよい肺上葉に好発する．空洞の存在は，疾患の活動性が高く，排菌量が多いことを示唆する．病変が胸膜に波及すると，胸水貯留をきたす．また免疫低下などで重症化すると，結核菌が血行性に全身へ散布され，肺では全体に粟粒のような粒状影が出現して「粟粒結核」になる．胸部X線所見の分類としては，日本結核病学会病型分類（学会分類）が用いられている（表4-1）．

胸部CTでも胸部X線写真と同様の陰影がみられるが，X線写真に比べて，CTの方が空洞影や粟粒影の判別が容易である．

なお，肺がんなど結核以外の疾患でも空洞影が出現することがあるので，空洞の原因が結核であるのか注意を要する．また，しばしば肺門・縦隔リンパ節腫大を認める．

❹ そのほかの検査

ツベルクリン反応とは，結核菌の成分を皮内注射して，皮膚の免疫反応（発赤や硬結など）の強さをみる検査である．施行が容易で安価なので，結核感染の有無をみるため長らく用いられてきた．しかし，BCG接種の影響を受けることや，計測誤差が大きいなどの問題がある．

6 診断

肺結核の診断は，細菌学的検査で結核菌を検出するのが原則である．痰が採取できる場合はすみやかに喀痰検査を行う．慢性の咳，痰があり，胸部X線写真やCTで肺結核を考える所見があり，喀痰の抗酸菌塗抹が陽性の場合は，臨床的に肺結核と診断することも可能である．遺伝子検査や培養検査で結核菌と確認されるまで日数がかかることもあるので，結核を否定する結果が出ないかぎりは肺結核として扱い，治療や

表4-1　胸部X線所見の分類（日本結核病学会病型分類（学会分類））

a. 病巣の性状
　0　病変が全く認められないもの
　Ⅰ型（広汎空洞型）　空洞面積の合計が拡がり1（後記）を越し，肺病変の拡がりの合計が一側肺に達するもの．
　Ⅱ型（非広汎空洞型）　空洞を伴う病変があって，上記Ⅰ型に該当しないもの．
　Ⅲ型（不安定非空洞型）　空洞は認められないが，不安定な肺病変があるもの．
　Ⅳ型（安定非空洞型）　安定していると考えられる肺病変のみがあるもの．
　Ⅴ型（治癒型）　治癒所見のみのもの．
　以上のほかに次の3種の病変があるときは特殊型として，次の符号を用いて記載する．
　H（肺門リンパ節腫脹）
　Pl（滲出性胸膜炎）
　Op（手術のあと）

b. 病巣の拡がり
　1　第2肋骨前端上縁を通る水平線以上の肺野の面積を越えない範囲．
　2　1と3の中間
　3　一側肺野面積を越えるもの．

c. 病側
　r　右側のみに病変のあるもの．
　l　左側のみに病変のあるもの．
　b　両側に病変のあるもの．

d. 判定に際しての約束
　i) 判定に際し，いずれに入れるか迷う場合には，次の原則によって割り切る．ⅠかⅡはⅡ，ⅡかⅢはⅢ，ⅢかⅣはⅢ，ⅣかⅤはⅣ
　ii) 病側，拡がりの判定は，Ⅰ〜Ⅳ型に分類しうる病変について行い，治癒所見は除外して判定する．
　iii) 特殊型については，拡がりはなしとする．

e. 記載の仕方
　i) （病側）（病型）（拡がり）の順に記載する．
　ii) 特殊型は（病側）（病型）を付記する．特殊型のみのときは，その（病側）（病型）のみを記載すればよい．
　iii) Ⅴ型のみのときは病側，拡がりは記載しないでよい．

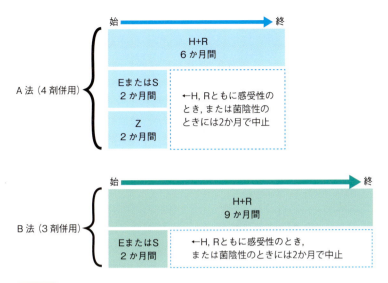

図4-8 結核の標準治療
Zが使用できない場合を除き，A法を用いる．重症，2か月を超えても培養陽性，HIV陽性，免疫低下状態（免疫抑制剤使用や糖尿病など）の場合3か月間延長する．
H：イソニアジド，R：リファンピシン，E：エタンブトール，S：ストレプトマイシン，Z：ピラジナミド．
（重藤えり子：結核医療の基準【平成21年改正】とその解説，公益財団法人結核予防会，2009を元に作成）

感染予防（隔離入院）などの対応を進める．

初回の喀痰検査で抗酸菌塗抹が陰性の場合は，さらに2回の喀痰検査の結果をみる．塗抹陽性が出た場合は上記同様の対応をする．

喀痰検査が3回とも塗抹陰性であれば，もし肺結核であっても排菌は少なく，他人への感染性は低いとみなされる．この場合は隔離入院の対象とはならない．ただちに肺結核とは診断せずに喀痰の結核菌遺伝子検査や培養検査，血液検査の結果を待つか，気管支鏡でさらなる菌検査を行う．喀痰の塗抹が陰性で，培養や遺伝子検査が陽性なら（感染性の低い）肺結核と診断する．痰が出ず，胃液や気管支鏡検体で塗抹陽性，培養陽性であった場合は，基本的に（感染性の低い）肺結核と診断するが，できるかぎり喀痰検査を行うよう努めて排菌状況を確認する．

結核と診断した医師は，ただちに最寄りの保健所に発生届を出さなくてはならない．

7 治療

一般細菌による肺炎とは異なり，治療には月単位の長期間を要する．また，薬剤耐性菌を生じさせないために，抗結核薬を3薬以上用いる多剤併用療法を行う．標準治療が定められており，A法は4剤併用2か月間を含む6か月間，B法は3剤併用2か月間を含む9か月間とされている（図4-8）．糖尿病や免疫低下状態などの場合，再発のリスクが高いため，経過に応じて治療期間を3か月以上延長する．

抗結核薬の副作用が問題となることが珍しくなく，食欲不振，皮疹，肝障害，腎障害，視力障害，血球減少などが出現して，抗結核薬を変更したり，副作用対策の治療をせざるを得ないことがある（表4-2）．薬剤アレルギーが生じた場合は，原因薬剤を少量から開始して徐々に増量していく減感作療法を行うと，投与可能になる場合がある．

表4-2 抗結核薬の主な副作用

薬名	略称	副作用
イソニアジド	INH, H	肝障害，末梢神経障害（ビタミンB_6欠乏），皮疹など
リファンピシン	RFP, R	皮疹，肝障害，腎障害，胃腸障害，血球減少，発熱など
エタンブトール	EB, E	皮疹，視神経障害など
ピラジナミド	PZA, Z	肝障害，高尿酸血症，食欲不振など
ストレプトマイシン	SM, S	腎障害，聴覚障害，平衡感覚障害など

　結核菌に薬剤耐性が確認された場合も，抗結核薬を変更せざるを得ないことがある．抗結核薬のうち，最も効果の強いリファンピシン，イソニアジドの2剤に対して耐性である結核菌を多剤耐性（multi-drug resistant：MDR）結核菌とよぶ．MDR結核菌の治療には，感受性のある抗結核薬をできるだけ多く組み合わせて用い，少なくとも2年投与するとともに，病巣を切除可能な場合はできるかぎり切除する．

　近年ではリファンピシン，イソニアジド，フルオロキノロン，アミノグリコシドに耐性の超多剤耐性（extensively drug resistant：XDR）結核菌が出現し問題になっている．新規抗結核薬デラマニドが2014年から使用可能となり，ほかの新規抗結核薬の臨床試験も行われているが，新規薬剤に対して耐性菌を生じさせないよう十分な注意が必要である．

　標準治療でも最短6か月と長期に及ぶため，服薬忘れや治療中断が起こりやすい．不規則な服薬や服薬中断は，薬剤耐性菌を生じやすいため，服薬の指導・確認がきわめて重要で，直接服薬確認短期化学療法（directly observed treatment short-course：DOTS）といわれる対策が行われている．

　患者に十分な服薬指導を行い，患者が服薬するところを医療スタッフや家族などが直接見て確認する．入院中はもちろん，退院後も継続する．退院後の服薬確認は，服薬への理解度や生活状況などに応じて，自宅で家族が行う，訪問医療・看護スタッフが行う，本人が保健所や病院を訪れて行う，通院時に薬剤の空き容器を持参する，保健所が電話や郵便などで連絡して確認する，などの方法が用いられることが多い．

　退院の可否は，他人への感染性がなくなったか，適切な治療を継続できるかなどを検討して判断する．治療経過が順調で標準治療が2週間以上行われ，咳，痰，発熱などの症状が消失し，結核菌の薬剤感受性があると確認され，退院後も確実に感染防止と服薬が続けられる場合は，喀痰の抗酸菌塗抹陰性が3回続いたら，退院させることを検討する．退院後生活する場に乳幼児や免疫低下状態の人がいる場合，あるいはほかの病院に転院する場合は，他人への感染性がないことの確認を厳格にして，培養陰性が2回続いたら退院させることを検討する．いかなる場合も培養陰性が3回続いたら，退院させなければならない．

引用・参考文献

1) 公益財団法人結核予防会：新登録結核患者数および罹患率の年次推移．結核の統計．2015．
2) 四元秀毅：結核はどんな病気か．医療者のための結核の知識 第4版，医学書院，2013．
3) 落合慈之監修：呼吸器疾患ビジュアルブック．学研メディカル秀潤社，2011．
4) 重藤えり子：結核医療の基準【平成21年改正】とその解説，公益財団法人結核予防会，2009．

5 肺非結核性抗酸菌症

1 概要

肺非結核性抗酸菌症とは，結核菌とらい菌以外の抗酸菌(非結核性抗酸菌)による肺感染症の総称である．多種の非結核性抗酸菌が原因になりうるが，マイコバクテリウム(*Mycobacterium*)属のアビウム(*avium*)菌とイントラセルラー(*intracellulare*)菌を合わせたマイコバクテリウム・アビウム・コンプレックス(*Mycobacterium avium* complex：MAC)によるMAC症が大部分をしめる．

わが国の抗酸菌感染症としては，かつて肺結核が非常に多く，肺非結核性抗酸菌症は少なかった．近年は肺結核が減少する一方で，肺非結核性抗酸菌症が増加しており，両者の罹患率が近づいた．

MACは環境常在菌だが，通常はヒトに感染しない．MAC症患者は中高年の女性が多いが，なぜ感染するのか原因はわかっていない．年単位でほとんど変化しない軽症感染にとどまる場合と，慢性経過で増悪していく場合がある．MAC症を確実に根治できるような効果の強い抗菌薬は現在のところなく，悪化していくタイプの場合は，年単位で治療しても難治であることが多い．

2 疫学

日本では，かつて肺結核症が高蔓延だった時代に，肺非結核性抗酸菌症はほとんどみられなかった．1970年代の菌陽性菌陽性肺結核症罹患率が(人口10万対)2桁であった頃に，肺非結核性抗酸菌症は1程度と推定された(図5-1)．その後，肺結核症は減少し続けているが，肺非結核性抗酸菌症は増加している．非結核性抗酸菌症は届け出疾患ではないため，正確な罹患率は不明であるが，近年ではさらに増加して結核症を上回ったとみられる．

肺非結核性抗酸菌症の大部分はMAC症で，カンサシ(*kansasii*)菌の感染症がそれにつぐ．MACとカンサシ以外の菌による非結核性抗酸菌症はまれである．MAC症は中高年女性に多いが，カンサシ症は結核と同様に男性に多い．

3 原因

原因は，非結核性抗酸菌が肺に感染することによる．結核菌と異なり，非結核性抗酸菌は環境中に常在しているが，吸入しても通常の場合感染しない．たとえば，MACは土壌，ほこり，風呂水や水道水から検出されるので，日常生活で頻繁に吸入されていると考えられるが，免疫が正常な大部分の人には感染しない．またヒト

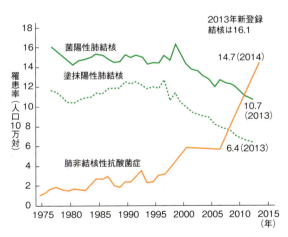

図5-1 肺非結核性抗酸菌症の1971〜2014年までの罹患率推移

〔倉島篤行ほか：厚生労働省研究班の疫学調査から．日本胸部臨床 74(10)：1052-1063，2015〕

－ヒト感染はしないと考えられている．

　ヒト免疫不全ウイルス(human immunodeficiency virus：HIV)感染症，免疫抑制薬使用などで免疫力が低下すると，MACなどの非結核性抗酸菌感染が起きることがある．肺結核の治癒後に残った古い病巣(瘢痕)は感染に対する防御力が弱いと考えられ，ここにMACが感染することがある．近年はとくに基礎疾患をもたない中高年女性のMAC症が増加しているが，何がMAC感染の原因となっているのか(どのような場合に感染するのか)は未解明である．

4 症状

　主な症状は咳嗽，喀痰(しばしば血痰)，喀血，微熱，寝汗(盗汗)，体重減少，呼吸困難などである．症状の始まりの時期がはっきりせず，慢性的に続くことが多い．肺結核，肺がんとの類似点が多いので鑑別に注意する．

5 検査

❶細菌学的検査

①喀痰検査

　喀痰検査は，抗酸菌の菌種を確認し，薬剤感受性を調べるために必要である．1回だけの検査では菌が検出されないことがあるため，日を変えて繰り返すことが勧められている．喀痰が出にくい場合は，生理食塩水よりも濃い食塩水をネブライザーで吸入して喀痰の分泌を促す方法(吸入誘発)を用いたり，笛状の器具をくわえて吹くことにより，空気振動で喀痰の喀出を促す方法もある．

　検査項目としては，塗抹，培養，薬剤感受性，遺伝子，抗原検査がある．塗抹検査では抗酸菌の有無がわかるが，菌種の区別はできないので，陽性だった場合には結核菌か非結核性抗酸菌か

が問題になることがある〔第7章「4 肺結核」(p.246)参照〕．非結核性抗酸菌症はヒトからヒトへの感染がないため，結核ではないことが明らかならば，緊急に塗抹検査を行って排菌量を調べる必要はない．

　培養検査は，結核菌と同様に行う〔第7章「4 肺結核」(p.246)参照〕の肺結核の検査の項も参照〕．MAC，カンサシ菌は，結核菌よりも生育が速いので，結核菌よりも早く培養陽性と判明することが多い．遺伝子による菌種同定検査のうち，結核菌とMACについては，喀痰などの検体を用いてポリメラーゼ連鎖反応(polymerase chain reaction：PCR)の検査が数時間から数日で可能である．そのほかの非結核性抗酸菌については，培養で菌が生えてから，DNA検査をするので，培養に数週間以上を要することがある．

　薬剤感受性検査は結核に比べて未確立の項目が多いが，MACのクラリスロマイシン感受性検査は治療方針決定に重要であり頻用される．

②胃液検査

　喀痰が出ない場合に，胃液を採取して喀痰同様の検査を行う場合がある．

③気管支鏡検査

　喀痰も胃液も検査できない，または検査しても菌が確認できない場合には，気管支鏡を用いて気管支擦過，気管支洗浄で検体を採取し，喀痰同様の検査を行う．

❷血液検査

　白血球数，CRP，赤血球沈降速度などで炎症の程度を評価する．生化学検査で肝，腎などの臓器障害を評価し，治療薬選択の参考にする．結核菌に対するインターフェロンγ遊離試験(interferon-gamma release assay：IGRA，商品名：QuantiFERON®-TB Gold，T-SPOT®.TB)は，結核菌成分に対するリンパ球の反応を見るものである．MAC症では陰性になるので結核との鑑別に有用だが，カンサシ症ではしばしば陽性になり，結核との鑑別が難しい〔第7章「4 肺結核」(p.246)参照〕．

　MACに対する免疫検査(キャピリア®MAC抗

体ELISA）は，MAC症について感度，特異度とも高い．すなわち，MAC症で陽性になる確率が高く，MAC症でなければ陰性になる確率が高い．HIV感染など，免疫力が低下する疾患がないか調べるための検査も状況に応じて行う．

❸ 画像検査（図5-2,3）

胸部X線写真・CT検査を行う．

MAC症では，肺の中葉，舌区に粒状影，小結節影，気管支拡張・壁肥厚がみられることが多い．空洞影，浸潤影がみられるときは活動性が高いことが示唆される．空洞がみられると，結核症との鑑別が問題になる．MAC症の空洞は結核症に比べて壁が薄いことが多い．

カンサシ症では結核同様しばしば肺尖部に空洞影がみられるが，結核よりも空洞が小さく壁が薄いことが多い．結核症同様に非結核性抗酸菌症でも，HIV感染や免疫抑制薬使用などの免疫低下状態では，広範囲に多数の陰影がみられる播種性という状態になることがある．結核に比べて胸水が貯留することは少ない．

6 診断

結核菌と異なり，非結核性抗酸菌は環境中に存在するので，喀痰から菌が検出されても感染しているとはかぎらない．日米で診断基準が作られ，医学・技術的進歩などを反映した改訂が行われてきた．日本では，日本結核病学会と日本呼吸器学会の共同で2008年に発表された診断基準が最新である（図5-4）．

要点としては，①画像検査で非結核性抗酸菌症の所見があり，②他疾患が除外でき，③環境からの混入でなく培養が陽性であること，と言えよう．

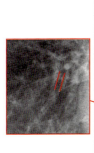
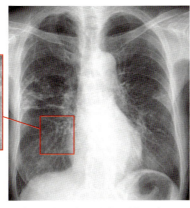

図5-2 肺非結核性抗酸菌症の胸部X線写真
70歳台女性．アビウム菌感染症．電車の線路のような平行線（拡大図の赤線）は，気管支壁の肥厚・拡張を示す．両側肺のところどころに粒状影や小結節影がある．

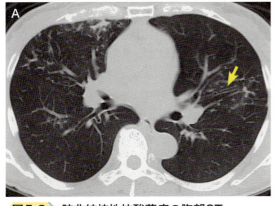
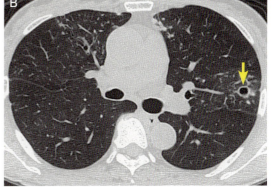

図5-3 肺非結核性抗酸菌症の胸部CT
60歳台女性．イントラセルラー菌感染症．
A）左右肺の中葉，舌区に気管支拡張（→）・壁肥厚，粒状影，小結節影がみられる．
B）左肺に薄壁空洞（→）がみられる．気管支拡張像，粒状影，小結節影もみられる．

7 治療

① MAC症

中高年女性でしばしばみられる気管支拡張と粒状影・小結節影を主体とする軽症安定型では、抗菌薬を使わなくても、ほとんど進行しない場合があるので、抗菌薬の副作用のリスクを考慮して、経過観察する．治療開始時期の考え方については、日本結核病学会の非結核性抗酸菌症診療マニュアルに示されている（図5-5）．

MAC症を確実に根治する抗菌薬はいまだに存在しない．現在のところ日本結核病学会と日本呼吸器学会による「肺非結核性抗酸菌症化学療法に関する見解 ―2012年改定」に基づいて、リファンピシン、エタンブトール、クラリスロマイシンの3薬併用治療が行われることが多

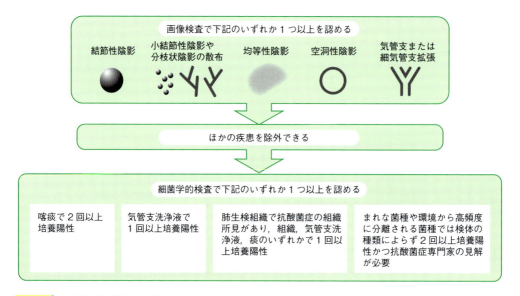

図5-4 肺非結核性抗酸菌症の診断フロー

（2008年の日本結核病学会・日本呼吸器学会診断基準を元に作成）

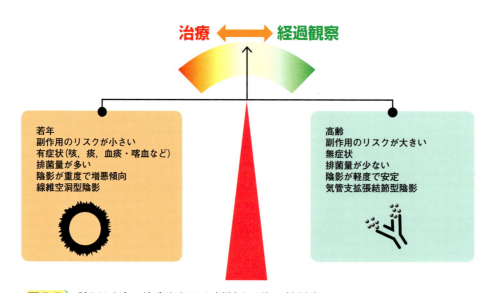

図5-5 肺MAC症の治療を行うか判断する際の検討事項

〔小川賢二：肺MAC症の治療．非結核性抗酸菌症診療マニュアル，（日本結核病学会編），p.84，医学書院，2015を元に作成〕

表5-2 非結核性抗酸菌症治療薬の主な副作用

薬名	略称	副作用
イソニアジド	INH, H	肝障害，末梢神経障害（ビタミンB_6欠乏），皮疹など
リファンピシン	RFP, R	皮疹，肝障害，腎障害，胃腸障害，血球減少，発熱など
エタンブトール	EB, E	皮疹，視神経障害など
クラリスロマイシン	CAM	胃腸障害など
ストレプトマイシン	SM, S	腎障害，聴覚障害，平衡感覚障害など
カナマイシン	KM	腎障害，聴覚障害，平衡感覚障害など

い．必要に応じてストレプトマイシンまたはカナマイシンが追加される．薬剤耐性菌の出現を防ぐため，単薬治療は行わない．上記の抗菌薬を月単位から年単位で投与し，排菌が陰性化した場合は，その後さらに1〜2年抗菌薬を続けることが勧められている．治療期間が長いため，副作用（表5-2）が問題になりやすい．

年単位で抗菌薬を続けても，排菌が陰性化しない場合がしばしばある．抗菌薬治療で経過不良な場合には，外科的切除が可能であれば考慮する．咳痰に対しては鎮咳去痰薬を使用する．血痰に対しては止血薬を使用する．喀血がひどい場合は，出血しやすい血管（気管支動脈）にコイルなどを詰めて塞ぐ血管塞栓術を行うことがある．慢性呼吸不全，呼吸困難に対しては酸素吸入（在宅酸素療法）を行う．

②カンサシ症

ピラジナミドとパラアミノサリチル酸以外の抗結核薬が有効である．抗結核薬治療への反応はよく，通常はイソニアジド，リファンピシン，エタンブトール併用による治療が行われる．排菌陰性化後さらに1年間治療を続けることで，ほとんどの場合治癒する．

引用・参考文献

1) 菊地利明：日本と世界の疫学と動向について．非結核性抗酸菌症診療マニュアル，（日本結核病学会編），p.2-14，医学書院，2015．
2) 日本結核病学会：肺非結核性抗酸菌症診断に関する指針―2008年．結核 83 (7)：525-526，2008．
3) 小川賢二：肺MAC症の治療．非結核性抗酸菌症診療マニュアル，（日本結核病学会編），p.76-88，医学書院，2015．

6 気管支喘息

1 概要・疫学

気管支喘息は，成人の6～10％と，きわめて高頻度にみられる疾患の1つである[1]．「臨床症状として変動性を持った気道狭窄（喘鳴，呼吸困難）や咳」で特徴付けられる疾患であり[1,2]，気道の慢性炎症が関係する（図6-1）．アレルギーが関与するものとしないものがある（表6-1）．

増悪期（喘息発作）に気道狭窄（図6-1C）するだけではなく，ふだんから粘膜の慢性炎症のため気道がすこし狭くなっている（図6-1B）．

慢性期でも治療を行わなければ，平滑筋が肥厚するなどのリモデリングが生じて狭窄が改善しにくくなり（図6-1D），増悪期にはきわめて強い気道狭窄を生じるようになる．

2 症状

呼吸困難，喘鳴，咳嗽，胸の詰まる感じなどが出現する．症状が変動することが特徴で，増悪期に強く，慢性期には症状は消失するか軽症化する．増悪には誘因があることが多い（表6-2）．

3 検査

変動する気道狭窄，気道炎症，アレルギーの確認のために検査を行う（表6-3）．

アレルギーの原因物質（アレルゲン）は病歴や検査によって検索し，見つかれば可能な限り回

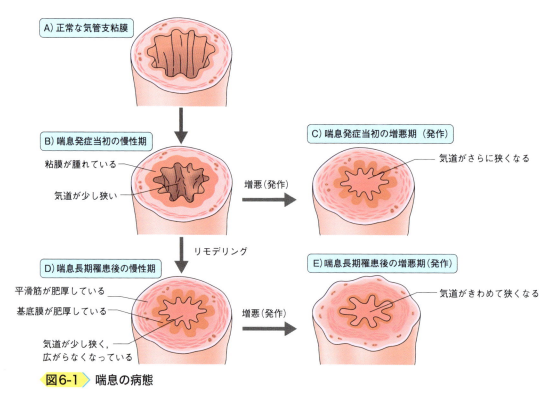

図6-1 喘息の病態

表6-1 アレルギー性と非アレルギー性喘息の違い

項目	アレルギー性喘息	非アレルギー性喘息
発症時期	小児期〜成人期	成人期
アレルギー既往歴	あり	なし
アレルギー家族歴	あり	なし
アレルゲン曝露による増悪	あり	なし
検査		
喀痰中好酸球	あり	なし
血清総IgE抗体	陽性	陰性
特異IgE抗体	陽性	陰性
治療反応性		
ステロイド	効きやすい	効きにくい
抗IgE抗体	効きやすい	効きにくい

表6-2 気管支喘息の増悪因子

増悪因子	回避策の例
アレルギーを介する増悪因子	
アレルゲン曝露(アレルギー性喘息のみ)	アレルゲンの回避
例1:ダニ	床と寝具の清掃，絨毯や布製ソファーの撤去
例2:カビ	部屋干ししない，観葉植物を置かない，換気，清掃
例3:動物	動物を飼育しない
アレルギーを介さない増悪因子	
気道感染症(致死的発作の最多原因)	手指衛生，予防接種
吸入ステロイド薬の中止	吸入ステロイドは中止しない
NSAIDsの使用(NSAIDs過敏患者の場合)	これらの薬を使用しない．医師や薬剤師から薬をもらう度に喘息であることを伝える
β遮断薬の使用(降圧薬，点眼薬)	
肥満(増悪させるし，薬物も効きにくくする)	減量
喫煙(増悪させるし，薬物も効きにくくする)	本人はもちろん，同居者も禁煙が必須!
刺激物吸入(排気ガス，煙，塩素，香料など)	使わない，換気，室内換気型石油・ガスヒーターは避ける
激しい運動	準備運動
激しい感情変動	ストレスの回避
夜間から早朝	回避しにくい
気温・天候の変化，乾燥	回避しにくい

表6-3 気管支喘息の検査

検査目的	検査	詳細
気道狭窄	呼吸機能検査	1秒率の低下(＜75%が目安)
気道狭窄の変動	呼吸機能検査	気管支拡張薬吸入10〜15分後に1秒量が12%以上かつ200mL以上改善する(気道可逆性試験)
		4週間治療後の1秒量が12%以上かつ200mL以上改善する
		気管支収縮薬吸入後に1秒量が20%以上低下する(気道過敏性試験，一部の施設に限られる)
		来院ごとの1秒量が12%以上かつ200mL以上変動している
	ピークフロー	日内変動や自己ベストからの変動などをみる
気道の炎症	喀痰検査	好酸球比率が上昇する
	呼気検査	呼気中一酸化窒素濃度(FeNO)が上昇する
アレルギー素因	総IgE抗体	高値の場合アレルギー素因の存在が示唆される
アレルギーの原因物質(アレルゲン)	特異的IgE抗体	ダニ，カビ，花粉など原因となるアレルゲンに対するIgE抗体
	皮膚テスト	プリックテスト，スクラッチテスト，皮内反応検査がある
	吸入誘発試験	アレルゲンを吸入して増悪するかを見る．実施できるのは一部の施設に限られる

表6-4 ピークフローメーターの例

商品名	ミニライト	アセス
測定範囲(L/分)	60〜880	60〜810
重量(g)	74	74
販売元	松吉医科器械	チェスト

表6-5 喘息症状・発作強度の分類(成人)

発作強度[*1]	呼吸困難	動作	検査値[*3]			
			%PEF	SpO$_2$	PaO$_2$	PaCO$_2$
喘鳴／胸苦しい	急ぐと苦しい 動くと苦しい	ほぼ普通	80%以上	96%以上	正常	45mmHg未満
軽度(小発作)	苦しいが横になれる	やや困難				
中等度(中発作)	苦しくて横になれない	かなり困難 かろうじて歩ける	60〜80%	91〜95%	60mmHg超	45mmHg未満
高度(大発作)	苦しくて動けない	歩行不能 会話困難	60%未満	90%以下	60mmHg以下	45mmHg以上
重篤[*2]	呼吸減弱 チアノーゼ 呼吸停止	会話不能 体動不能 錯乱, 意識障害, 失禁	測定不能	90%以下	60mmHg以下	45mmHg以上

*1：発作強度は主に呼吸困難の程度で判定し，他の項目は参考事項とする．異なった発作強度の症状が混在するときは発作強度の重い方をとる．
*2：高度よりさらに症状が強いもの，すなわち，呼吸の減弱あるいは停止，あるいは会話不能，意識障害，失禁などを伴うものは重篤と位置づけられ，エマージェンシーとしての対処を要する．
*3：気管支拡張薬投与後の測定値を参考とする．
(日本アレルギー学会喘息ガイドライン専門部会：喘息予防・管理ガイドライン 2015，協和企画，2015)

避する．

ピークフローメーター(表6-4)は気道狭窄の程度を簡易に測定する器具であり，自宅でも用いることができる．値が小さいほど気道が狭いことを示す．患者の呼気努力が必要であるため，使い方を指導する必要がある．

4 診断

典型的な症状に加え，変動する気道狭窄を証明することで診断される．ただし，喘息と類似する症状を呈する疾患も多く，他疾患を除外しなければならない．

5 治療

❶増悪期(喘息発作)

喘息の増悪期では，気道が狭窄する(図6-1C)ため酸欠にいたる可能性がある．重症度(表6-5)を迅速に評価し，すみやかに治療を開始する．

表6-6 喘息慢性期の長期管理

		治療ステップ1	治療ステップ2	治療ステップ3	治療ステップ4
長期管理薬	基本治療	吸入ステロイド薬（低用量）	吸入ステロイド薬（低〜中用量）	吸入ステロイド薬（中〜高用量）	吸入ステロイド薬（高用量）
		上記が使用できない場合、以下のいずれかを用いる。症状がまれなら必要なし。	上記で不十分な場合に以下のいずれか1剤を用いる。	上記に以下のいずれか1剤あるいは複数を用いる。	上記に以下の複数を用いる。
			長時間作用性β2刺激薬　（ステロイドとの配合剤も使用可能である。ブデゾニド/ホルモテロール合剤では発作治療にも用いることができる）		
			ロイコトリエン拮抗薬		
			テオフィリン徐放製剤		
				長時間作用性抗コリン薬	
					抗IgE抗体[*1,2]
					経口ステロイド[*1]
	追加治療	ロイコトリエン拮抗薬以外の抗アレルギー薬(基本治療を補うために用いられることもある)			
非薬物療法		増悪因子の回避			
発作治療		初期治療として吸入SABA(ブデゾニド/ホルモテロール合剤では発作治療にも用いることができる)			

*1：吸入ステロイドに加え長時間作用性β2刺激薬やロイコトリエン拮抗薬などを用いてもコントロール不良の場合に用いる。
*2：通年性吸入アレルゲンに対してアレルギーがあり、かつ血清総IgE値が30〜1,500IU/mLの場合に適応となる。
（日本アレルギー学会喘息ガイドライン専門部会：喘息予防・管理ガイドライン 2015, 協和企画, 2015）

SpO_2が93〜95程度になるように酸素を投与しながら、下記のように治療を段階的に進めていく。

①短時間作用型β2刺激薬吸入(20分以内に効果が見られなければ脈拍≦130/分に収まるように反復投与)あるいはブデゾニド・ホルモテロール合薬吸入
②ステロイド薬全身投与(内服あるいは点滴。効果発現まで4時間以上かかる)。
③抗コリン薬吸入
④人工呼吸管理

これらのほか、アドレナリンの皮下注・筋注、アミノフィリンやマグネシウム薬の静注、麻酔薬(イソフルラン、セボフルラン)の吸入が行われることがある。

❷慢性期

前述のように慢性期でも放置すればリモデリングを生じてしまうため、増悪因子(表6-2)を回避しつつ、長期管理薬を用いる。とくに吸入ステロイド薬を継続することが最も重要である。コントロールに応じて、治療のステップを上下させる(表6-6)。

表6-7 吸入指導のポイント

手順	ポイント
1. 薬剤準備	薬がこぼれないように持つ。(スプレーの場合は振ってまぜる)
2. 呼気	薬の吸入前に息を吐く。器具に息を吹きかけない。
3. 吸気	力強く、深く吸う。(スプレーの場合は、薬剤噴射と吸気のタイミングを合わせる)
4. 息とめ	息はゆっくり吐く。
5. うがい	口の中やのどをまんべんなくうがいして余分な薬剤を洗い落とす。
6. 片付け	器具の吸入口を拭いておく。

喘息の薬物療法では吸入薬が中心である。適切に用いなければ有効性は発揮されないため、使用法について指導をしなければならない。さまざまな吸入器具があり、器具ごとに使用法が異なるが、共通する手順とポイントを表6-7にまとめた。

引用・参考文献

1) 日本アレルギー学会喘息ガイドライン専門部会：喘息予防・管理ガイドライン 2015, 協和企画, 2015.
2) Global Initiative for Asthma: Global strategy for asthma management and prevention (2015 update). http://www.ginasthma.org/local/uploads/files/GINA_Report_2015_Aug11.pdf（2015年11月25日検索）

7 びまん性汎細気管支炎

1 誘因・原因

びまん性汎細気管支炎は東洋人に多く発症し，遺伝的素因(HLA-B54抗原)との相関関係が約4割にみられる疾患である．はっきりとした原因は不明であるが，最も炎症を起こしやすい呼吸細気管支(図7-1)での防御機構の破綻(感染・免疫異常，繊毛機能異常など)が原因と言われている．また，栄養状態や環境因子も発症に関与していると思われる．

2 病態生理

呼吸細気管支での防御機構の破綻により，両側の肺に呼吸細気管支の慢性炎症が拡がる疾患である(図7-2)．進行すると気管支拡張症を呈する．

3 症状・臨床所見

持続する咳嗽・喀痰，労作時呼吸困難を主症状とする．膿性痰の喀出・咳嗽が典型的な症状で，数年の経過を経て労作時の呼吸困難が出現する．

ほとんどのケースで慢性副鼻腔炎を合併し，鼻閉・膿性鼻汁・嗅覚低下などがみられる．喀痰量の増加も認められ，1日200〜300mL以上になることもある．

4 検査・診断

❶血液検査

CRP上昇，白血球数の上昇，寒冷凝集素の高値がみられる．

❷胸部X線

粒状影・肺の過膨張を認める．

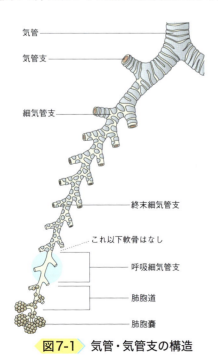

図7-1　気管・気管支の構造

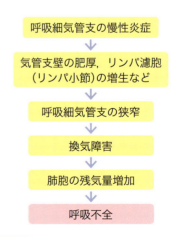

図7-2　びまん性汎細気管支炎の進行

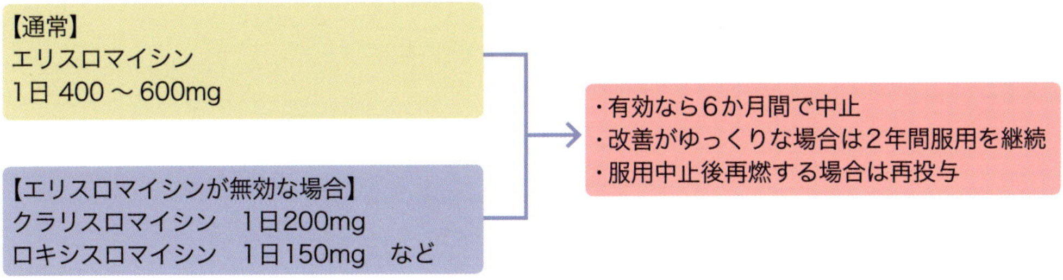

```
【通常】
エリスロマイシン
1日 400～600mg

【エリスロマイシンが無効な場合】
クラリスロマイシン　1日200mg
ロキシスロマイシン　1日150mg　など
```

→
・有効なら6か月間で中止
・改善がゆっくりな場合は2年間服用を継続
・服用中止後再燃する場合は再投与

図7-3 びまん性汎細気管支炎の治療方針

❸ 胸部CT

小葉中心性粒状影，拡張した気管支を認める．

❹ 呼吸機能検査

閉塞性障害（1秒率が70％以下）を認めるが，拡散能（DLco）は低下しないことが多い．

5 治療

びまん性汎細気管支炎の治療は，14員環マクロライド系薬の少量投与が基本である．エリスロマイシンの投与を400～600mg/日で開始する．有効例では2～3か月で症状軽減し，十分改善すれば6か月で中止してもよい．エリスロマイシンで効果がみられないとき，あるいは肝障害や胃腸障害がみられたときには，同じ14員環であるクラリスロマイシンやロキシスロマイシンへ変更を検討する．治癒状況にいたらない場合は，2年間服用継続する．服用中止後に再燃する場合は再投与し，可能な限り継続する（図7-3）．

8 気管支拡張症

1 概念

亜区域より末梢の気管支が不可逆性に拡張をきたす病態(図8-1)で，びまん性汎細気管支炎や慢性気管支炎などの終末像，非結核性抗酸菌症に続発して呈する(図8-2)．

副鼻腔炎を合併することが多く，慢性下気道感染症と副鼻腔炎を有する場合は，副鼻腔気管支症候群としてまとめて称される．

2 症状

❶咳嗽・喀痰

肺感染を起こしやすい．湿性咳嗽・喀痰，大量の喀痰を排出する．寝ているあいだに痰がたまるので，咳嗽・喀痰は起床時に顕著である．

❷血痰・喀血

肺感染巣の増大により，血痰から喀血となる．

❸慢性副鼻腔炎

重要な合併症である．副鼻腔から細菌の肺への流れ込みが生じ，肺感染となる．

❹ばち状指

肺胞の破壊により肺胞低換気から低酸素血

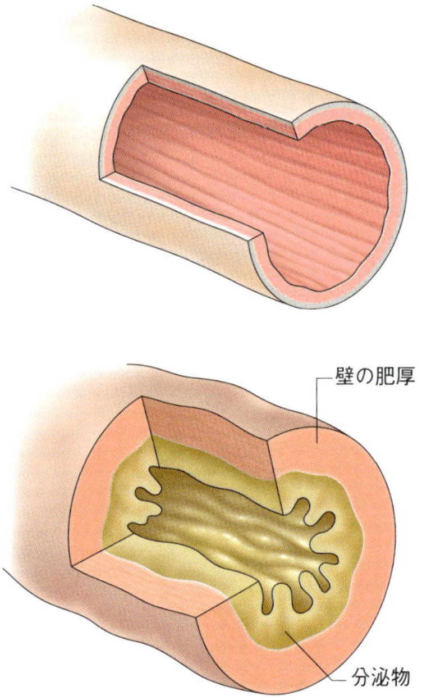

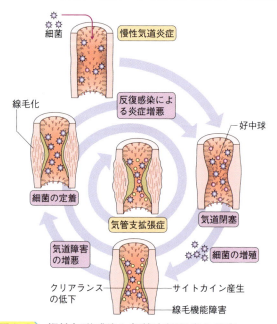

図8-1 気管支の拡張
気管支壁の肥厚・拡張，および気管支腺増生による過分泌により，気道閉塞・呼吸困難，喘息症状をきたす．

図8-2 慢性気道感染と気管支拡張症の発症
主に慢性の細菌性気道感染により気道クリアランスが低下，細菌の定着(colonization)をきたし，気道感染による気道症状を増悪させる悪循環に陥ることにより気管支拡張症は形成される．
(落合慈之監：呼吸器疾患ビジュアルブック, p169, 学研メディカル秀潤社, 2011)

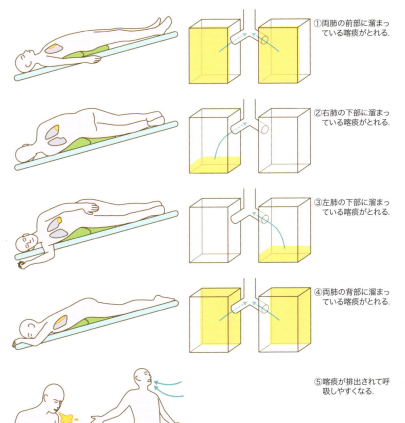

図8-3 体位ドレナージ
〔医療情報科学研究所編：慢性閉塞性肺疾患(COPD), 病気がみえる vol.4 呼吸器, p177, メディックメディア, 2007〕

症となり生じる.

3 検査・診断

❶胸部X線

気管支壁の肥厚を認める.

❷胸部CT

気管支壁肥厚を伴った気管支拡張像を認める.

4 治療

感染防止にはエリスロマイシンの少量投与を行う.

気管支に痰をためないことが基本のため, 喀痰排出を促進する. 体位ドレナージ(図8-3)による去痰や, マクロライド系抗菌薬(エリスロマイシン)を投与する. 去痰薬・気管支拡張薬も使用する.

大量喀血に対しては気管支動脈塞栓術を行い, 呼吸不全には酸素吸入療法を行う.

5 看護のポイント

- 体位ドレナージや呼吸リハビリテーションなどを勧める. 適宜吸入を行う.
- 感染の悪化がないかどうか観察する. 膿性痰の増量は要注意.

引用・参考文献
1) 吉村邦彦：気管支拡張症. 呼吸器疾患ビジュアルブック,（落合慈之監, 石原照夫編), p169, 学研メディカル秀潤社, 2011.
2) 医療情報科学研究所編：慢性閉塞性肺疾患(COPD). 病気がみえる vol.4 呼吸器, p177, メディックメディア, 2007.

9 慢性閉塞性肺疾患(COPD)

1 概要

COPDはchronic obstructive pulmonary disease(慢性閉塞性肺疾患)の略である．COPDとは「有毒な粒子やガスの吸入によって生じた肺の炎症反応に基づく進行性の気流制限を呈する疾患である．この気流制限にはさまざまな程度の可逆性を認め，発症と経過が緩徐であり，労作性呼吸困難を生じる」と定義されている(図9-1)[1]．

気腫優位型と慢性気管支炎型に分類され，進行性の気流制限から，労作時呼吸困難，慢性的な咳嗽・喀痰を主たる症状としてきたす疾患である．進行例では肺高血圧症，肺性心を認める．

また全身性に炎症をきたし，栄養障害・骨格筋機能障害，心血管疾患なども生じる．

治療は対症療法が主体となるが，禁煙の徹底，気管支拡張薬(抗コリン薬，長時間作用型β_2刺激薬)，呼吸筋リハビリテーション，在宅酸素療法，急性増悪に対する対応(抗菌薬，ステロイド，気管支拡張薬，非侵襲的陽圧換気，人工呼吸管理)，予防，リスク軽減，慢性期治療，急性期治療と幅広く対応する必要がある．

2 疫学

COPDは有毒な粒子やガスの長期曝露・吸入によって生じる．最大の要因はタバコで，喫煙者の15％がCOPDを発症すると言われている(図9-2)．

わが国ではα_1-アンチトリプシン欠損症はきわめてまれである．総患者数は22万人前後(厚生労働省患者調査2011年)とされるが，2001年の大規模疫学調査(NICE study)では530万人が潜在的に患者として存在するとされている．

3 原因

タバコが最たる原因で，そのほか大気汚染，職業曝露，小児期の感染，ウイルス感染などが報告されている(図9-2)．タバコを含め，有毒な粒子やガスの吸入によって生じた肺の炎症反応に基づく進行性の気流制限を呈する．

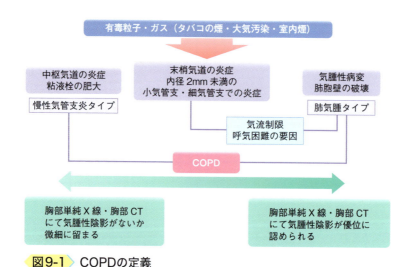

図9-1　COPDの定義

(巽 浩一郎：改訂版 プライマリ・ケアのためのCOPD診療, p.33, メディカルレビュー社, 2010を一部改変)

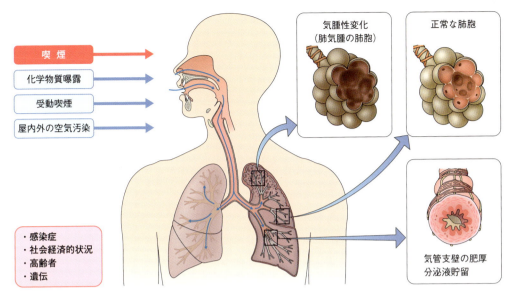

図9-2 COPDの原因と危険因子

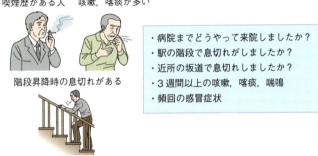

図9-3 COPDが疑われる条件

COPDは，肺胞の破壊が進行していく気腫優位型と，気管支壁の肥厚や分泌物貯留など慢性気管支炎症状が進行していく気道病変優位型に分類され，おのおのが組み合わさって病態を形成していく．気流制限は主に末梢の気道病変による（図9-2）．

4 症状

初発症状は，咳嗽，喀痰，労作時呼吸困難，喘鳴が中心である．進行すれば体動時の呼吸困難が増強し，さらには右心不全徴候をきたすことがある（図9-3）．

5 検査所見

進行とともに呼気中心の高張性(wheezes)〜低張性連続雑音(rhonchi)，ビヤ樽状胸郭，るい痩，右心不全徴候をきたす．

6 診断[1]

❶COPDの診断の手引き

次の①〜③の症状のうちのいずれか，あるいは，臨床症状がなくてもCOPD発症の危険因子，とくに長期間の喫煙歴があるときには，COPD

表9-1 COPDの病期分類

病期		特徴
Ⅰ期	軽度の気流閉塞	%FEV₁≧80%
Ⅱ期	中等度の気流閉塞	50%≦%FEV₁＜80%
Ⅲ期	高度の気流閉塞	30%≦%FEV₁＜50%
Ⅳ期	極めて高度の気流閉塞	%FEV₁＜30%

気管支拡張薬投与後の1秒率(FEV₁/FVC)＜70％が必須条件．

〔日本呼吸器学会COPDガイドライン第4版作成委員会：COPD（慢性閉塞性肺疾患）診断と治療のためのガイドライン, p.30, メディカルレビュー社, 2013を一部改変〕

1秒量(FEV₁)：最初の1秒間で吐き出せる息の量．気流制限の最も重要な指標で，気流制限に直接比例して増減する．また，再現性が良い．

FVC： 思い切り息を吸ってから強く吐き出したときの息の量．

1秒率(FEV₁%)：FEV₁値をFVC値で割った値．70％未満でCOPDが疑われる．

$$1秒率(FEV_1\%) = \frac{1秒量(FEV_1)}{努力肺活量(FVC（単位L）)} \times 100$$

％1秒量(%FEV₁)：性，年齢，身長から求めたFEV₁の標準値に対する割合．重症度判定に用いられる．

$$\%1秒量(\%FEV_1) = \frac{1秒量実測値}{1秒量予測正常値^*} \times 100$$

（＊：年齢，身長，性別に基づいた予測値）

表9-2 症状の評価

Hugh-Jones分類		修正MRCスケール	
分類	特徴	グレード	特徴
Ⅰ	同年齢の健常者と同様の労作ができ，歩行，坂道/階段の昇降も同様にできる．	0	激しい運動をしたときだけ息切れがある．
Ⅱ	同年齢の健常者と同様の平地歩行ができるが，坂や階段で息が切れる．	1	平坦な道を早足で歩く，あるいは緩やかな上り坂を歩くときに息切れがある．
Ⅲ	平地歩行も健常者なみにできないが，自分のペースなら1.6km以上歩ける．	2	息切れがあるので，同年代の人よりも平坦な道を歩くのが遅い，あるいは平坦な道を自分のペースで歩いているとき，息切れのために立ち止まることがある．
Ⅳ	平地も休みながらでなければ50m以上歩けない．	3	平坦な道を約100mあるいは数分歩くと，息切れのために立ち止まる．
Ⅴ	会話，衣服の着脱にも息切れがする．息切れのために外出もできない．	4	息切れがひどく家から出られない．あるいは衣服の着替えをするときにも息切れがある．

〔米国胸部疾患学会(ATS)/欧州呼吸器学会(ERS)，2014〕

である可能性を念頭に置いて，スパイロメトリーを行うべきである．

①慢性の咳嗽
②慢性の喀痰
③労作時呼吸困難
④長期間の喫煙あるいは職業性粉塵曝露

❷診断基準

気管支拡張薬投与後のスパイロメトリーで，1秒率(FEV₁%)＜70%を満たすこと，また，ほかの気流制限をきたしうる疾患を除外する．

7 評価

❶気流制限の程度の評価

スパイロメトリーを使って，予測値の80%，50%および30%を境目にした4段階で，気流制限の重症度を評価する(表9-1)[2]．

❷症状の評価

Hugh-Jones分類や修正MRCスケールを使用して客観的評価を行う(表9-2)．

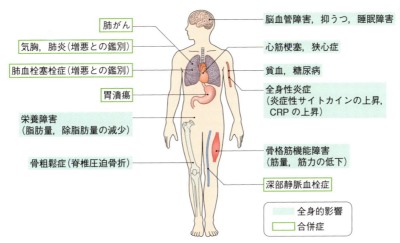

図9-4 COPDの全身的影響と合併症
（落合慈之監：呼吸器疾患ビジュアルブック，p.173-180，学研メディカル秀潤社，2011）

8 全身性炎症としてのCOPD（図9-4）[2]

肺局所の炎症が全身に慢性的に波及することにより，①栄養障害（やせ，脂肪組織の減少），②骨格筋の退縮（廃用性萎縮，アポトーシスによる萎縮），③心血管系疾患（心筋梗塞，虚血性心疾患，脳血管障害），④骨粗鬆症，⑤うつ，⑥貧血，⑦逆流性食道炎・胃十二指腸潰瘍をきたす．

とくに栄養障害は重要で，その原因は，①エネルギーバランスの障害＝安静時エネルギー代謝亢進（健常者と比較して120〜140％）・換気効率低下に伴う呼吸仕事量の増加，②消化器病変（逆流性食道炎，胃十二指腸潰瘍など）の併存による摂食不良，③全身性炎症の亢進（タンパク異化の亢進），④摂食調節因子の異常，⑤うつによる摂食不良とされている．

9 治療指針（図9-5）

❶禁煙
禁煙は，COPDのどのステージでも推奨され最も重要なCOPD治療の原則である．COPDの進行遅延，増悪の減少，生命予後の改善がみこまれる．

❷ワクチン接種
インフルエンザワクチンの接種により，COPDの急性増悪・死亡率の減少効果がある．肺炎球菌ワクチンも期待されている．

❸薬物療法
気管支拡張薬が基本である．重症度によって治療方法は段階的に選択する．抗コリン薬吸入や長時間作用型β2刺激薬吸入が中心に使用される．

❹呼吸リハビリテーション
症状，運動耐容能の改善，増悪予防が期待される．

❺在宅酸素療法
慢性呼吸不全例に適応される．生命予後の改善が期待される．

❻外科療法（肺容積減少術）
内科治療の効果が限界に達している場合に考慮する．運動能が低下し，気腫性病変が上葉優位に偏在する場合に適応となる．

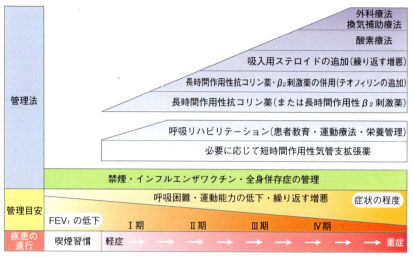

図9-5 安定COPDの管理

〔日本呼吸器学会COPDガイドライン第4版作成委員会：COPD（慢性閉塞性肺疾患）診断と治療のためのガイドライン, p.30, メディカルレビュー社, 2013〕

表9-3 COPD吸入薬・喘息吸入薬

	ハンディヘラー レスピマット	ディスカス	タービュヘラー ツイストヘラー	ブリーズヘラー	エリプタ	ジェヌエア	エアゾール
ICS		フルタイド®	パルミコート® アズマネックス®				キュベール® オルベスコ®
LABA		セレベント®	（オーキシス®）	（オンブレス®）			
ICS + LABA		アドエア®	シムビコート®		レルベア®		アドエア® フルティフォーム®
LAMA	（スピリーバ® 吸入用カプセル） スピリーバ®レスピマット®			（シーブリ®）	（エンクラッセ®）	（エクリラ®）	
LABA + LAMA				（ウルティブロ®）	（アノーロ®）		

（　）はCOPDのみの保険適応.
ICS：吸入ステロイド薬，LABA：長時間作用性β₂刺激薬，LAMA：長時間作用性ムスカリン受容体拮抗薬

10 治療

安定期薬物療法の実際について述べる．

薬物療法の中心は気管支拡張薬であり，患者ごとに薬剤の治療反応性を検討し，重症度に応じて段階的に使用する．投与経路は，作用と副作用のバランスから吸入が最も勧められる．効果が不十分な場合には，単剤を増量するよりも多剤併用が勧められる．

吸入ステロイド薬は中等度以上の気流閉塞を有し，増悪を繰り返す症例に対して，増悪頻度を減らし，QOLの悪化を抑制する．ただし，COPDでは肺炎合併リスクがあるため中等量までが基本である．

各種吸入薬を表9-3に示す．

> **具体的処方例**
> ①（LAMA単剤）スピリーバ®レスピマット®
>   1回1吸入，1日1回
> ②（ICS/LABA）シムビコート®
>   1回2吸入，1日2回
> ③（LABA/LAMA）ウルティブロ®
>   1回1吸入，1日1回

- 症状の軽減
- 運動耐容能の改善
- 健康状態の改善

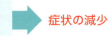 症状の減少

＋

- 疾患の進行防止
- 増悪の予防と治療
- 死亡率の低下

リスクの低減

 図9-6　COPDに対する管理目標

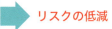 表9-4　COPDと喘息の違い

喘息	COPD
①全年齢層	①喫煙歴
②発作性の呼吸困難	②高齢者
③アレルギー性	③体動時呼吸困難
④家族歴	④口すぼめ呼吸
⑤季節性・時間制	⑤上下の胸郭運動
⑥口あえぎ呼吸	
安静時でも呼吸困難	労作時のみ呼吸困難

11 COPDの管理

COPDでは，肺だけでなく全身性疾患の観点も含めて病態を把握し，また，禁煙や感染予防を行うことで，危険因子を減らす．安定期のCOPDでは，症状の軽減，運動耐用能の改善，進行予防を目標に管理する（図9-6）[1]．また増悪の予防に努めるとともに，増悪した場合は，適切な治療を行う．

12 COPDの急性増悪

COPDの急性増悪は，呼吸困難，咳嗽・喀痰の増加，喘鳴が悪化した状態をいう．原因は気道感染と大気汚染であるが，特定できないことが多く，また繰り返しやすい．

急性増悪に対する治療では，気管支拡張薬投与＋酸素投与＋ステロイド薬投与が中心であり，感染管理・右心不全管理も行う．

13 喘息の合併（表9-4）[2]

近年，喘息とCOPDのオーバーラップ（Asthma-COPD overlap syndrome：ACOS）という概念が提唱されている．両者の合併は50％以上という報告がある．次のような兆候があればCOPDへの喘息の合併を疑う．

①発作性の呼吸困難
②とくに夜間・早朝にみられる喘鳴や咳嗽
③アトピー素因（環境アレルゲンに対するIgE抗体）の存在
④喀痰や末梢血中の好酸球数の増加

ACOSでは，経過中に増悪を反復し治療がむずかしいことが多い．明らかな合併では喘息の治療を優先し，吸入ステロイドの併用が推奨される．

引用・参考文献
1) 日本呼吸器学会COPDガイドライン第4版作成委員会：COPD診断と治療ガイドライン 第4版，2014．
2) 石原照夫：COPD（慢性閉塞性肺疾患）．呼吸器疾患ビジュルブック，（落合慈之監，石原照夫編），p173-180，学研メディカル秀潤社，2011．

10 肺好酸球増多症（好酸球性肺炎）

1 概要

肺好酸球増多症（好酸球性肺炎）は，肺に好酸球が浸潤する疾患の総称である．好酸球は白血球の1つで，寄生虫感染に対する防御の働きを有する一方，アレルギー性疾患の形成に関与する．

通常の肺炎と異なり細菌やウイルスの感染は関係ない．好酸球浸潤が肺に限局している場合と，多臓器に好酸球浸潤しているために肺にも浸潤がみられる場合がある．

2 原因

寄生虫感染，真菌感染，薬剤，血管炎，骨髄増殖疾患，血液悪性腫瘍などが原因となることがある．寄生虫は汚染した食品の経口接種だけではなく，経皮的感染することもある（図10-1）[1]．

これらの原因がなく，好酸球浸潤が肺に限局するものは特発性好酸球性肺炎とよばれ，急性と慢性に分けられる．特発性好酸球性肺炎では治療にステロイドが用いられるため感染症を除外すべきである．

3 診断

特発性好酸球性肺炎は，典型的な経過や検査所見に加え，気管支肺胞洗浄（broncho-alveolar lavage：BAL）で好酸球の割合が25％以上の場合あるいは肺生検で好酸球浸潤を認める場合に診断される．ただしほかの原因の除外が必要である．

4 特発性急性好酸球性肺炎

病名には特発性（特別な原因が見当たらないこと）とあるが，煙の吸入に関連して発症することが多い．最も身近な煙は喫煙で，その開始，再開，銘柄変更の後に発症しやすい．

❶症状

健常者が数日〜1週間の経過で発熱などの全身症状と，咳嗽，息切れ，胸膜痛などの呼吸器症状を訴えて来院する．

❷検査所見（例外あり）

血液検査では好酸球増多はない．また，胸部X線・CT検査では，両側肺野外側優位にすりガラス陰影，網状影や少量の胸水がみられる．

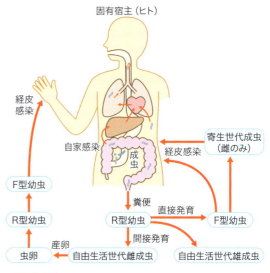

図10-1 糞線虫の感染
（上村 清，ほか：寄生虫学テキスト 第3版，p.133，文光堂，2008を元に作図）

❸治療

禁煙指導を中心とした原因回避が最も重要である．症状が強い場合はステロイド薬を投与するが，治療開始後すみやかに反応し，数日～2か月程度で改善する．原因を適切に回避できれば再発は少ない．

5 特発性慢性好酸球性肺炎

原因不明である．病変は肺以外にも広がることがある．とくに心筋への浸潤は予後不良因子であることから，心筋浸潤の有無を心エコーなどで検査する必要がある．

❶症状

多くは咳嗽，息切れが3週間～数か月持続して来院する．熱はあっても微熱のこと多い．

❷検査

例外はあるが一般に，血液検査では好酸球増多を伴う．また，胸部X線・CT検査では，肺野末梢に浸潤影がみられ，肺門部周辺は病変が少ない．

❸治療

ステロイド薬を用いるが，急性好酸球性肺炎と異なり，ステロイド薬を離脱できないことが多い．

引用・参考文献

1) 上村 清，ほか：寄生虫学テキスト 第3版．p.133，文光堂，2008．
2) Cottin V, et al: Eosinophilic lung diseases, Immunol Allergy Clin North Am 32(4): 557-586, 2012.

11 特発性間質性肺炎

1 概要

間質性肺炎は，びまん性肺疾患*1の1つで，肺胞隔壁（肺胞間質）が病変の中心となる疾患の総称である．膠原病，サルコイドーシス，薬剤，粉じんなどが原因となり得るが，そのような原因が特定できない（特発性という）ものを，特発性間質性肺炎（idiopathic interstitial pneumonia：IIP）とよぶ（図11-1）．

肺は実質と間質に分けられ（図11-2），空気の部分が実質と定義される．肺胞腔ともよばれる．また，肺間質とは肺胞腔を覆っている壁のことである．

2 分類・症状・病態

IIPは，国際ガイドラインで7つに分類されている（表11-1）[1]．いずれも乾性咳嗽，息切れを生じる．急性間質性肺炎や特発性器質化肺炎，急性増悪している特発性肺線維症では発熱を伴うことがある．

間質性肺炎では，安静時に比べて労作時の息切れが顕著である．これは間質が厚くなっているために肺胞腔内の酸素が血管の中まで拡散しにくいからである（図11-3）．とくに，運動すると血流が速くなり，酸素の拡散が間に合わなくなる．

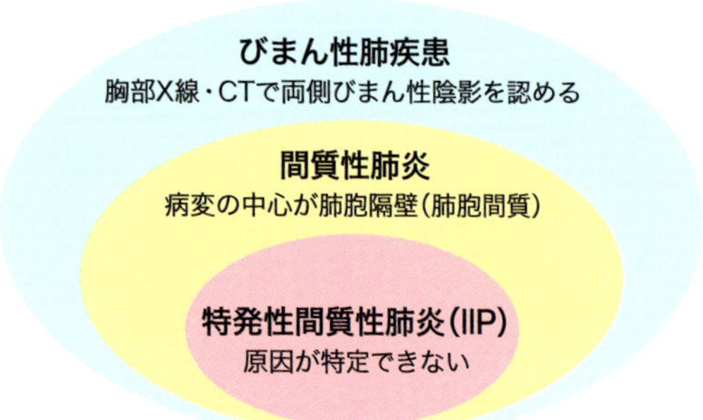

3 検査所見

動脈血液ガス検査では，低酸素血症を認める．また，血液検査では，KL-6，SP-A，SP-Dが上昇する．呼吸機能検査にて，肺活量の減少（拘束性換気障害）とDLcoの低下を認める．

非特異性間質性肺炎では，背景に膠原病が存在することが多いため，自己抗体が陽性となることが多い．

図11-1 特発性間質性肺炎（IIP）

びまん性肺疾患
胸部X線・CTで両側びまん性陰影を認める

間質性肺炎
病変の中心が肺胞隔壁（肺胞間質）

特発性間質性肺炎（IIP）
原因が特定できない

用語解説

*1 びまん性肺疾患
胸部X線，胸部CTで決められる疾患概念で，陰影が両肺に広く分布する（これをびまん性という）疾患の総称である．これは肺がん，結核，細菌性肺炎でみられる陰影が一部に局在することが多いのと対照的である．

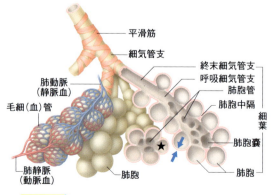

図11-2 肺実質と肺間質

青矢印の間：肺胞隔壁（肺間質），要するに壁のこと．
★：肺胞腔（肺実質），空気である．

表11-1 IIPの分類と特徴

疾患名	病理組織パターン	病態	好発年齢・性別	症状	治療	その他
特発性肺線維症(IPF)	通常型間質性肺炎(UIP)	・間質の不均一な線維化 ・下葉に病変が強い ・線維化内部に囊胞ができる(蜂巣肺)	・50歳以上の男性 ・喫煙者 ・最多	・慢性(>3か月) ・乾性咳嗽 ・息切れ	・ピルフェニドン ・ニンテダニブ ・N-アセチルシステイン	・慢性進行性で予後不良(平均生存期間は数年) ・数日〜数週で急速に悪化することがあり(急性増悪),その予後は極めて不良(平均生存期間は1〜2か月)
非特異性間質性肺炎(NSIP)	疾患名と同じ	・間質の均一な炎症細胞浸潤あるいは線維化 ・細胞浸潤型:cellurlar NSIP (cNSIP) ・線維化型:fibrotic NSIP (fNSIP)	・50歳前後の女性	・亜急性〜慢性(1か月〜数年) ・乾性咳嗽 ・息切れ	・ステロイド薬 ・免疫抑制薬	・膠原病の存在が疑われることが多い ・細胞浸潤型は治療に反応し予後良好 ・線維化型は進行し予後不良
特発性器質化肺炎(COP)	器質化肺炎(OP)	・肺胞腔内に突出するポリープ状線維化 ・間質の炎症細胞浸潤	・50歳前後の男女	・急性〜亜急性 ・発熱 ・乾性咳嗽 ・息切れ	・ステロイド薬	・治療に対する反応は良好 ・発症経過や画像所見は細菌性肺炎に似ている
急性間質性肺炎(AIP)	びまん性肺胞傷害(DAD)	・急激な肺胞の破壊 ・特発性の急性呼吸窮迫症候群(ARDS)である	・50歳前後の男女 ・まれ	・急性(数日〜数週) ・発熱 ・乾性咳嗽 ・息切れ	・ステロイド薬 ・免疫抑制薬	・予後不良,ただし,急性期を乗り切れば再発は少ない
剝離性間質性肺炎(DIP)	疾患名と同じ	・喫煙,粉塵の吸入が関与する ・肺胞腔内にマクロファージが集簇 ・間質の炎症細胞浸潤	・30〜40歳代の男性 ・ほぼ全例が喫煙者	・亜急性〜慢性(数週間〜数か月) ・乾性咳嗽 ・息切れ	・禁煙が最重要 ・重症例ではステロイド薬	・「剝離性」という名前は,肺胞腔内のマクロファージが,剝がれ落ちた上皮と見間違えられていたためにつけられた
呼吸細気管支関連性間質性肺疾患(RB-ILD)	呼吸細気管支炎(RB)	・喫煙,粉塵の吸入が関与する ・間質と呼吸細気管支の炎症細胞浸潤	・40〜50歳代の男性 ・ほぼ全例が喫煙者	・亜急性〜慢性(数週間〜数か月) ・乾性咳嗽 ・息切れ	・禁煙が最重要 ・重症例ではステロイド薬	・呼吸細気管支とは肺胞に直接つながる最も末梢の気管支である
リンパ球性間質性肺炎(LIP)	疾患名と同じ	・間質にぎっしり詰まったリンパ球浸潤	・50歳代の女性 ・極めてまれ	・慢性(>3か月) ・乾性咳嗽 ・息切れ	・ステロイド薬	特発性LIPは極めてまれ 悪性リンパ腫などのリンパ増殖性疾患であることが多い

ARDS:acute respiratory distress syndrome, AIP:acute interstitial pneumonia, COP:cryptogenic organizing pneumonia, DAD:diffuse alveolar damage, DIP:desquamative interstitial pneumonia, HRCT:high resolution CT, IIP:idiopathic interstitial pneumonia, IPF:idiopathic pulmonary fibrosis, LIP:lymphocytic interstitial pneumonia, NSIP:nonspecific interstitial pneumonia, OP:organizing pneumonia, RB:respiratory bronchitis, RB-ILD:respiratory bronchitis-associated interstitial lung disease, UIP:usual interstitial pneumonia

(日本呼吸器学会びまん性肺疾患診断・治療ガイドライン作成委員会:特発性間質性肺炎診断と治療の手引き 改訂第2版, 南江堂, 2011を元に作成)

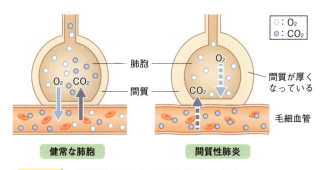

図11-3 間質性肺炎のガス交換の仕組み

間質性肺炎では間質が厚くなっているため,酸素が血管に入りにくい.

4 診断

びまん性肺疾患には何十種類もの疾患が含まれ，厚生労働省が指定する特定疾患に含まれる疾患も多く，疑われた場合には専門医に紹介することが好ましい(図11-4)[1].

問診，身体所見，血液検査，呼吸機能検査，高分解能CT（high resolution CT：HRCT）を用いて原因を調べていくが，原因が見当たらない場合はIIPが疑われる(図11-5)[1].

IIPの中でも，特発性肺線維症は特別な位置を占める．それ以外とは治療方針が大きく異なるからである．特発性肺線維症は肺生検後に急性増悪することがあるため，経過や画像が典型的であれば肺生検を行わずに診断することもある．それ以外のIIPでは，気管支鏡検査(気管支肺胞洗浄，経気管支肺生検)や外科的肺生検を行って診断していく．

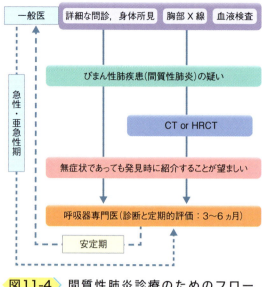

図11-4 間質性肺炎診療のためのフローチャート

(日本呼吸器学会びまん性肺疾患診断・治療ガイドライン作成委員会：特発性間質性肺炎診断と治療の手引 改訂第2版，南江堂，2011)

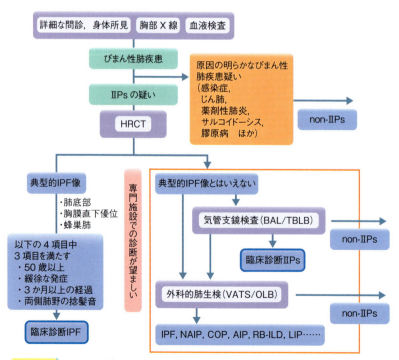

図11-5 IIPs診断のためのフローチャート

(日本呼吸器学会びまん性肺疾患診断・治療ガイドライン作成委員会：特発性間質性肺炎診断と治療の手引 改訂第2版，南江堂，2011)

5 治療

❶薬物療法

特発性肺線維症では抗線維化薬が，そのほかではステロイド薬や免疫抑制薬が用いられる．

❷禁煙

禁煙はきわめて重要で，とくに剥離性間質性肺炎や呼吸細気管支関連性間質性肺疾患では，しばしば禁煙だけで改善する．

❸呼吸困難の管理

腹部が膨満すると横隔膜が圧迫されるため，呼吸困難がある場合には過食や便秘を避ける．

❹感染予防

感染を防ぐため，手指衛生，口腔衛生，予防接種を励行する．

引用・参考文献

1) 日本呼吸器学会びまん性肺疾患診断・治療ガイドライン作成委員会：特発性間質性肺炎診断と治療の手引き 改訂第2版，南江堂，2011．

12 過敏性肺臓炎(過敏性肺炎)

1 概念・定義

カビなどの真菌，細菌，動物性タンパクなどの有機物や，化学物質など無機物の抗原を反復して吸入するうちに感作が成立し，その後の吸入により肺胞でアレルギー反応が起こるアレルギー性肺炎である(図12-1).

2 病態生理

細気管支から肺胞を病変の主座とするびまん性の肉芽腫性間質性肺炎である．生活環境に存在する有機あるいは無機粉塵の反復吸入により感作され，Ⅲ型及びⅣ型アレルギーにより発症する疾患で，急性型では3大症状(乾性咳嗽・発熱・呼吸困難)が抗原曝露から6〜8時間で出現することが特徴である．

入院で環境が変わるとすみやかに自然軽快するも，一時帰宅などで再び抗原に曝露されると増悪すること(帰宅試験陽性)が特徴的である．

3 誘因・原因

過敏性肺臓炎の3〜5割が原因不明である．

夏型過敏性肺炎が最多で，5〜10月，とくに夏期に多い．古くて湿気の多い木造家屋で発生しやすく，家にいることの多い専業主婦など中年女性での発症が多い(表12-1)[1].

鳥飼病では，ハト・インコ・オウムなどの飼育，羽毛布団を中心とした羽毛製品の使用が原因となる．抗原曝露とが年単位で持続すると慢性型に移行し，不可逆的な変化を生じる．

4 検査・診断

❶ 血液検査

炎症所見〔白血球・C反応性タンパク(C-reactive protein：CRP)上昇，血沈亢進〕やシアル化糖鎖抗原KL6の上昇を認める．抗原(原因物質)に特異的抗体を認めればその可能性が高い．

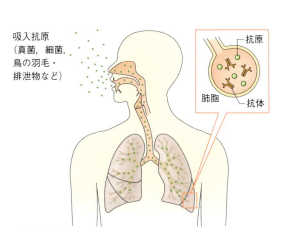
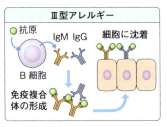
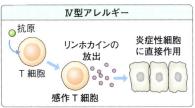

図12-1 過敏性肺臓炎(過敏性肺炎)の発症機序

表12-1 過敏性肺臓炎の種類

	夏型過敏性肺炎 (74.4%)	農夫肺 (8.1%)	加湿器肺 (4.3%)	鳥飼病 (4.1%)
原因	湿気の多い住宅環境（畳，寝具）	カビの生えた飼料	汚染された器機	鳥の糞，羽毛
原因抗原	*Trichosporon asahii*, *Trichosporon mucoides*	*Thermoactinomyces vulgaris* *Thermoactinomyces candidus*	*Penisillium* *Cephalosporium*	糞や羽毛由来のタンパク質

(内訳は，Ando M, et al: Serotype-related antigen of Trichospron cutaneum in the induction of summer-type hypersensitivity pneumonitis: correlation between serotype og inhalation challenge positive antigen and that of the isolates from patients' homes, J Allergy Clin Immunol 85: 36-44, 1990)

❷ 胸部X線，胸部CT

肉芽腫病変を反映した粒状影やすりガラス様陰影を認める．呼吸機能検査は拘束性障害〔%肺活量(%vital capacity：%VC)低下〕や拡散能 (diffusing capacity of lung carbon monoxide：DLco)の低下を認める．

気管支肺胞洗浄では，回収細胞数の増加，リンパ球分画の著増(50%以上が多い)が特徴的であり，CD4/8比は農夫肺以外ではほとんどがCD8優位でCD4/8が1未満であることが多い．経気管支肺生検において肉芽腫や胞隔炎，マッソン体を認めればより確実である．

❸ 環境誘発試験

過敏性肺臓炎に特徴的な診断方法である．臨床所見や検査所見が正常化した後，帰宅や職場復帰などの原因物質に曝露されうる環境に戻ることで再現性の有無を確認するものである．

急性型過敏性肺臓炎では4〜8時間で発症するが，亜急性型から慢性型では数日〜数週間の曝露を有する．事前にその有用性を十分検討する必要がある．

加湿器などを病院内でテストする場合は，通常個室管理で行うが，その際の換気にはほかの病室などへの流入対策含め十分注意を払う必要がある．

5 治療

住居環境，鳥の飼育，職業歴から病気が生じることから，生活環境を変える必要があることを説明する．夏型過敏性肺炎では，自宅の掃除(腐木の除去や防かび薬の使用)，改築，転居を考える．鳥飼病では，鳥の飼育の中止のみでなく，羽毛布団の使用や公園の野鳥なども回避する．慢性型ではステロイド薬や免疫抑制薬の使用も考慮する．職場環境が原因の場合は防塵マスクなどの着用も考慮する．

引用・参考文献

1) Ando M, et al: Serotype-related antigen of Trichospron cutaneum in the induction of summer-type hypersensitivity pneumonitis: correlation between serotype og inhalation challenge positive antigen and that of the isolates from patients' homes, J Allergy Clin Immunol 85: 36-44, 1990.

13 薬剤性肺炎

1 概念・定義

薬剤に起因して生じる肺炎で，すべての薬剤が原因となりうる．急性・亜急性あるいは慢性の間質性肺炎が最も一般的であるが，肺胞隔炎，非心原性肺水腫，肺胞出血，細気管支炎などをきたす場合もある．

多くの薬によって肺障害をきたすことが知られており，医療用医薬品（抗悪性腫瘍薬，関節リウマチ治療薬，インターフェロン，漢方，抗菌薬，消炎鎮痛薬）から，処方箋なしで購入可能な一般医薬品，さらには健康食品も原因となる．

危険因子として，高齢，間質性肺炎既往，喫煙がある．

2 病態生理

薬剤性肺炎の組織像は非特異的であるが，その発症機序として細胞傷害性あるいはアレルギー性が言われており（表13-1），両者が混在する場合もある．間質性肺炎，急性肺傷害・急性間質性肺炎，好酸球性肺炎，器質化肺炎がみられることが多い（表13-2）．

3 症状

初期には無症状のこともあるが，進行とともに乾性咳嗽・呼吸困難を認める．発熱を認めることも多いが非特異的である．薬剤投与開始か

表13-1 薬剤性肺炎の発症機序

病型	細胞傷害性	アレルギー性
特徴	薬剤の活性代謝産物や活性酵素などが肺胞の上皮細胞や血管内皮細胞に直接作用して生じる．	薬剤による免疫細胞の活性化によって生じる．
おもな薬剤	抗悪性腫瘍薬 　ブレオマイシン 　ペプロマイシン 　ブスルファン 　シクロホスファミド など	抗菌薬 　テトラサイクリン系 　ペニシリン系 　セフェム系 　ニューキノロン系　など 抗不整脈薬 　アミオダロン 抗リウマチ薬 　金製剤 　メトトレキサート インターフェロン 漢方薬 　小柴胡湯
経過	薬剤投与から発症まで比較的長く，経過はゆっくり．	薬剤投与から発症までは様々で，急速に経過する．

表13-2 肺障害をきたす薬剤

間質性肺炎（急性，亜急性）	器質化肺炎	好酸球性肺炎
アミオダロン	ミノサイクリン	アミオダロン
金製剤	セファロスポリン系抗菌薬	ACE（アンジオテンシン変換酵素）阻害薬
アザチオプリン	アムホテリシンB	β遮断薬
BCG療法剤	ブレオマイシン	ブレオマイシン
ブレオマイシン	アミオダロン	金製剤
カルムスチン	サラゾスルファピリジン	ヨード造影剤
カルバマゼピン	アザチオプリン	メトトレキサート
フレカイニド	シロリムス	フェニトイン
ペニシラミン	カルバマゼピン	アスピリン
フェニトイン	インターフェロン	カルバマゼピン
メトトレキサート	リセドロン酸	ヒドロクロロチアジド
		ミノサイクリン
		NSAIDs（非ステロイド性抗炎症薬）
		プロピルチオウラシル
		サラゾスルファピリジン

BCG：Bacille de Calmette et Guérin，ACE：angiotensin-converting enzyme，NSAISs：non-steroidal anti-inflammatory drugs

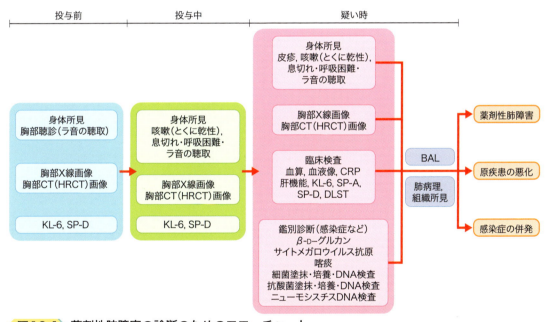

図13-1 薬剤性肺障害の診断のためのフローチャート
HRCT：high-resolution CT，CRP：C-reactive protein，SP：surfactant protein，DLST：drug lymphocyte stimulation test，BAL：bronchoalveolar lavage
（日本呼吸器学会薬剤性肺障害ガイドライン作成委員会：薬剤性肺障害の診断・治療の手引き．メディカルレビュー社，2012より転載）

ら発症までの期間は薬剤ごとにある程度特徴があり，消炎鎮痛薬や抗菌薬では1〜2週間，漢方やインターフェロンでは2か月前後，抗結核薬では3か月程度，金製剤では5〜6か月が多いとされているが，当てはまらない場合もある．

常に服用中のみならず服用の既往のあるすべての薬剤の把握が肝要である．

4 検査・診断（図13-1）

炎症所見を反映して白血球やCRPの増多，アレルギー機序の場合は好酸球増多，間質性肺障害を反映したシアル化糖鎖抗原KL-6上昇，肝機

能障害の合併，などが認められる．

胸部X線・胸部CTではすりガラス様陰影から浸潤影までさまざまであるが，区域性がないことが多い．

呼吸機能では拘束性障害・拡散能低下を認めることが多く，気管支肺胞洗浄でリンパ球や好酸球の増多を認めることが多い．リンパ球増多は器質化肺炎・細胞性間質性肺炎，好酸球増多は好酸球性肺炎，好中球増多は急性間質性肺炎・急性呼吸窮迫症候群(acute respiratory distress syndrome：ARDS)などで認められる．

薬剤リンパ球刺激試験(drug lymphocyte stimulation test：DLST)は陽性率は65％であり，偽陰性・疑陽性がありその解釈には注意を要する．

薬剤性肺障害の頻度が高い抗悪性腫瘍薬などでは，投薬前に胸部CTでの肺病変確認，KL-6値の測定などが推奨される．

5 治療

まず早期の被疑薬の中止が重要である．軽症なら中止のみで改善することも多い．中等症なら経口ステロイド(プレドニゾロン0.5～1mg/kg/日)，重症例ではステロイドパルス療法(メチルプレドニゾロン1,000mg/日×3日，もしくはセミパルス500mg×3日)を考慮する．

引用・参考文献

1) 日本呼吸器学会薬剤性肺障害ガイドライン作成委員会：薬剤性肺障害の診断・治療の手引き．メディカルレビュー社，2012．

14 放射線肺炎

1 概要

胸部に発生した悪性腫瘍（肺がん，食道がん，乳がん，悪性リンパ腫など）に対して行われた放射線治療が原因で起こる肺炎で，主に照射野に起こる非感染性の肺障害である．

頻度や重症度は，照射された肺の容量，総線量，併用する化学療法，基礎疾患としての間質性肺炎の有無などに関連する．

照射後2〜4か月後に起こる放射線肺臓炎と，6〜12か月後に起こる放射線肺線維症の2つの病態に分けられる．

2 症状

症状としては，咳嗽，息切れ，発熱，胸痛，倦怠感などがあるが，無症状の場合もある．

3 診断

胸部X線や胸部CT（図14-1）などの画像検査において，放射線照射野に一致した領域にすりガラス影や浸潤影を認め，正常肺との境界が直線的に形成されることが特徴的である．ただし，放射線を当てた部位以外に陰影が認められることもある．

4 治療

軽症，無症状の場合は経過観察を行う．比較的早期に発症する放射線肺臓炎で，呼吸困難など進行性の症状を有する場合には，ステロイド薬治療を行う．

晩期に発症する放射線肺線維症に対しては，ステロイドは一般的に無効であるため，有症状時には対症療法を行う．

5 予後

一般的に予後は良好であるが，広範囲に病変を認める重症例では致死的となる場合もある．

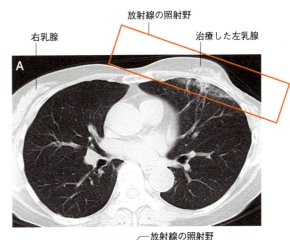

図14-1 胸部CT
A) 乳がんに対する放射線治療後の放射線肺臓炎．放射線の照射野に一致して肺にすりガラス陰影を認める．正常肺との境界が明瞭である．
B) 肺がんに対する放射線治療後の放射線肺臓炎．放射線の照射野に一致して肺に浸潤影を認める．中に黒くみえているのは気管支である．正常肺との境界が明瞭である．

15 じん肺

1 概要

じん肺とは，粉塵吸入により肺に生じた線維増殖性変化を主体とする疾患である．日本では，じん肺法により「粉じんを吸入することによって肺に生じた線維増殖性変化を主体とする疾病をいう」と定義されている．職業上の粉塵吸入によることが多く，吸入する粉塵に応じて，珪肺，石綿肺などとよばれるほか，職業に応じて炭坑夫肺，溶接工肺などとよばれる．

初期は無症状で胸部X線写真に粒状影などの陰影が現れるが，進行すると咳嗽，喀痰，呼吸困難を伴う．肺がん，肺結核を合併するリスクが高い．法律で健診や管理が定められている．肺に生じた変化を回復させることはできないため，粉塵吸入の予防と対症療法を行う．

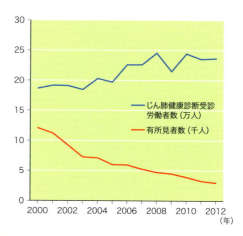

図15-1 じん肺健診受診者数と有所見者数の推移
（厚生労働省ホームページ 「第13回労働政策審議会安全衛生分科会じん肺部会（平成25年11月22日）資料」（2015年8月25日検索）を元に作成）

2 疫学

国の統計によれば，じん肺健診受診者中の有所見者数は年々減少しており，昭和の終わり頃にはおよそ4万人ほどであったが，2012年（平成24年）の有所見者数は2,965人であった（図15-1）．

珪肺患者は肺結核，肺がんの発症率が高い．石綿吸入者は悪性胸膜中皮腫，肺がんの発症率が高い．

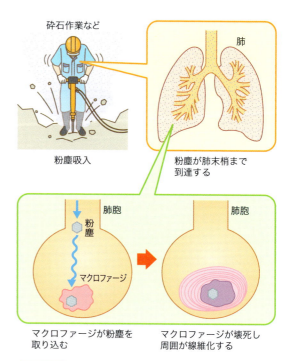

図15-2 じん肺の原因

粉塵作業で吸入した微小粉塵が肺胞に到達すると，マクロファージ（貪食細胞）に取り込まれる．粉塵を取り込んだマクロファージは壊死し，周囲では線維化が起き（線維増殖性変化），微小結節が形成される．微小結節が集まって大きな結節になっていく．肺内異物への反応として，咳嗽・喀痰が出るようになる．変化が進むと，肺が硬くなり呼吸機能障害を生じる．

3 原因

粉塵を長期間吸入した結果，粉塵が肺組織に蓄積し，異物への反応として慢性炎症，線維増

表15-1 じん肺の診断（1）粉塵作業歴と自他覚症状

- 粉塵作業歴　鉱山，トンネル，建設現場，粉塵発生工場など
- 自覚症状　咳嗽，喀痰，呼吸困難，動悸，胸痛

じん肺の呼吸困難度分類

第Ⅰ度	息切れを感じない，もしくは同年齢の健康者と同様に仕事ができ，歩行，登山あるいは階段の昇降も健康者と同様に可能である
第Ⅱ度	同年齢の健康者と同様に歩くことに支障ないが，坂や階段は同様に上がれない者
第Ⅲ度	50m以上休まずに歩けるが1kmは歩けない，あるいは平地でも健康者なみに歩くことができないが，自己のペースなら1km以上歩ける者
第Ⅳ度	50m以上歩くのに一休みしなければ歩けない者
第Ⅴ度	話したり，着物を脱ぐのにも息切れがして，そのため屋外に出られない者

- 他覚症状　聴診異常音（粗大ラ音，喘鳴），チアノーゼ，ばち状指

（じん肺法，じん肺法施行規則を元に作成）

表15-2 じん肺の診断（2）検査

- X線写真　厚生労働省の「じん肺標準X線写真集」に基づき，粒状影，不整形陰影，大陰影の程度によって分類する．

型	両肺野の粒状影または不整形陰影	大陰影
第1型	少数	無
第2型	多数	無
第3型	極めて多数	無
第4型	問わない	有

直径1cm以上の陰影を大陰影とする

- 肺機能　まず一次検査（スパイロメトリー）を行う．一次検査では該当しないが呼吸困難が強い場合は二次検査を行う．
  - 一次検査：スパイロメトリーで著しい肺機能障害（%VC＜60%またはFEV1.0%＜限界値，呼吸困難度が第Ⅲ度以上）
  - 二次検査：動脈血酸素分圧検査で，肺胞気・動脈血酸素分圧較差が限界値を超える

（じん肺法，じん肺法施行規則を元に作成）

殖性変化などが起きるため，咳嗽，喀痰，呼吸障害などの症状が現れる（図15-2）．気道には粘液分泌や線毛運動で粉塵を排出する機能があるが，直径約5μm以下の粒子は排出されずに沈着しやすい．

　粉塵の成分による分類として無機粉塵（珪酸類，石綿，金属，炭素など），有機粉塵（綿，木材，穀物，微生物など）があるが，じん肺は無機粉塵により生じる．有機粉塵は気管支喘息や過敏性肺炎など，じん肺とは異なる病態を生じる．粉塵名を付けて珪肺，石綿肺，ベリリウム肺などの名称でよばれることがある．また，粉塵にさらされる職業名を付けて，溶接工肺，炭坑夫肺，歯科技工士肺などとよばれることがある．

　大気汚染防止法では，石綿の発がん性を理由に，石綿を「特定粉じん」と分類している．石綿の使用は2004年に原則として禁止された．

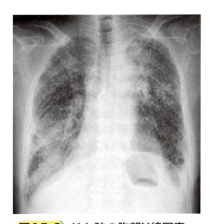

図15-3 じん肺の胸部X線写真

70歳台男性．粒状影，不正形結節影が多数みられる．一部は癒合して大陰影になっている．

4 症状

　自覚症状としては，咳嗽，喀痰，呼吸困難，動悸，胸痛などがある（表15-1）．じん肺の呼吸困難ではヒュー・ジョーンズ（Hugh-Jones）分類に準じた分類を用いる．他覚症状としては，チアノーゼ，ばち状指，粗大ラ音，喘鳴などがある．

5 検査

　じん肺の検査を表15-2に示す．

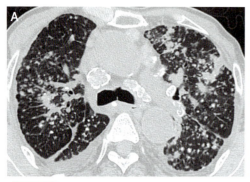
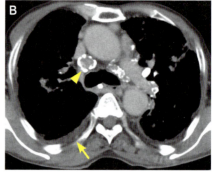

図15-4 じん肺の胸部CT

70歳台男性．石綿作業歴のある症例．両側肺に粒状影，不正形結節影が多数みられる．リンパ節には卵殻状の石灰化（▲）がみられる．胸膜肥厚（→）がみられる．
A）肺野条件，B）縦隔条件

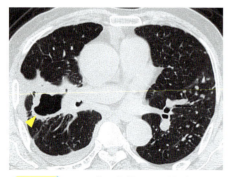

図15-5 じん肺に合併した肺結核の胸部CT

70歳台男性．右肺に結核の空洞（▲）がみられる．肺野には珪肺の粒状影が多数みられる．

❶ 胸部X線写真（図15-3）

じん肺法で第1〜第4型に区分されている．直径1cmまでの粒状影や不整形陰影と，1cm以上の大陰影に基づいて区分を判定する．実際には厚生労働省のじん肺標準X線写真集に基づいて判定する．石綿吸入では胸膜プラーク（肥厚斑）という不規則な胸膜肥厚が生じる．リンパ節が卵殻状に石灰化する場合がある．

❷ 胸部CT

胸部X線写真よりも粒状影，不正形結節影，大陰影，胸膜プラーク，リンパ節石灰化の評価が容易である．また肺がんや肺結核などの合併症を発見しやすい（図15-4）．

図15-5は珪肺に肺結核を合併して空洞影が出現した症例のCTである．

❸ 肺機能

1次検査として行い「著しい肺機能障害」の判定基準を用いて判定する．

❹ 血液ガス分析

2次検査として行う．1次検査では「著しい肺機能障害」があると判定されなかったが，呼吸困難度が第Ⅲ度以上で「著しい肺機能障害」が疑われる場合に，2次検査として血液ガス分析を行い，肺胞気・動脈血酸素分圧較差（A-aDO$_2$）を測定する．較差が「じん肺審査ハンドブック」の限界値を超えるかどうかで判定する．

6 診断

じん肺法は，事業者にじん肺健診を行うことを義務づけている．法令に基づき，胸部X線写真の型，肺機能障害の有無によって，じん肺管理区分1〜4に区分される（表15-3）．じん肺法施行規則では合併症として，肺結核，結核性胸膜炎，続発性気胸，続発性気管支炎，続発性気管支拡張症，原発性肺がんが指定されている（表15-4）．

表15-3 じん肺の管理区分と就業上の措置（じん肺法）

じん肺管理区分		じん肺健康診断の結果		措置	
		X線写真の像	著しい肺機能の障害		
管理1		じん肺の所見なし	無し	無し	
管理2		第1型	無し	粉塵曝露の低減	合併症に罹患したら療養
管理3	イ	第2型	無し	粉塵曝露の低減，作業低減（勧奨）	合併症に罹患したら療養
	ロ	第3型または第4型（大陰影の大きさが一側の肺野の3分の1以下）	無し	作業転換（指示）	合併症に罹患したら療養
管理4		第1～3型または第4型（大陰影の大きさが一側の肺野の3分の1以下）	有り	療養	
		第4型（大陰影の大きさが一側の肺野の3分の1を超える）	有無によらない		

表15-4 じん肺の合併症（じん肺法施行規則）

- 肺結核
- 結核性胸膜炎
- 続発性気胸
- 続発性気管支炎
- 続発性気管支拡張症
- 原発性肺がん

7 治療

すでに起きた肺の変化を回復させることはできないため，換気改善や防塵マスク着用，職務の変更（配置転換）など，新たな粉塵吸入を防止する措置を講じる．症状については鎮咳薬，去痰薬，気管支拡張薬，ステロイド薬，酸素吸入などで治療する．

重症の場合は人工呼吸器を使用する場合もある．状態によっては呼吸リハビリテーションも考慮する．

呼吸器感染症を起こすと重症化するため，インフルエンザ，肺炎予防のためのワクチンを投与する．

16 サルコイドーシス

1 概念・定義

両側肺門リンパ節，肺，眼，皮膚などにT細胞および単核貪食細胞の集積を伴う原因不明の非乾酪性類上皮細胞肉芽腫性疾患である．多臓器疾患で，病変局所では炎症，全身では細胞性免疫が低下する．地域的に北に多く南に少ない傾向がある．

病変は眼・肺・皮膚に多い．臓器障害にて日常生活が障害される場合はステロイド薬が投与される．不整脈で突然死もある．

原因は*Propionebacterium acnes*による免疫反応説が有力視されているが，明確な原因は不明である．

2 病態生理

全身のさまざまな臓器に非乾酪性類上皮細胞肉芽腫が形成され，各種臓器にて障害をきたす（表16-1）．

3 臨床所見

年齢は若年（20〜30歳代）と中年女性（40〜50歳代）で好発する．

眼症状としてはブドウ膜炎・緑内障があり，霧視・羞明・飛蚊症・視力低下を生じる．眼症状にて発見されることも多い．皮膚症状では，結節性紅斑，皮膚サルコイドを認める．そのほか全身症状として全身倦怠感・発熱・関節痛などを認めることもある．

表16-1 代表的な多臓器病変

臓器	特徴
眼	約50％に合併．多くはブドウ膜炎．霧視，飛蚊症，羞明，結膜発赤，視力低下，緑内障，白内障などを呈する．
皮膚	約10〜30％に合併する．結節性紅斑は肉芽腫のない非特異的病変．瘢痕浸潤では，異物とともに肉芽腫が認められる．特異的病変として，皮膚サルコイド（結節型，局面型，びまん浸潤型，皮下型，その他）がある．
神経	中枢神経病変には，脳実質内病変（髄膜病変や下垂体病変による尿崩症が多い），髄膜病変，その他がある．末梢神経病変には，脳神経麻痺（顔面神経麻痺などが多い），脊髄神経麻痺（多発単ニューロパチーが多い）がある．
心臓	わが国のサルコイドーシスの死因では，不整脈や心筋障害（拡張型心筋症様）による心臓病変が最多である．心電図所見は房室ブロック，脚ブロックなどの心室内伝導障害や，多様な不整脈が多い．心エコー検査で認められる心室中隔基部の菲薄化は本症に特異的だが，感度は高くない．
筋肉	腫瘤型と慢性ミオパチー型があるが，前者が多い．腫瘤型はふくらはぎや大腿部に多くみられる．
骨	手指や足趾に多い．多くは痛みや腫脹を伴うが，無症状例もある．囊胞性病変や骨梁減少が特徴的である．
関節	レフグレン症候群などの急性型では，滑膜生検で肉芽腫はなく，自然改善する．慢性型では関節の腫脹・変形があり，肉芽腫陽性例が多い．
腎臓	カルシウム異常に伴う腎病変や肉芽腫形成性腎炎などがある．軽症では無症状のものが多い．
表在リンパ節	無痛性に腫大する．
乳房	無痛性腫瘤．乳がんと間違われることがある．
唾液腺，涙腺	無痛性に腫大する．
甲状腺	甲状腺機能低下症など．
精巣	睾丸腫大や無精子症など．
上気道	鼻腔内病変（鼻閉など）が最も多い．その他，副鼻腔，扁桃，喉頭蓋，咽頭など．
肝臓	約半数に病変ありとされるが，ほぼ無症状である．
脾臓	多くは無症状で，脾腫や境界明瞭な多発低吸収領域が特徴的である．
消化管	胃，食道，小腸，大腸に病変が形成され得る．

（落合慈之監：呼吸器疾患ビジュアルブック．p244．学研メディカル秀潤社，2011）

表16-2 胸部X線上の異常所見
・両側肺門リンパ節腫脹(BHL) ・粒状影 ・斑状影 ・結節影 ・網状結節影 ・均等影 ・空洞形成 ・塊状影 ・胸水

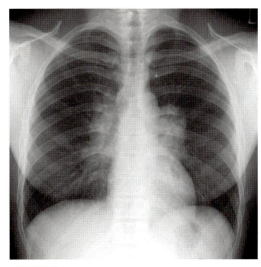

図16-1 胸部X線写真

呼吸器症状は，咳嗽・労作時呼吸困難，胸痛などから発症することもある．また若年男性では健診にて胸部X線写真で両側肺門リンパ節腫脹(bilateral high lymphadenopathy：BHL)を指摘されて発見されることも多い．

ある程度一定の病変拡大までは無症状であることが多いとされている．

4 検査・診断

胸部X線写真にてBHLが特徴的所見である（表16-2，図16-1）．また，血清ACE（angio-tensin-converting enzyme）活性の上昇や血清Ca高値，リゾチームや可溶性IL2-Rの上昇なども認められる．ツベルクリン反応は陰性化，ガリウムシンチグラフィーでは病巣部に集積が認められる．

5 臨床経過

約70％が自然寛解すると言われている．日常生活に障害をきたす臓器障害・生命予後に関連する場合は，ステロイド治療（眼科では点眼も使用する）を行う．また，完全房室ブロックによる突然死・肺線維症による死亡がまれにある．完全房室ブロックではペースメーカー装着も考慮される．

6 治療

眼病変はステロイド薬の点眼が中心となる．肺病変は自覚症状を伴わないか軽微な場合は経過観察とし，進行性ならステロイド薬を用いる．心病変や中枢神経病変の場合は積極的にステロイド薬中心にメトトレキセートやアザチオプリン，ヒドロキシクロロキンも考慮される．

多忙，不眠，ストレス過多で遷延化する例も多く，休養を勧める．

引用・参考文献

1) 落合慈之監修：呼吸器疾患ビジュアルブック．学研メディカル秀潤社，2011．

17 呼吸不全(急性呼吸不全)

1 定義

呼吸不全とは，短期間のうちに十分な酸素化もしくは換気(すなわちCO_2の排出)，または両方がともに保てなくなる状態と定義される．とくに，発症数時間から数日のものが急性呼吸不全と定義される．大気下でSpO_2＜85％，動脈血酸素分圧(PaO_2)＜50〜55mmHgと定義される．

急性呼吸不全における換気不全(2型呼吸不全)の基準は，動脈血二酸化炭素(CO_2)分圧($PaCO_2$)＞50mmHg，もしくは10mmHg以上を超えて上昇した状態とされている．

呼吸不全は，多くの場合には酸素化と換気不全の両方を伴っており，例えばCOPD（chronic obstrucetive pulmonary disease）患者では，しばしば，低酸素血症と高炭酸ガス血症をともにきたしている．

2 緊急性の高い呼吸不全をきたす疾患

❶ airway（気道）の問題

最も重要なのは，airway（気道）に異常をきたす疾患であり，とくに病棟で看護師が遭遇しやすい緊急性の高い病態である．

急性の呼吸困難で，発声が困難であれば，気道閉塞をまず考えなければならない．できるだけ多くの医療者を集めることが重要である．

聴診で，吸気時の低調な狭窄音(stridor)が聴取され，患者が努力様呼吸となっている場合も危険である．気道閉塞の原因としては，アナフィラキシーが重要であり，薬剤投与後には常に念頭に置かなければならない病態である．

ほかには，入院患者で遭遇する頻度は極めて低いとは思われるが，急性喉頭蓋炎は「killer throat」と呼ばれ，喉頭蓋の炎症により気道閉塞をきたし，窒息に至る非常に危険な病態である．正しく早期に診断し早期に気道確保をしなければ，気道閉塞をきたすので，この疾患の存在は知っておいたほうがよいだろう．

参考までに，急性喉頭蓋炎を疑うポイントを以下に示す．

> **急性喉頭蓋炎を疑う赤信号**
> ❶ 咽頭の激しい痛み(唾も呑み込めないほど)
> ❷ 咽頭の所見はむしろ軽微
> ❸ こもった声(患者家族や知人が付き添っていたら，普段と比べてこもった声かどうかを確認する)
> ❹ 前頸部の著明な圧痛(甲状軟骨のあたりを軽く圧迫してみる)

❷ breathing（呼吸）の問題

疾患頻度が高く重要な疾患としては，気管支喘息発作，COPDの急性増悪がある．典型的には，ともに喘鳴が聴取され呼気が延長するが，重症発作の場合は，発声も困難となり，患者はあたかも窒息しているかのような努力様呼吸に加え，聴診音が全く聴かれない「サイレントチェスト」と呼ばれる状態になる．緊急性が非常に高く，確実な気道確保が必要となるため，できる限り医療者を集める必要がある．

緊張性気胸も緊急性が高い病態である．急性の呼吸困難と低酸素，血圧低下をきたし得る．とくに人工呼吸器管理中(非侵襲的陽圧換気も含む)には医原性に気胸を発症する可能性があることを常に念頭に置く必要がある．また，気

管支鏡検査後，CTまたは超音波ガイド下肺生検後には，もともと合併症として気胸が起こり得るため注意が必要である．

自覚症状では強い呼吸困難を認め，身体所見では片側の呼吸音が聴取されず，気道の偏位（健側に偏位）を認める．また，胸腔内の著明な陽圧によって，右心系への静脈還流が阻害され，十分な心拍出量が保てなくなり，血圧低下を認める．早急な脱気が必要であるため，早急に十分な医療者を集めることが必要である．

❸ circulation（循環）の問題

急性左心不全の頻度が高く，その原因としては，急性冠症候群が最も重要であるため，胸痛や胸部絞扼感などの症状の有無を確認し，末梢静脈路の確保や，十二誘導心電図，心電図モニターの装着を行い，医師をコールする．入院中には不適切な補液による心負荷の増大によって心不全をきたし得るため，こちらに関しても注意が必要である．急性左心不全の具体的なマネジメントや詳細は成書に譲る．

表17-1に急性呼吸不全をきたし得る病態を示す．

3 病態からみた代表的な呼吸不全の分類

❶ 代表的な1型呼吸不全

・肺胞性疾患（肺水腫，急性呼吸促拍症候群を含む急性肺傷害）

表17-1 急性呼吸不全の原因

呼吸器系	気道閉塞（機械的閉塞） COPD，気管支喘息 肺炎，胸膜炎 肺胞出血 急性呼吸窮迫症候群（ARDS） 大量胸水貯留 気胸 無気肺
循環器系	肺塞栓症 肺水腫（急性左心不全） 肺高血圧症
その他	代謝性アシドーシス 神経筋疾患 睡眠呼吸障害

COPD：chronic obstructive pulmonary disease，ARDS：acute respiratory distress syndrome

・末梢気道閉塞による高度の換気血流不全（COPD，気管支喘息発作）
・機能的肺胞―毛細血管表面の消失（肺塞栓症，血管炎，間質性肺疾患，肺気腫）

❷ 代表的な2型呼吸不全

・横隔神経麻痺や神経筋疾患などによる，呼吸筋の機能不全によるもの
・薬剤過量服用や，甲状腺機能低下症に伴う粘液水腫性昏睡などの中枢神経からの換気刺激の低下によるもの

18 過換気症候群

1 定義・病態

器質的障害が認められないにもかかわらず，発作的に不随意換気が過剰に起こる病態である．その結果，二酸化炭素分圧が低下して呼吸性アルカローシスを呈し，さまざまな臨床症状が生じる．心理的要因が原因の1つと考えられている．

過換気は低酸素血症，肺疾患・心疾患，甲状腺疾患，薬剤服用など，さまざまな原因で生じる．不安，緊張，興奮，恐怖など精神的ストレスによって過換気を招くケースもある．

2 病態生理・症状

若年女性に多く(男女比は1:6)，発作性に呼吸数の増加(過換気状態)をきたす．

口腔周囲や四肢先端のしびれ，感覚異常，めまい，頭痛，テタニー，痙攣，動悸，前胸部痛，呼吸困難，過呼吸，不安の訴えなど，さまざまな症状を呈する．

発作時は$PaCO_2$低下，pH上昇と，呼吸性アルカローシスをきたしている．

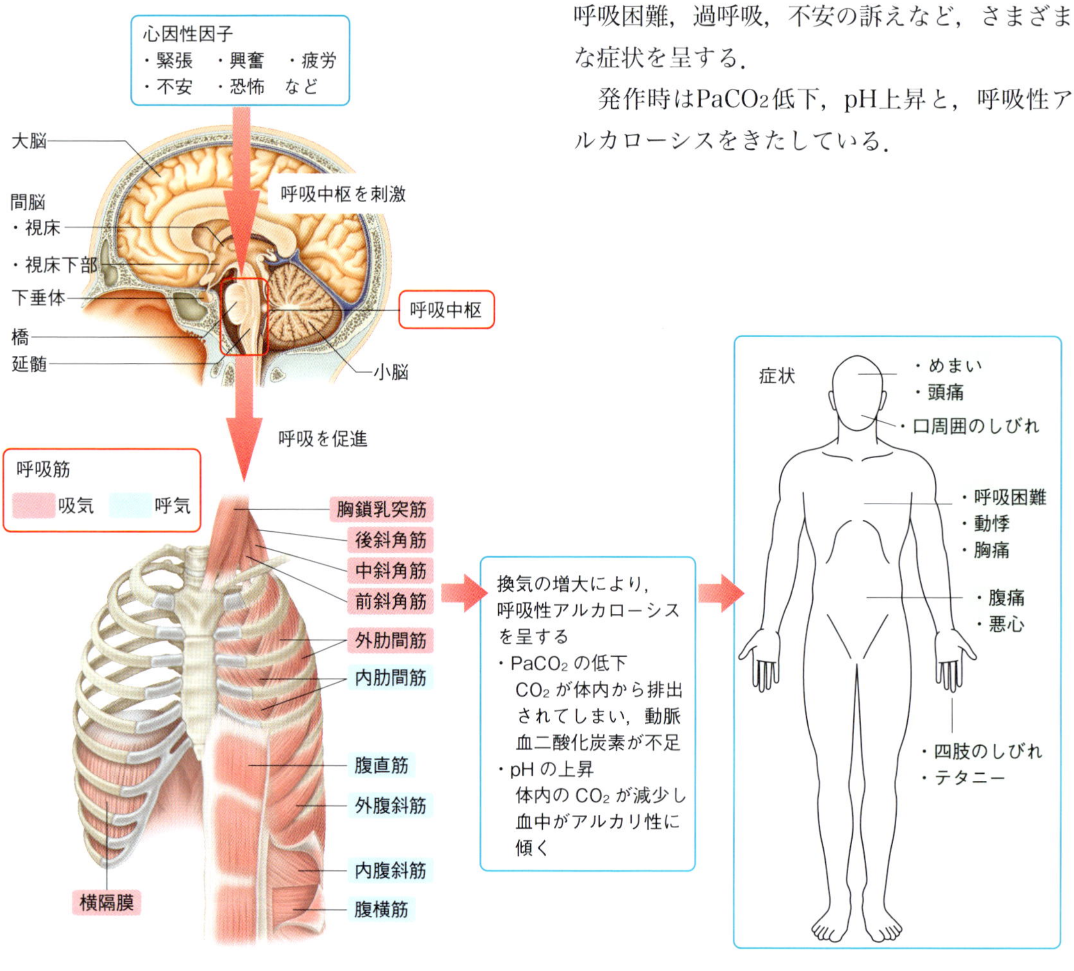

図18-1 過換気が生じるメカニズム

3 過換気が生じるメカニズム

ストレス・不安などの心因性因子が呼吸中枢を過剰に刺激することにより，過呼吸を生じる（図18-1）.

4 検査所見

前述のように，動脈血ガス分析にて$PaCO_2$低下，pH上昇を示し，呼吸性アルカローシスを呈している．

器質的疾患除外のため病歴聴取，身体所見，胸部X線検査・心電図検査などを随時行う．

5 治療

治療中，患者は混乱している場合が多く，安静・不安の軽減に努める．とにかくまず落ち着かせる．

患者は混乱してパニック状態のため，症状が不安なことはよくわかると理解を示したうえで，時間とともに症状は必ずおさまることを伝え，安心させることが重要である．

不安を取り除いたうえで，息こらえや浅くゆるやかな呼吸をするよう指示する．患者に会話してもらうと，自然と呼吸数が軽減していくことが多い．

コントロール不能な場合は，ベンゾジアゼピン系抗不安薬などを使用して発作の鎮静化を図る．

紙袋再呼吸（ペーパーバッグ法）は以前は推奨されていたが，発作後の無呼吸を含む低換気が生じ，O_2分圧低下が急激に認められる現象が報告されるなど，その効果に疑問があるが，一定の効果が出る可能性もあり，必要時はモニタリングを行いつつ対応する．この方法を行う場合には袋をぴったりと口・鼻にかぶせるのは危険であり，必ず隙間をあける．

19 睡眠時無呼吸症候群(SAS)

1 概要

睡眠時無呼吸症候群(sleep apnea syndrome：SAS)とは，睡眠中に無呼吸・低呼吸を繰り返し，その結果，日中傾眠などの種々の症状を呈する疾患である．

2 症状(表19-1)[1]

SASでは，いびき，無呼吸，日中の強い眠気・居眠り，熟睡感の欠如，疲労感，倦怠感などの頻度が高い．

3 診断

口・鼻の気流が10秒以上停止することを無呼吸(apnea)，10秒以上換気量が50%以上低下する状態を低呼吸と定義する．また睡眠1時間あたりの，無呼吸と低呼吸の回数を合計したものを無呼吸低呼吸指数(apnea hypopnea index：AHI)とよぶ．

一晩の睡眠において，1時間あたり15回以上無呼吸や低呼吸(AHI＞15)を生じる場合，または1時間あたり5回以上の無呼吸・低呼吸状態(AHI＞5)があり，それに加えて日中の眠気，倦怠感，中途覚醒などの自覚症状を伴う場合に，SASと診断する．AHIが5〜15回は軽症，15〜30回は中等症，30回以上は重症とする．

表19-1 SASの自覚症状および他覚徴候

症状・徴候	発現頻度(%)
いびき	93
無呼吸の指摘	92
夜間体動異常	54
日中の過剰傾眠	83
熟睡感の欠如	51
全身倦怠感	51
夜間頻尿	40
夜間呼吸困難感	38
起床時の頭痛	35
夜間覚醒	35
集中力低下	28
不眠	19
うつ，性機能障害，胃食道逆流症	記載なし

〔日本循環器学会ほか：循環器病の診断と治療に関するガイドライン(2008-2009年度合同研究班報告)．循環器領域における睡眠呼吸障害の診断・治療に関するガイドライン，Circulation Journal 74 (Suppl.II, 2010)〕

4 疫学

わが国では，約200〜300万人がSASに罹患しているとされている．肥満傾向の40〜60歳の男性に多く，女性では閉経後に増加するという報告もある．

5 合併症

睡眠中の低酸素血症や高炭酸ガス血症は，生活習慣病と密接な関係があり，さまざまな合併症を高率に引き起こすことが報告される．合併症は多岐にわたり，高血圧，不整脈，虚血性心疾患，心不全，脳血管障害，糖尿病，肺高血圧症，多血症などがある．

6 予後

AHI 20以上の中等度から重度のSAS患者の生存率は，AHI 20以下の軽症群と比較すると有意に低く，治療を行わなかった場合，5年後には13％，8年後には37％が死亡すると報告されている[2]．

7 分類

❶閉塞性睡眠時無呼吸症候群
（obstructive sleep apnea syndrome：OSAS）

睡眠中に上気道が狭窄・閉塞して気流が停止するもの．肥満，扁桃肥大，アデノイド，小顎症などが原因となる（図19-1）[3]．SAS全体の約90％を占める．

❷中枢性睡眠時無呼吸症候群
（central sleep apnea syndrome：CSAS）

呼吸中枢の障害により呼吸運動が消失するもの．慢性心不全患者や脳血管障害患者に合併する頻度が高い．

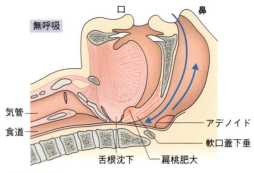

図19-1　OSAS患者の特徴

舌根沈下や扁桃肥大，アデノイド，軟口蓋下垂のため，上気道が閉塞し，気管に吸気が入っていかない．
（落合慈之監修：呼吸器疾患ビジュアルブック．p.284，学研メディカル秀潤社，2011）

❸混合型睡眠時無呼吸症候群
（mix sleep apnea syndrome）

閉塞性と中枢性が混合したもの．

8 検査

❶問診

自覚症状，日中の眠気の程度，生活習慣，基礎疾患の有無などに関し問診を行う．日中の眠気の定量評価には，エプワースの眠気テスト（Epworth Sleepiness Scale：ESS）などが用いられる（表19-2）．11点以上が眠気あり，16点以上が重症と判定される．

表19-2　日中の眠気に関する質問：エプワース眠気尺度（ESS）

下記のような状況になったとしたら，どのくらいウトウトとする（数秒～数分眠ってしまう）と思いますか？　あなたの最近1か月の日常生活を思い浮かべて，最も近いと思われる番号（0・1・2・3）を○で囲んでください．
ただし，このような眠気には「疲れているだけの状態」は含まれないのでご注意ください．質問のような状況になったことがない場合は，そのような状況になればどうなるか想像してお答えください．

	ウトウトする可能性はほとんどない	ウトウトする可能性は少しある	ウトウトする可能性は半々くらい	ウトウトする可能性が高い
1）座って何かを読んでいるとき（新聞・雑誌・書類など）	0	1	2	3
2）座ってテレビを見ているとき	0	1	2	3
3）会議，映画館，劇場などで静かに座っているとき	0	1	2	3
4）乗客として1時間続けて自動車に乗っているとき	0	1	2	3
5）午後，横になって休息をとっているとき	0	1	2	3
6）座って人と話をしているとき	0	1	2	3
7）昼食をとった後（飲酒なし），静かに座っているとき	0	1	2	3
8）座って手紙や書類などを書いているとき	0	1	2	3

(Copyright. Murray W. Johns and Shunichi Fukuhara. 2006)

❷ 簡易睡眠ポリグラフィ

簡易睡眠ポリグラフィ（図19-2）は自宅で施行可能な検査であり，エアフローセンサーによる鼻の気流・いびきなどの呼吸状態の評価，およびパルスオキシメーターによる経皮的動脈血酸素飽和度（SpO_2）の測定が同時に測定できる．睡眠した翌日，機械を病院に持ち込み解析を行う．

この検査によって得られる酸素飽和度低下指数（oxygen desaturation index：ODI）とは1時間あたりのSpO_2の低下回数（3％または4％以上の低下を1回とカウント）であり，後述の終夜睡眠ポリグラフィによって得られるAHIと高い相関を示し，スクリーニングとして有効である．

❸ 終夜睡眠ポリグラフィ

終夜睡眠ポリグラフィ（図19-3）とは，施設に一晩入院して行う検査である．脳波，眼電図，頤筋筋電図による睡眠状態の評価，口・鼻の気流，胸・腹部の動き，いびき音センサーによる呼吸状態の評価，パルスオキシメーターによるSpO_2の測定などを同時に測定する．SASの確定診断が可能である．

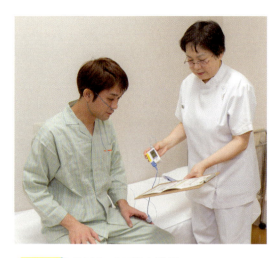

図19-2 簡易無呼吸検査機器

鼻口呼吸センサー，気道音センサー（いびき），パルスオキシメーターによるSpO_2，脈拍数測定，体位（体動）センサーを備えて検査内容を簡略化し，自宅でも実施可能とした睡眠簡易検査方法である．

9 治療

❶ 生活習慣の改善

軽症の場合には，減量や生活習慣の改善のみで症状が改善することもある．

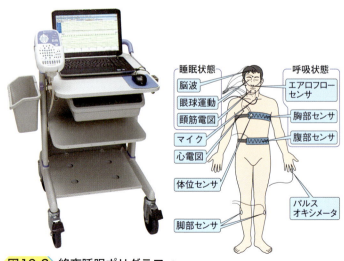

図19-3 終夜睡眠ポリグラフィ

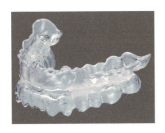

図19-4 口腔内装具(マウスピース)

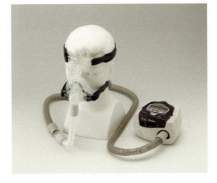

図19-5 CPAP(オートCPAP)

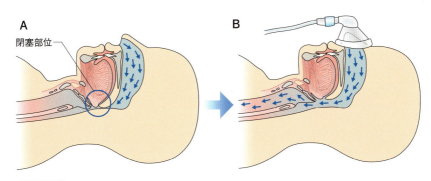

図19-6 CPAPの原理
A) OSASでは睡眠中,舌や軟口蓋が垂れて上気道の閉塞をきたして無呼吸になる.
B) CPAPは鼻マスクを介して,一定の陽圧の空気を送り込み,垂れ込んだ舌や軟口蓋を押し上げ,上気道を広げることで無呼吸を改善する.
(落合慈之監修:呼吸器疾患ビジュアルブック,p.288,学研メディカル秀潤社,2011)

❷口腔内装具(マウスピース)

口腔内装具(図19-4)を用いて,下顎を上顎よりも前方に出すように固定させることで上気道を広く保ち,いびきや無呼吸の発生を防ぐ治療方法.軽症から中等症の患者が対象となる.

❸外科的手術

アデノイドや扁桃肥大が原因である場合,除去手術を行うことで改善が得られる場合がある.

❹持続的陽圧呼吸療法(continuous positive airway pressure:CPAP)

CPAP(図19-5)とは,主にOSASに有効な治療方法として,現在最も普及している治療方法で,中等症から重症の患者が対象となる.鼻マスクを介して陽圧を加えた空気を送り続ける事で,上気道を押し広げ閉塞を解除する(図19-6).

❺在宅酸素療法

CSASに対して用いられることがある.

引用・参考文献
1) 日本循環器学会ほか,循環器病の診断と治療に関するガイドライン(2008-2009年度合同研究班報告),循環器領域における睡眠呼吸障害の診断・治療に関するガイドライン,表4,2012.
2) He J, et al: Mortality and apnea index in obstructive sleep apnea. Experience in 385 male patients: Chest 94(1): 9-14, 1988.
3) 落合慈之監修:呼吸器疾患ビジュアルブック,学研メディカル秀潤社,2011.

20 原発性肺がん

1 診断

❶疫学

肺がんによる死亡患者数は2008年以来，悪性腫瘍が第1位となっており，2014年は年間73,300人で悪性腫瘍死亡全体の約19％を占めている（図20-1，2）．

危険因子としては，喫煙，大気汚染，職業的曝露（アスベストなど）があるが，最も重要なのは喫煙で，喫煙指数（pack-years：喫煙本数/20×年）30以上の重喫煙者は高リスク群とされる．

❷病理

肺がんの組織型は非小細胞がんである腺がん，扁平上皮がん，大細胞がんと小細胞がんの4つに分けられ，これは発生母地による違いが影響している．

①腺がん

男性の約40％，女性の約70％を占め，日本人に最も多い．

肺胞上皮や気管支腺細胞由来で末梢肺野に多く発生し，血行性に脳や骨に転移しやすい．

喫煙との関連はあるが，喫煙歴がなくても発生する．

②扁平上皮がん

男性の約40％，女性の約15％を占め，中枢気管支に多く発生する．

喫煙との関連が強く，気管支上皮の扁平上皮化生が原因の1つとされており，咽頭がんや食

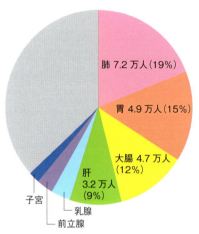

図20-1 部位別にみたがん死亡率
（厚生労働省人口動態統計2014より）

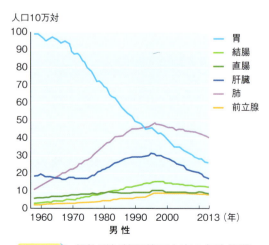
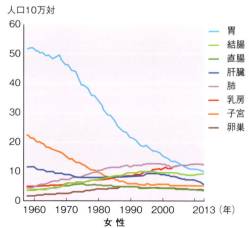

図20-2 部位別年齢調整死亡率の年次推移
（国立がんセンター対策情報センター，公益財団法人がん研究振興財団の資料を元に作図．落合慈之監：呼吸器疾患ビジュアルブック，p.289，学研メディカル秀潤社，2011）

道がんなどとの重複がんにも注意が必要である．

③大細胞がん

男性・女性とも約5%と少なく，末梢発生が多い．

神経内分泌大細胞がん（large cell neuroendcrine carcinoma：LCNEC）とよばれる一群は，次の小細胞がんに準じた扱いをされる．

④小細胞がん

男性の約15%，女性の約10%を占め，喫煙との関連が強い．肺野中枢に腫瘍を形成し，早期にリンパ節や遠隔転移を起こしやすく，最も予後不良である．

抗がん薬や放射線に感受性は良好である．

❸ 症状

腫瘍の発生部位により症状は多彩であるが，早期がんは無症状のことが多い．

中枢病変では咳嗽や血痰が出やすく，閉塞性肺炎では発熱も伴う．末梢病変が進行すると胸壁浸潤による胸痛や胸水貯留，がん性リンパ管症による呼吸困難がみられる．また，反回神経麻痺による嗄声や上大静脈症候群による顔面浮腫，腕神経叢浸潤による上肢痛など，特殊な症状も認められる場合がある．

❹ 検査

病変の局在を確認するために，胸部X線撮影（図20-3）や胸部CT検査（図20-4）をまず行う．

次に，確定診断をつけるために喀痰細胞診や気管支鏡検査，CT下経皮肺生検，胸腔鏡検査などを行う（図20-5）．

腫瘍マーカーは早期がんでは上昇しないことが多いが，組織型の推定や治療の効果判定，再発の指標に役立つことがある（表20-1）．

胸部CTでは，高分解能CTによる詳細な観察が可能になり，早期肺がんの診断に有用である（図20-6）．

FDP-PET（fluorodeoxyglucose-positron emission tomography）検査は，がん組織のブドウ糖代謝亢進を利用した質的診断で，脳以外

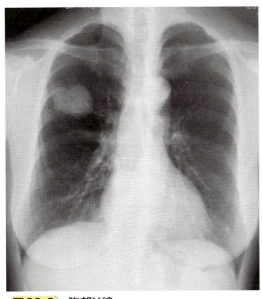

図20-3 胸部X線

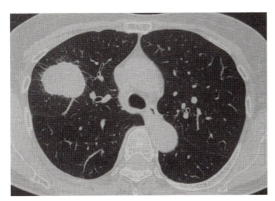

図20-4 胸部CT

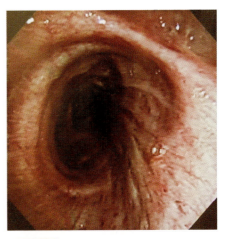

図20-5 気管支鏡検査写真

表20-1 各腫瘍マーカーと組織の関係

腫瘍マーカー	組織
CEA	肺がん全般
SLX・CA19-9	腺がん
SCC	扁平上皮がん
CYFRA	腺がん 扁平上皮がん
NSE・ProGRP	小細胞がん

のリンパ節転移や遠隔転移の検索も可能である（図20-7）．ただし，炎症性変化に集積することがあり，糖尿病患者に対して感度不良など，注意を要する．

❺ 臨床病期

肺がんの進行度はTNM分類によりⅠ～Ⅳ期に分けられ，それによって治療方針が決められる（表20-2，3）[1]．

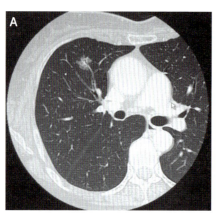
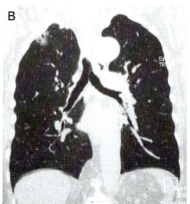

図20-6 高分解能CT
右上葉に8mmの病変が明瞭に抽出され，腺がんと診断された．

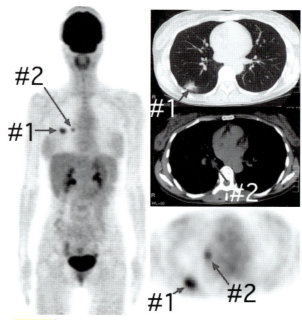

図20-7 FDP-PET検査
CTで指摘された原発巣（#1）および肺門部リンパ節（#2）にFDPの集積を認め，肺がんのリンパ節転移が疑われた．

2 治療

❶治療方針（表20-4, 5）

①非小細胞がん

Ⅰ期およびⅡ期は手術で根治を目指し，ⅠB期，Ⅱ期において術後補助化学療法を行う．

ⅢA期は縦隔リンパ節転移を伴う進行がんのため，転移軽度の場合は手術＋術後補助化学療法を行うが，転移が広範囲の場合は化学療法＋放射線照射となる（表20-4）．

Ⅳ期は化学療法が中心で，脳転移などに対して放射線照射を行う場合もある．

表20-2 肺がんのTNM分類

原発巣T因子（Tumor）	
Tx	潜伏がん
T0	腫瘍を認めない
Tis	上皮内がん
T1	腫瘍の最大径3cm以下（T1a：2cm以下，T1b：2cm＜かつ≦3cm）
T2	腫瘍の最大径7cm以下，気管分岐部≧2cm，壁側胸膜浸潤，部分的無気肺（T2a：3cm＜かつ≦5cmまたは3cm≦で胸膜浸潤あり，T2b：5cm＜かつ≦7cm）
T3	腫瘍の最大径＜7cm，胸壁・横隔膜・横隔神経・縦隔胸膜・心膜浸潤 気管分岐部＜2cm，一側無気肺，同一肺葉内肺転移
T4	縦隔・心臓・大血管・気管・反回神経・食道・椎体・同側他肺葉肺内転移
リンパ節転移N因子（Node）	
N0	リンパ節転移なし
N1	同側肺門部リンパ節転移
N2	同側縦隔リンパ節転移
N3	対側肺門部・縦隔・鎖骨上リンパ節転移
他臓器転移M因子（Metastasis）	
M0	遠隔転移なし
M1a	対側肺転移，悪性胸水・胸膜播種・悪性心嚢水
M1b	他臓器

（日本肺癌学会編：臨床・病理 肺癌取扱い規約 第7版，p.3-4，日本肺癌学会，2010より作成）

表20-3 肺がんの病期分類

病期	T	N	M
ⅠA期	T1	N0	M0
ⅠB期	T2a	N0	M0
ⅡA期	T1	N1	M0
	T2a	N1	M0
	T2b	N0	M0
ⅡB期	T2b	N1	M0
	T3	N0	M0
ⅢA期	T1	N2	M0
	T2	N2	M0
	T3	N1	M0
	T4	N0	M0
	T4	N1	M0
ⅢB期	Any T	N3	M0
	T4	N2	M0
Ⅳ期	Any T	Any T	M1

（日本肺癌学会編：臨床・病理 肺癌取扱い規約 第7版，p.5，日本肺癌学会，2010）

表20-4 非小細胞がんの治療方針

臨床病期	治療法
ⅠA期	手術療法
ⅠB期	手術療法±化学療法
ⅡA期	手術療法＋化学療法
ⅡB期	
ⅢA期	手術療法＋化学療法・放射線療法
ⅢB期	化学療法＋放射線療法
Ⅳ期	化学療法±放射線療法

表20-5 小細胞がんの治療方針

臨床病期	治療法
ⅠA期	手術療法
ⅠB期	
ⅡA期	手術療法＋化学療法
ⅡB期	
ⅢA期	化学療法±放射線療法
ⅢB期	
Ⅳ期	化学療法

②小細胞がん

非小細胞がんに比べて予後不良のため，手術適応は原則Ⅰ期までで，Ⅱ期では術後補助化学療法を行い，Ⅲ期は化学療法＋放射線照射，Ⅳ期は化学療法を行う（表20-5）．

❷ 手術療法（図20-8[2]，9[3]）

肺がん手術の標準術式は，肺葉切除術＋縦隔リンパ節郭清とされているが，早期がんの一部に対して機能温存目的で区域切除術や部分切除術などの縮小手術も選択されている．

また，低侵襲手術として胸腔鏡下手術が普及しており，術後の早期回復や合併症の軽減に寄与している（図20-10，11）．

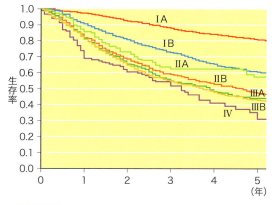

図20-8 肺がん手術による臨床病期別生存率

〔肺癌登録合同委員会：2002年の肺癌治療例の全国集計に関する報告．日呼吸会誌48（4）：339，2010〕

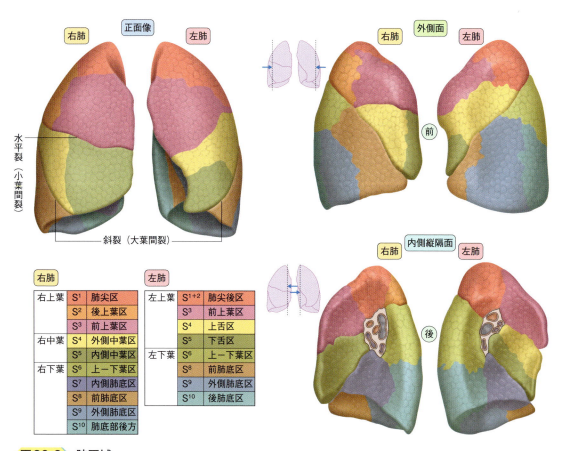

図20-9 肺区域

第1章「1 呼吸器の構造と機能」の図を再掲（落合慈之監：呼吸器疾患ビジュアルブック．p.7，学研メディカル秀潤社，2011）

近年，手術対象患者の高齢化により慢性閉塞性肺疾患(chronic obstructive pulmonary disease：COPD)などの呼吸器合併症以外にも，虚血性心疾患や脳血管障害などに対して各種機能評価を行い，手術適応の可否や術式を選択する．

❸化学療法

　非小細胞肺がんに対する化学療法は，従来，ゲムシタビン(GEM)，ドセタキセル(DOC)，イリノテカン(CPT)，ビノレルビン(VNR)＋シスプラチン(CDDP)，パクリタキセル(PTX)＋カルボプラチン(CBDCA)投与により，奏効率20〜30％，平均生存期間9〜10か月だったが[4]，腺がんに対してはペメトレキセド(PEM)＋

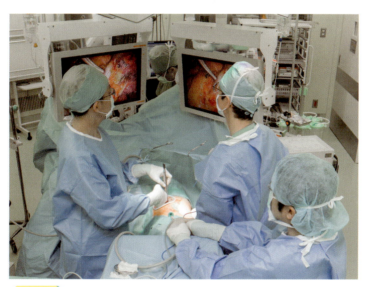

図20-10　胸腔鏡下手術の術中写真

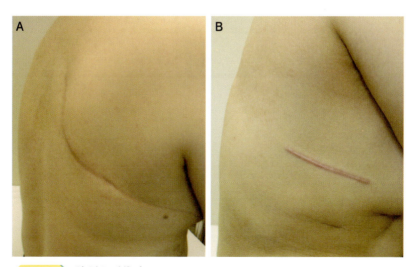

図20-11　肺がん手術痕
A)通常開胸，B)胸腔鏡下手術

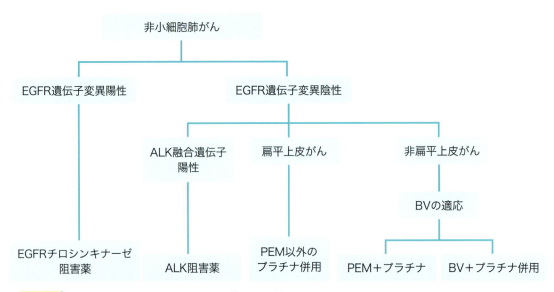

図20-12 進行非小細胞肺がんの抗がん薬の選び方

CDDPにより奏効率30〜40%，平均生存期間11〜12か月に向上してきた[5]．

一方，がんに関わる特定の分子に作用する分子標的治療薬が普及してきており，国内では上皮成長因子受容体(epidermal growth factor receptor：EGFR)チロシンキナーゼ阻害薬であるゲフィチニブ(イレッサ®)やエルロチニブ(タルセバ®)，アファチニブ(ジオトリフ®)，ALK (anaplastic lymphoma kinase)阻害薬であるクリゾチニブ(ザーコリ®)やアレクチニブ(アレセンサ®)，血管内皮成長因子(vascular endothelial growth factor receptor：VEGFR)阻害薬であるベバシズマブ(BV．アバスチン®)などが販売されている．これらはドライバーの有無により奏効率に差があるため，現在では抗がん薬の選び方の指標にされるようになってきた(図20-12)[6]．

引用・参考文献

1) 日本肺癌学会編：臨床・病理 肺癌取扱い規約 第7版，p.3-4, p.5, 日本肺癌学会，2010．
2) 肺癌登録合同委員会：2002年の肺癌治療例の全国集計に関する報告．日呼吸会誌48(4)：333-349, 2010．
3) 落合慈之監：呼吸器疾患ビジュアルブック．学研メディカル秀潤社，2011．
4) Ohe Y, et al: Randomized phase III study of cisplatin plus irrinotecan vs carboplatin plus paclitaxel, cisplatin plus gemcitabine,and cisplatin plus vinorelbine for advanced non-small-cell lung cancer:Four-Arm Cooperative Study in Japan. Ann Oncol 18: 317-323, 2007.
5) Scagliotti G, et al: The differential efficacy of pemetrexed according to NSCLC histology: a review of two Phase III studies. Oncologist 14: 253-263, 2009.
6) 肺癌診療ガイドライン2014年版，日本肺癌学会，2014．

21 肺血栓塞栓症

1 概要

肺血栓塞栓症(pulmonary thromboembolism：PTE)は，心臓から肺に血液を送る肺動脈に血栓がつまることで生じる疾患である．急激に発症する急性PTEと，すこしずつ血栓が詰まっていく慢性PTEに分類される．圧倒的に急性PTEの頻度が高い．血栓が詰まっているため，血が流れにくくなり，肺の血圧が上昇することがある(肺高血圧症)．

肺塞栓によって肺組織への血流が途絶え，その部分から末梢の肺が壊死することを肺梗塞といい，急性肺塞栓症の10～15％に合併する．

2 疫学

90％以上が，下肢および骨盤内の静脈に生じた血栓(深部静脈血栓)が，右心房，右心室を経て肺動脈に達し，肺塞栓症を生じるとされる．深部静脈血栓症と肺塞栓症を総称して静脈血栓塞栓症ともよぶ(図21-1)．

PTEのリスクとしては，長期臥床，長期不動(長期間旅行など)，肥満，妊娠，脱水，手術，悪性腫瘍，経口避妊薬，先天的・後天的凝固異常，カテーテル検査・治療，外傷・骨折などがあげられる(表21-1)[1]．

3 分類

PTEは前述のように急性と慢性に分けられるほかに，閉塞の部位や範囲により広範型，亜広範型，鞍状塞栓に分類される[2]．

4 症状

PTEの症状としては，呼吸困難，胸痛，失神・ショック，動悸，咳嗽，血痰などが認められる．血栓が大きければ突然死を引き起こすこともあるが，血栓が微小な場合には無症状のこともある．

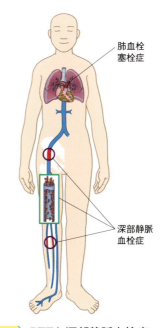

図21-1 PTEと深部静脈血栓症

表21-1　PTEの危険因子

	後天性因子	先天性因子
血流停滞	長期臥床 肥満 妊娠 心肺疾患（うっ血性心不全，慢性肺性心など） 全身麻酔 下肢麻痺 下肢ギプス包帯固定 下肢静脈瘤	
血管内皮障害	各種手術 外傷，骨折 中心静脈カテーテル留置 カテーテル検査・治療 血管炎 抗リン脂質抗体症候群 高ホモシステイン血症	高ホモシステイン血症
血液凝固能亢進	悪性腫瘍 妊娠 各種手術，外傷，骨折 熱傷 薬物（経口避妊薬，エストロゲン製剤など） 感染症 ネフローゼ症候群 炎症性腸疾患 骨髄増殖性疾患，多血症 発作性夜間血色素尿症 抗リン脂質抗体症候群 脱水	アンチトロンビン欠乏症 プロテインC欠乏症 プロテインS欠乏症 プラスミノゲン異常症 異常フィブリノゲン血症 組織プラスミノゲン活性化因子インヒビター増加 トロンボモジュリン異常 活性化プロテインC抵抗性（Factor V Leiden*） プロトロンビン遺伝子変異（G20210A）* *日本人には認められていない

（循環器病ガイドシリーズ．肺血栓塞栓症および深部静脈血栓症の診断，治療，予防に関するガイドライン（2009年改訂版），http://www.j-circ.or.jp/guideline/pdf/JCS2009_andoh_h.pdf（2016年1月閲覧））

5 検査・診断

前述の症状，発症状況，危険因子などより疑いを持つことが重要である．

❶胸部X線

肺門部肺動脈拡張，末梢肺血管陰影の消失，心拡大を認めることがある．肺梗塞を伴う症例では，肺炎様陰影や胸水を認めることもある．気胸や解離性動脈瘤など他疾患の否定にも重要である．胸部X線の陰影だけで診断するのは困難である．

❷心電図

右心への負荷を反映して，V_1〜V_3での陰性T波，右脚ブロック，軸変異，非特異的ST-T変化，肺性P波を認めることがある．虚血性心疾患など他疾患の否定にも重要である．

❸D-dimer測定

高い感度と陰性的中率を有する検査であり，正常値を呈した場合にはPTEを否定することが可能である．

❹動脈血ガス分析

多くの場合，PaO_2と$PaCO_2$の低下，A-aDO₂

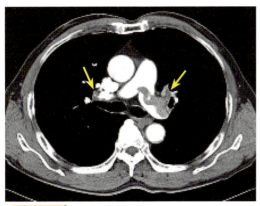

図21-2 胸部造影CT
左右肺動脈主幹部に血栓を認める(→).

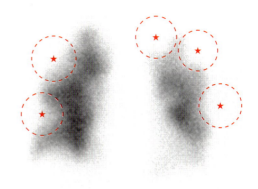

図21-3 肺換気・血流シンチグラフィー
左右両肺にくさび状の血栓像を認める.
★：血流欠損．血栓が存在することを示す．

の開大が認められる．$PaCO_2$が上昇することが多い喘息やCOPDとは対称的である．

以上，❶〜❹の検査で肺血栓塞栓症を疑い，確定するための検査(❺，❻)につなげる必要がある．

❺胸部造影CT（図21-2）

中枢側肺動脈の血栓のみならず，末梢の肺動脈血栓の描出も可能である．また下肢や骨盤内の静脈血栓の有無も同時に検索できるため，PTEの確定診断にはきわめて重要な検査である．

❻肺換気・血流シンチグラフィー（図21-3）

PTEの確定診断に用いることができる検査の1つである．換気所見は正常であるのに対し，肺塞栓が存在する部分にはくさび状血流欠損を認める．また換気血流ミスマッチの所見が得られる．造影CTが撮影できない場合などに用いる．

❼心臓超音波検査

右室拡張，壁運動異常，肺高血圧症の有無などの評価を行う．重症度判定や予後予測に有用である．

6 治療

❶呼吸・循環管理

多くの症例では酸素吸入が必要である．重症例では強心薬，人工呼吸器管理や経皮的心肺補助装置(percutaneous cardiopulmonary support：PCPS)を用いることもある．

❷抗凝固療法

肺動脈に詰まった血栓への2次的血栓形成抑制や，深部静脈血栓の進展予防を目的として行う．急性期死亡率改善効果と再発率低下効果が示されており，出血傾向を有するなどの禁忌例を除く全例に対して，できる限り早期に開始する．

一般的に，急性期には即効性のある未分画ヘパリンの静脈内投与を，慢性期にかけてはワルファリンの経口投与を行う．

❸血栓溶解療法

血栓の溶解によるすみやかな循環動態の改善を目的とするが，出血のリスクが高く，その適応は限定的である．

一般的に，ショックなどの血行動態が不安定な症例や，広範に肺塞栓を認める重症例に使用

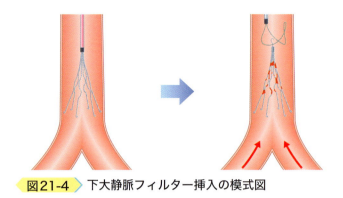

図21-4 下大静脈フィルター挿入の模式図

される．組織プラスミノーゲン活性化因子（tissue plasminogen activator：t-PA）が保険適応となっている．

❹カテーテル治療

急性広範型PTEのうち，さまざまな治療を行ったにもかかわらず不安定な血行動態が持続する症例が適応となる．カテーテル的血栓破砕・吸引術などがある．

❺外科的治療

ショックを伴う急性広範型PTEや，血栓溶解療法が禁忌の症例などが適応となる．

❻下大静脈フィルター（図21-4）

下肢あるいは骨盤内の静脈血栓が遊離して肺動脈に流入し，PTEを生じるのを予防する目的の医療機器である．

絶対的適応としては，抗凝固療法禁忌例，十分な抗凝固療法下に再発する症例であり，相対的適応としては，遊離すれば有意なPTEを生じる危険性のある症例がある．

永久留置型フィルターに加えて，一定期間内であれば抜去回収が可能な非永久留置型フィルターがある．

引用・参考文献

1) 循環器病ガイドシリーズ．肺血栓塞栓症および深部静脈血栓症の診断，治療，予防に関するガイドライン（2009年改訂版）http://www.j-circ.or.jp/guideline/pdf/JCS2009_andoh_h.pdf（2015年11月27日検索）
2) 石原照夫：肺血栓塞栓症，呼吸器疾患ビジュアルブック，（落合慈之監，石原照夫編），p.314-321，学研メディカル秀潤社，2011．

22 肺高血圧症

1 概要

　肺高血圧症（pulmonary hypertension：PH）は，心臓から肺に血液を送る肺動脈の血圧が高くなる疾患である．安静時の肺動脈の平均血圧が25mmHg以上と定義される．肺高血圧の状態が持続すると，右心不全を引き起こす．

2 原因

　PHは肺動脈自身に主要な病変が存在する肺動脈性肺高血圧症，左心系心疾患による肺高血圧症，呼吸器疾患および低酸素血症による肺高血圧症，慢性肺血栓塞栓性肺高血圧症などに分類される（表22-1）[1]．

表22-1 再改訂版肺高血圧症臨床分類

第1群．肺動脈性肺高血圧症（PAH）	第2群．左心性心疾患に伴う肺高血圧症
1）特発性肺動脈性肺高血圧症（idiopathic PAH：IPAH）	1）左室収縮不全 2）左室拡張不全 3）弁膜疾患 4）先天性/後天性の左心流入路/流出路閉塞
2）遺伝性肺動脈性肺高血圧症（heritable PAH：HPAH） 　1．BMPR2 　2．ALK2，endoglin，SMAD9，CAV1 　3．不明	第3群．肺疾患および/または低酸素血症に伴う肺高血圧症
3）薬物・毒物誘発性肺動脈性肺高血圧症	1）慢性閉塞性肺疾患 2）間質性肺疾患 3）拘束性と閉塞性の混合障害を伴う他の肺疾患 4）睡眠呼吸障害 6）高所における慢性曝露 7）発育障害
4）各種疾患に伴う肺動脈性肺高血圧症（associated PAH：APAH） 　1．結合組織病 　2．エイズウイルス感染症 　3．門脈肺高血圧 　4．先天性短絡性疾患 　5．住血吸虫症	第4群．慢性血栓塞栓性肺高血圧症（CTEPH）
	第5群．詳細不明な多因子のメカニズムに伴う肺高血圧症
第1'群．肺動脈閉塞性疾患（PVOD）および／または肺毛細血管腫症（PCH） 第1"群．新生児遷延性肺高血圧症（PPHN）	1）血液疾患（慢性溶血性貧血，骨髄増殖性疾患，脾摘出） 2）全身性疾患（サルコイドーシス，肺ランゲルハンス細胞組織球症，リンパ脈管筋腫症，神経線維腫症，血管炎） 3）代謝性疾患（糖尿病，ゴーシェ病，甲状腺疾患） 4）その他（腫瘍塞栓，線維性縦隔炎，慢性腎不全）区域性肺高血圧

CTEPH：chronic thromboembolic pulmonary hypertension，PAH：pulmonary arterial hypertension，PCH：pulmonary capillary hemangiomatosis，PPHN：persistant pulumonary hypertention of the newborn，PVOD：pulmonary veno-occlusive disease

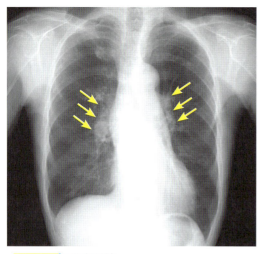

図22-1　胸部X線

左右の肺動脈は本来もっと内側にあるべきだが，肺動脈の圧力が高まって外側にせり出している(→)．

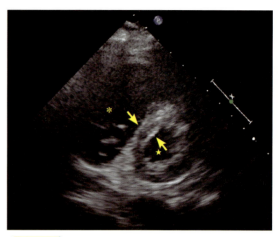

図22-2　心エコー

本来は小さいはずの右心室の内腔(＊)が拡大し，左心室の内腔(★)より大きくなっている．心室中隔(→ ←の間)は本来，右心室側に張り出して丸みがあるはずだが，右心室に押されて平坦になっている．

3 症状・身体所見

労作時呼吸困難，易疲労感，胸痛，動悸，失神発作，嗄声，咳嗽，血痰などが認められる．右心不全を合併すると，顔面や下肢の浮腫を伴うこともある．

身体診察では以下の所見がみられる．
- 視診：チアノーゼの有無，頸静脈怒張の有無，顔面・下腿浮腫の有無．
- 聴診：II音亢進，収縮期雑音(吸気時に増強)，III音・IV音の聴取．

4 診断・検査

検査には，①一般的に行われる検査，②肺高血圧があるかどうかをみる検査，③肺高血圧の原因を調べる検査に分けて考えるとわかりやすい．

❶一般的な検査

①胸部X線（図22-1）

肺動脈の拡張，左第2弓突出を認める．進行すると心拡大や胸水を認めることもある．

②心電図

右軸変異，aVR，V_1〜V_2誘導におけるR波増高，I，aVL，V_3〜V_6誘導における深いS波，II誘導におけるP波増高(肺性P波)を認める．

❷肺高血圧があるかどうかをみる検査

症状，身体所見や一般的な検査で肺高血圧が疑われるときに行う．

①心エコー検査（図22-2）

右心房・右心室の拡大，心室中隔の平坦化，下大静脈の拡大を認める．三尖弁逆流がある場合は肺動脈収縮期圧の推定が可能である．

②右心カテーテル検査

肺動脈圧，心拍出量，肺血管抵抗などを測定し，肺高血圧症の確定診断を行うと同時にその程度を調べることが可能である．侵襲的であることから，行わないことも多い．

❸肺高血圧の原因を調べる検査

①胸部CT

肺病変の有無を確認する．造影剤を用いれば肺血管が描出されるので，肺血栓塞栓症の有無も確認できる．

②肺血流シンチ

肺血栓塞栓症などの血管や血流に異常をきた

す疾患を鑑別する．

5 治療

重症度に応じて，治療を併用して行うことが多い．

❶血管拡張療法

肺動脈を拡張させ，肺動脈圧を低下させる治療法で，近年開発が進んでいる．シルデナフィルクエン酸塩，ボセンタン水和物，ベラプロスト，エポプロステノールナトリウムなどが用いられる．

このうちエポプロステノールは持続静注を行う点滴製剤で，重症なPH患者に用いることが多い．

❷抗凝固療法

肺動脈内に血栓がある場合や，血栓予防目的で投与を行う．ワルファリンなどが用いられる．

❸利尿薬

心不全治療として，フロセミド，スピロノラクトンなどが用いられる．

❹強心薬

重症の心不全時に，ドブタミン，ドパミンなどを使用することがある．

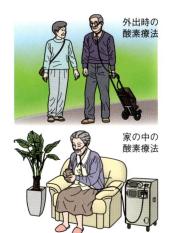

図22-3　在宅酸素療法

❺在宅酸素療法（図22-3）

酸素を吸入することにより低酸素血症が改善するだけではなく，肺血管が拡張して肺動脈圧を下げることができる（第6章1，2参照）．

❻肺移植

若年の症例で，上記のような治療を行っても右心不全が進行する場合には，肺移植を検討する．

引用・参考文献

1) 循環器病ガイドシリーズ．肺高血圧症治療ガイドライン（2012年改訂版）
http://www.j-circ.or.jp/guideline/pdf/JCS2012_nakanishi_h.pdf（2015年12月16日閲覧）

23 急性呼吸窮迫症候群（ARDS）

1 概要

　急性呼吸窮迫症候群（acute respiratory distress syndorome：ARDS）は，さまざまな原因による急激な呼吸状態悪化を広くまとめた概念で，単一の疾患ではない．なんらかの基礎疾患（肺炎や敗血症など）に引き続いて，急性経過で低酸素血症が起こり，胸部X線写真で両側肺に浸潤影がみられる状態をさす．ただし心原性肺水腫を除く．

　基礎疾患によって生じた炎症関連物質の作用によって肺血管から肺組織内へ好中球や水分が移動するために起きる．重症肺炎からARDSを生じることは多いが，ARDSの主病態は炎症関連物質の作用による広範囲の透過性亢進型肺水腫であるため，単純な両側性肺炎とは異なる．

2 疫学

　ARDSの発症率は報告によって差が大きく，人口10万人あたり年間数人から数十人とするものがみられる．死亡率も報告によって差が大きいが，基礎疾患が重篤化した結果ARDSを発症することが多く，死亡率はおよそ50％程度とされている．

3 原因（図23-1）

　先行する基礎疾患は重症肺炎，敗血症が多い．
　基礎疾患のために炎症細胞が活性化し，炎症メディエーター（サイトカイン）とよばれる物質が体液中に放出される．その影響で肺では好中

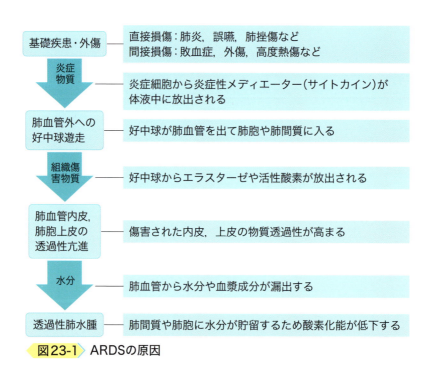

図23-1　ARDSの原因

球が血管外の肺胞腔や肺間質へ遊走する．肺胞腔や肺間質に遊走した好中球は，好中球エラスターゼや活性酸素などの組織傷害性物質を放出する．組織傷害性物質の影響により血管内皮や肺胞上皮の透過性が亢進し，水分や血漿成分が血管外に漏出し，肺間質や肺胞に貯留する．

基礎疾患は，肺炎などの肺に対する直接損傷と，敗血症，外傷，熱傷などの肺外からの間接損傷とに分類される(表23-1)．

表23-1 直接損傷，間接損傷の原因

直接損傷	間接損傷
肺炎	敗血症(肺外病巣による)
胃内容物の吸引	大外傷
有害ガス吸入による障害	膵炎
肺挫傷	重症熱傷
肺血管炎	非心原性ショック
溺水	過量薬剤
	輸血関連急性肺障害

4 症状

ARDSでは，呼吸困難，頻呼吸，チアノーゼ，粗大ラ音(coarse crackles)が認められる．また，基礎疾患に応じた発熱，臓器障害などの症状を伴う．

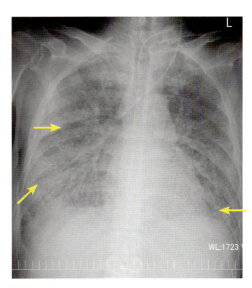

図23-2 胸部X線写真
50歳台男性．基礎疾患は蜂窩織炎，壊死性筋膜炎から生じた敗血症．両側肺に不規則な浸潤影がみられる(→)．

5 検査

❶動脈血ガス分析

酸素化障害を反映して動脈血酸素分圧(PaO_2)が低値となる．肺胞気—動脈血酸素分圧較差($AaDO_2$)が大きくなる．

❷動脈血酸素飽和度(SpO_2)

酸素化障害を反映して低値となる．連続的にモニタで測定可能であり，SpO_2 97%以下では近似式を用いてPaO_2に換算できる．

❸胸部X線

両側肺に浸潤影がみられる．陰影の分布は左右対称・均一とはかぎらない(図23-2)．

❹胸部CT

両側肺に浸潤影がみられる．陰影は一般的には加重側(背側)優位にみられることが多い．肺炎などの直接損傷では損傷部位を含めて非加重側(腹側)にもみられる(図23-3)．

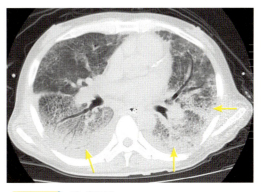

図23-3 胸部CT
図23-2と同一症例．両側肺に不規則な浸潤影がみられる(→)．

	滲出期	増殖期	線維化期
時期	3～7日以内	7～21日	21～28日以降
病理像概要	・間質性・肺胞性浮腫 ・硝子膜形成 ・白血球凝集	・間質・気腔内の筋線維芽細胞増殖 ・硝子膜の器質化	・膠原線維の沈着

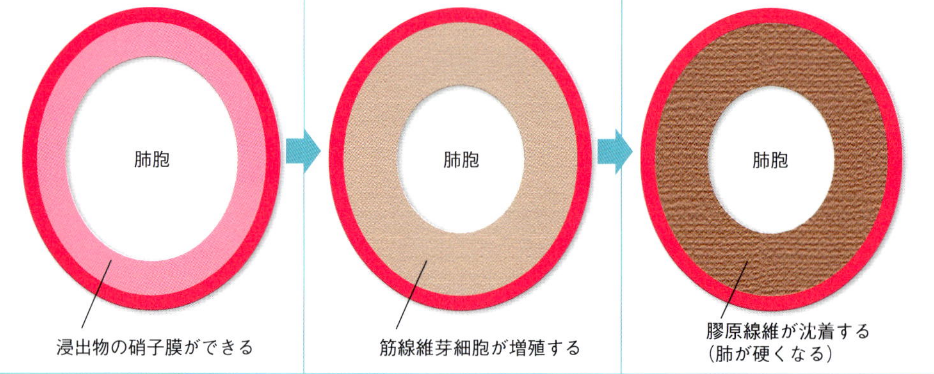

図23-4 DADの病期と病理像(イメージ)

ARDSの病理像はDADを呈することが多い．初期には肺胞内に浸出物が貯留し硝子膜となる．やがて筋線維芽細胞が増殖し，膠原線維が沈着して，肺が硬くなる．

表23-2 ALI/ARDSの診断基準(AECC, 1994年)

	経過	酸素化	胸部X線写真	肺動脈楔入圧
ALI	急性	$PaO_2/F_IO_2 \leq 300mmHg$ (PEEPによらない)	両側性の肺浸潤影	18mmHg以下*
ARDS	急性	$PaO_2/F_IO_2 \leq 200mmHg$ (PEEPによらない)	両側性の肺浸潤影	18mmHg以下

＊ 測定しない場合は，左房圧上昇の臨床所見がないこと．

❺ 超音波心エコー検査

心原性肺水腫との鑑別のため，左心不全がないことを確認する．

❻ 右心カテーテル検査

心原性肺水腫との鑑別のため，左心不全がないことを確認する．カテーテル検査よりも超音波心エコー検査の方が簡便なので，カテーテル検査を行うことは少なくなった．

❼ 気管支肺胞洗浄，肺生検

肺胞出血など他疾患を鑑別するため有用な場合がある．侵襲を伴う検査なので，状態不良の場合は行いにくい．病状や必要性を検討した上で行うかどうかを判断する．

病理学的にはびまん性肺胞傷害(diffuse alveolar damage：DAD)を呈する．DADは時間的に滲出期，増殖期，線維化期と進む(図23-4)．

6 診断

❶ 米国胸部疾患学会と欧州集中治療医学会との合同検討会(AECC)の診断基準(1994年)

米国胸部疾患学会と欧州集中治療医学会との合同検討会(American-European Consensus Conference：AECC)の診断基準は，先行する基

表23-3 ARDS診断基準（ベルリン定義，2012年）と重症度分類

- 発症時期：既知の臨床的侵襲，呼吸器症状の出現または増悪から1週間以内．
- 画像検査：両側性の肺陰影—胸水や無気肺，結節では説明できないもの．
- 浮腫　　：心不全や輸液過剰では説明できない呼吸不全．危険因子がない場合は，心エコーなどの客観的評価で静水圧性肺水腫を除外する必要がある．

重症度分類	酸素化	陽圧設定
軽症	200mmHg＜PaO_2/F_IO_2≦300mmHg	PEEPまたはCPAP≧5cmH$_2$O
中等症	100mmHg＜PaO_2/F_IO_2≦200mmHg	PEEP≧5cmH$_2$O
重症	PaO_2/F_IO_2≦100mmHg	PEEP≧5cmH$_2$O

AECCの診断基準を再検討して作成された．軽症のALIという概念をなくし，ARDSの中に軽症，中等症，重症という3区分を設けた．また急性の定義を1週間以内と明示した．

礎疾患をもち，急性に発症した低酸素血症で，胸部X線写真では両側肺に浸潤影がみられ，かつ心原性肺水腫が否定できるものである．さらに，酸素化障害の指標の1つであるPaO_2/F_IO_2（動脈血酸素分圧/吸気酸素分画）の値が200mmHg以下のものをARDSとし，200mmHgを超えて300mmHg以下（比較的軽症）のものを急性肺傷害（acute lung injuly：ALI）とする（表23-2）．「急性」の定義が明示されていない．

❷ベルリン定義（2012年）

AECCの診断基準を改良して「急性」を1週間以内と明示し，「ALI」という用語を使わず，酸素化障害の指標に人工呼吸器の条件を加味して，ARDSを軽症，中等症，重症の3群に分けた（表23-3）．

7 治療

❶人工呼吸管理

人工呼吸管理を行いつつ基礎疾患を治療する．肺保護を主眼とする低容量換気の有効性が証明されている．すなわち，肺を大きく伸縮させない方がよい．理想体重を用いて，1回換気量を10mL/kg以下，吸気終末プラトー圧を30cmH$_2$O以下にする．

ARDSに対する人工呼吸様式や人工呼吸離脱様式は確立していないため，状態に応じてさまざまな換気モードが使用される．F_IO_2 1.0（純酸素）で開始し，PaO_2 60mmHg以上を目安に，F_IO_2を徐々に下げていく．重症でPaO_2が低いときはF_IO_2を下げられないが，長期間の高濃度酸素吸入は有害作用があるため，状態に応じてF_IO_2をなるべく0.5以下まで下げるのが望ましい．

末梢気道，肺胞を拡げ換気を改善するために呼気終末陽圧（positive end-expiratory pressure：PEEP）をかける．ただし，PEEPには血圧や心拍出量を低下させる作用があるので，呼吸と循環の状態をみながら調節する．通常，PEEPは5cmH$_2$Oから開始し，数cmH$_2$O間隔で調節する．上限は20cmH$_2$Oまでとする．

❷薬物療法

ARDS全般の生存率を改善する薬物療法は報告されていない．状態に応じて好中球エラスターゼ阻害薬，グルココルチコイド（ステロイド）薬による治療が行われる場合がある．

24 気胸

1 病因

気胸とは，胸腔（肋骨，胸骨，胸椎，横隔膜に囲まれた空間）内に空気が貯まり，肺を圧迫した状態をいう．病因別に自然気胸，外傷性気胸，医原性気胸などとよばれる．

❶ 自然気胸（原発性自然気胸または続発性自然気胸）

気胸の中で最も多く，肺表面にできた囊胞（ブラ）とよばれる空気の袋が破裂し，肺から胸腔内に空気が漏れることで生じる．

原発性自然気胸は，背が高く，やせ型，10代から20代の若い男性に好発する．

続発性自然気胸は，タバコによって肺が壊れていく肺気腫，慢性閉塞性肺疾患（chronic obstructive pulmonary disease：COPD）や肺がんなど基礎疾患に伴って起こる気胸をいい，高齢者に多い．

女性の場合は，子宮内膜が横隔膜や肺表面に迷入し，月経のたびに子宮内膜が剥がれ落ち気胸を発症する子宮内膜症関連気胸という特殊な気胸もある．

❷ 外傷性気胸

交通事故などの外傷や肋骨骨折により胸膜に穴が開いたものいい，出血を伴った血胸を併発することもある．また，鍼灸による直深刺により起こるものもある．

❸ 医原性気胸

針刺しや気管支鏡検査などの医療行為により胸膜に穴を開けてしまった結果，起こるものをいう．

❹ 血気胸

外傷性気胸のときに肺から出血した場合や，同時に血管が損傷した場合に起きたり，原発性自然気胸のときに，壁側胸膜と臓側胸膜をつなぐ血管が存在していたため，気胸発症とともに血管が破綻することで起こるものをいう．

❺ 緊張性気胸

胸膜にできた穴が一方弁のようになり，胸腔にどんどん空気が貯まり圧力が高まって，心臓や対側の肺を圧迫し，血圧低下，ショックなど重篤な状態になる気胸のことである．この場合，緊急ドレナージを行う必要がある．

2 症状

気胸の症状としては，多くの場合，突然発症する胸の痛みや息切れを認める．咳や動悸を伴うこともある．肺の虚脱具合，もともとの肺機能などにより症状はさまざまで，肩に違和感を感じる程度の人もいれば，軽度の気胸でも激痛を感じる人もいる．

3 診断

❶ 聴診

診断は，聴診で気胸発症側の呼吸音減弱を認める．減弱の程度が小さい場合は聴診では判断がつかないことも多い．

❷ 胸部X線写真

胸部X線写真で肺陰影の消失した領域を認め，肺が虚脱していれば，気胸と診断できる（図

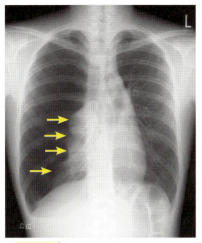

図24-1 胸部X線写真
若年男性，右自然気胸．右肺がほぼ全虚脱している（高度気胸，→）．

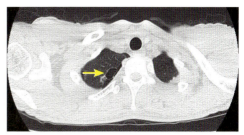

図24-2 ドレナージ後のCT
右自然気胸．気胸がわずかに残存し，右肺尖部にブラ（→）を認める．

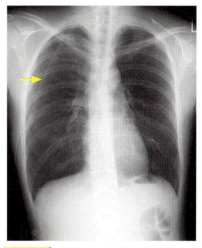

図24-3 ドレナージ後の胸部X線写真
右自然気胸．右胸腔内にドレナージチューブ（→）が挿入され，肺が膨張している．

24-1）．

胸部X線写真から，自然気胸（肺の虚脱度）は次のように分類できる．

① 軽度気胸（Ⅰ度）

X線写真で肺尖が鎖骨より上にある（肺の虚脱度は20％以内）．

② 中等度気胸（Ⅱ度）

軽度と高度の中間程度（肺の虚脱度は20〜50％）．

③ 高度気胸（Ⅲ度）

X線写真で全虚脱またはこれに近いもの（肺の虚脱度は50％以上）．

❸ その他

超音波検査，胸部CTなどで診断されることもある（図24-2）．

4 治療

❶ 初期治療

肺の虚脱を改善し，胸痛，呼吸困難，咳嗽などを改善するために行う．

① 安静

肺の虚脱が軽度で，胸痛，呼吸困難などの症状が乏しい場合は安静にする．安静のみで自然軽快しない場合は，胸腔穿刺もしくは後述の胸腔ドレナージを行う．

② 胸腔穿刺（脱気）

若年者で症状が乏しい場合に行う．胸腔穿刺で軽快しない場合は，胸腔ドレナージを行う．

③ 胸腔ドレナージ

胸腔ドレナージとは，胸腔内にチューブを留置して，持続的に脱気を行い，肺の虚脱を改善する方法である（図24-3）．中等度以上の気胸の場合に行う．脱気のみであれば8〜14Frのチューブでよい．胸水貯留している場合などは，閉塞を予防するため16Fr以上のチューブを選択する．

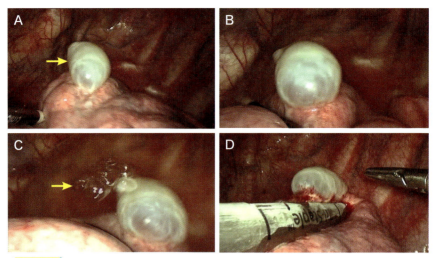

図24-4 肺部分切除術
A) 肺尖部のブラ(→)を胸腔鏡で観察している．
B) (拡大像)ブラは薄い膜でできており，風船状となっている．
C) 胸腔内に温かい生理食塩水をため，気漏(→)を確認している．
D) 縫合器でブラとともに肺を部分切除している．

❷ 保存的治療

①胸腔ドレナージ
初期治療と同様に，胸腔ドレナージを行う．

②胸膜癒着術
癒着薬を胸腔内に注入し，胸膜の癒着を図り気胸再発を防止する．癒着薬として自己血，ミノサイクリンなどの抗菌薬，OK-432，フィブリン糊などを用いる．

高齢，低肺機能など耐術能のない症例に施行する．

③気管支鏡下気管支充填術
空気漏れのある部位の気管支を塞栓することにより空気漏れを止める．気管支鏡下に責任気管支を同定し，塞栓物を充填する．塞栓物としてはフィブリン糊などが用いられてきたが，シリコン製の塞栓子が保険適用となり，使用が増加している．

局所麻酔下でも行うことができ，高齢，低肺機能など耐術能のない症例に施行する．

❸ 手術療法

①適応
再発を繰り返す場合，空気漏れが持続する場

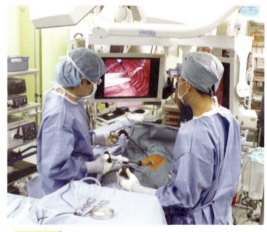

図24-5 気胸に対する胸腔鏡下手術

合，両側気胸，血胸を伴う場合，肺の膨張が得られない場合，社会的適応(飛行機に頻繁に乗る，海外留学，海外派遣など)で必要な場合は手術適応となる．

②術式
一般的に肺部分切除術(肺囊胞切除術)が行われている(図24-4)．ブラ焼灼術，ブラ結紮術，肺縫縮術などもある．

以前は腋窩切開による開胸手術が行われていたが，最近ではほとんどの症例で低侵襲な胸腔鏡下手術が行われている(図24-5)．

25 縦隔腫瘍

1 概要

縦隔とは，左右の肺に囲まれた部位をさし，心臓，気管，食道，胸腺など重要な臓器が存在する（図25-1）．縦隔腫瘍とは，その縦隔内に発生した腫瘍のことである．発生年齢も多様で小児から高齢者まで発症し，悪性から良性まで多様である．発生する部位によって好発する腫瘍に特徴がある（表25-1）．

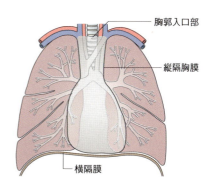

図25-1 縦隔（正面像）

2 疫学

日本胸部外科学会の手術症例（2013年）をまとめた報告[1]では，胸腺腫が最も多く，約4割を占めている．次いで先天性嚢胞，神経原性腫瘍となっており，胚細胞性腫瘍，胸腺がん，悪性リンパ腫など悪性腫瘍も1割強を占めている．

胸部X線写真では心臓や大血管に重なってわかりにくいため，CT検査を受けて偶然みつかることも多い．近年，CT検査を受ける機会が増えたことや機器の精度向上から，縦隔腫瘍に対する手術症例は年々増加傾向にある．

表25-1 縦隔腫瘍の好発部位

上縦隔	甲状腺腫，神経原性腫瘍など
前縦隔	胸腺腫瘍（胸腺腫，胸腺がん），奇形腫などの胚細胞腫瘍など
中縦隔	気管支原性嚢腫，リンパ腫，心膜嚢腫など
後縦隔	神経原性腫瘍，気管支原性嚢腫，食道嚢胞など

3 症状

多くの場合無症状で，検診やほかの病気の検査中に発見されることが多い．ただし，腫瘍が大きくなって周囲の臓器を圧迫したり浸潤すると，胸痛や圧迫感，咳，喘鳴，呼吸困難などの呼吸器症状，嗄声，嚥下障害などが出現する．

縦隔腫瘍の中には合併疾患による症状をきたすこともある．胸腺腫の合併症として，重症筋無力症が約20％と最も高い頻度で認められる．そのほか，赤芽球癆や低γグロブリン血症の合併もまれに認められる．

4 検査・診断

胸部X線，胸部CT検査，核磁気共鳴診断（MRI），超音波検査などを組み合わせて画像診断を行う（図25-2，3）．そのほかに腫瘍マーカーの測定を行う．確定診断のため，超音波ガイドやCTガイド下の針生検，縦隔鏡下生検，胸腔鏡下生検を行い，病理診断を行うこともある．

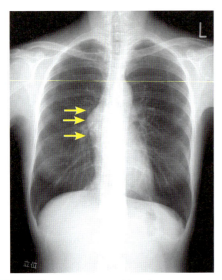

図25-2 縦隔腫瘍のX線写真

前縦隔腫瘍．縦隔に接して右胸腔に突出する陰影を認める（→）．

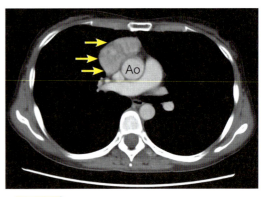

図25-3 縦隔腫瘍のCT

前縦隔腫瘍．前縦隔やや右側，大動脈（Ao）前面に腫瘤を認める（→）．

5 治療

縦隔腫瘍は縦隔にできた腫瘍の総称のため，腫瘍の種類によって治療法も異なる．

❶ 良性腫瘍

原則として手術が行われる．小さい心膜囊腫や胸腺囊胞の場合は経過観察を行うこともある．

手術の方法は，発生する臓器，場所，拡がりに応じて異なり，胸骨正中切開や開胸手術が行われる．最近では創の小さく低侵襲な胸腔鏡手術を行う場合も増えている．

悪性腫瘍の場合は，腫瘍の組織型により，手術，化学療法，放射線治療のいずれか，または組み合わせた集学的治療を行う．

❷ 胸腺腫

低悪性腫瘍と考えられており，遠隔転移がある場合を除き手術が第1選択であり，腫瘍の完全切除を基本とする．重症筋無力症を合併している場合は，周囲脂肪組織も含めた拡大胸腺全摘を行う．

胸骨正中切開による手術が基本であるが，最近では低侵襲を目指した両側アプローチの胸腔鏡手術やロボット手術も増えつつある．重症筋無力症を伴わない場合は，胸腺全摘を行うが，早期の場合は胸腔鏡による腫瘍摘出を行うこともある．

腫瘍が周囲臓器へ浸潤している場合は，胸骨正中切開による胸腺全摘および合併切除を行う．

進行期の場合，化学療法，放射線療法を組み合わせた集学的治療を行う．遠隔転移がある場合は，化学療法を行う．

❸ 胚細胞性腫瘍

化学療法が効く場合が多く，化学療法が治療の中心となる．化学療法後も腫瘍が残存する場合に，手術や放射線治療を考慮する．

❹ 悪性リンパ腫

化学療法が治療の中心となる．確定診断のために胸腔鏡下に腫瘍生検を行うことが多い．

引用・参考文献

1) Committee for Scientific Affairs, The Japanese Association for Thoracic Surgery, et al: Thoracic and cardiovascular surgery in Japan during 2013, Gen Thorac Cardiovasc Surg 63: 670-701, 2013.

26 HIV感染症・後天性免疫不全症候群

1 概要

ヒト免疫不全ウイルス(human immunodeficiency virus：HIV)感染症は，レトロウイルス科のRNAウイルスであるHIV-1またはHIV-2を原因とする．HIV-1は世界中に分布し，HIV感染症の多数を占める．HIV-2は主として西アフリカに限局している．

わが国におけるHIVの感染経路は，性的接触88.7%(同性間72.3%，異性間16.4%)，静注薬物使用0.3%，母子感染0.1%と報告されている[1]．

HIVは主にCD4陽性Tリンパ球に感染し，ウイルスの複製とCD4陽性Tリンパ球の破壊が持続的に生じる．その結果，CD4陽性Tリンパ球数が徐々に減少し，やがて高度な細胞性免疫不全に至る．わが国では，HIVの感染によって免疫不全が生じ，日和見感染症や悪性腫瘍などの指標疾患が1つ以上合併した状態を後天性免疫不全症候群(acquired immune deficiency syndrome：AIDS)と定義されている．

CD4陽性Tリンパ球の数によって，罹患しやすくなる疾患がある(表26-1)．

2 疫学・原因

HIV感染症/AIDSにおける肺病変は，診断が確定したものの97%が感染症で，感染性肺病変のうち60%が一般細菌による肺炎，20%がニューモシスチス肺炎(Pneumocystis pneumonia：PCP)，18%が肺抗酸菌症(結核菌

表26-1 CD4陽性Tリンパ球数とHIV感染症に合併する疾患

CD4陽性Tリンパ球数	HIV感染症に合併する疾患[*1]	
	感染症	そのほかの疾患
200～500/μL	帯状疱疹 口腔毛状白板症 口腔カンジダ症 カポジ肉腫 肺結核 肺炎	血小板減少性紫斑病 リンパ性間質性肺炎[*2] ホジキンリンパ腫
<200/μL	ニューモシスチス肺炎 肺外結核/粟粒結核 進行性多巣性白質脳症 播種性ヒストプラズマ症 播種性コクシジオイデス症	消耗症候群 HIV脳症 非ホジキンリンパ腫
<100/μL	播種性単純ヘルペス感染症 トキソプラズマ症 クリプトコッカス症 クリプトスポリジウム症(慢性) カンジダ食道炎	
<50/μL	播種性サイトメガロウイルス感染症 播種性非結核性抗酸菌症	原発性中枢神経リンパ腫

[*1]：赤字はエイズ指標疾患，下線は肺病変を生じ得るものを示す．
[*2]：米国疾病予防管理センター (Centers for Disease Control and Prevention：CDC)の基準では，2014年以降，リンパ性間質性肺炎/肺リンパ過形成はエイズ指標疾患から除外された．

80％，非結核性抗酸菌20％），5％がウイルス（サイトメガロウイルス，インフルエンザウイルス，パラインフルエンザウイルス，RSウイルスを含む），2％が真菌（クリプトコッカス，地域流行性真菌，アスペルギルスを含む），0.5％が寄生虫（トキソプラズマ，糞線虫を含む），7％が複数微生物であったことが報告されている[2]．

抗HIV療法の発達によって，非感染性疾患による肺病変は減少している．進行したカポジ肉腫や非ホジキンリンパ腫では，肺病変を呈し得る．HIV感染小児では，リンパ性間質性肺炎が比較的よくみられる．また，ホジキンリンパ腫やHIV感染喫煙者における肺がんの罹患率も，非感染者と比較して高いことが知られている．

3 治療

HIV感染症の治療は，抗レトロウイルス薬の多剤併用療法（combination antiretroviral therapy：cART）による．

免疫不全が進行したHIV感染症/AIDS患者では，抗HIV療法の開始後に日和見疾患が顕在化あるいは再発することがある（2週間〜4か月が最多）．治療により免疫機能が回復し，免疫応答が惹起されることによる逆説的反応と考えられ，免疫再構築症候群（immune reconstitution syndrome：IRIS）とよぶ．帯状疱疹，PCP，サイトメガロウイルス感染症，結核，非結核性抗酸菌症，クリプトコッカス症などがIRISとして出現する頻度が高い．それぞれに対する特異的治療のほかに，重症例ではステロイド薬の併用や，さらにはcARTの中断が余儀なくされることもある．

4 HIV感染症/AIDSでよくみられる肺病変

❶ ニューモシスチス肺炎（PCP）

Pneumocystis jirovecii（真菌）による．HIV感染症，リンパ系悪性腫瘍，ステロイド薬（プレドニゾロン換算20mg/日以上を1か月以上）や免疫抑制薬の使用など，細胞性免疫不全が発病のリスクである．AIDSの指標疾患として最多であり，CD4陽性Tリンパ球数が200/μL未満で発症リスクが増加する．

AIDSに伴うPCPでは発熱，倦怠感，乾性咳嗽，呼吸困難などが数週間の経過で比較的緩徐に増悪する．半数以上でラ音は聴取されない．胸部X線写真では，両側びまん性のすりガラス陰影がみられる（図26-1A）．そのため，急性間質性肺炎や異型肺炎などと誤認されていることがある．CTでは，すりガラス陰影や浸潤影が肺門側優位にびまん性に拡がり，一部は地図状の分布を示す．胸壁直下に正常肺をわずかに残す所見が特徴的である（図26-1B）．その他，囊胞形成も時にみられ，気胸を合併することがある（図26-1C，D）．PCPに伴う囊胞は，治療により消失する（チェックバルブによる機序と推測されている）．

血漿β-Dグルカンは非常に鋭敏な検査であり，PCP患者の98％以上で陽性になる．免疫不全の存在，特徴的な画像所見およびβ-Dグルカン高値から，ある程度の診断が可能である．気管支肺胞洗浄液や3％高張食塩水による誘発喀痰中に，グロコット染色（囊胞体）やDiff-Quik染色（栄養体）によって菌体が確認される（図26-1E）．

治療にはST合剤が第1選択薬として用いられる．AIDSに伴うPCPの場合，中等症以上（$PaO_2 < 70mmHg$またはA-a$DO_2 > 35mmHg$）ではステロイド薬を併用する．ST合剤はアレルギー（発熱や皮疹），電解質異常（低Na血症，高K血症），血球減少，腎機能障害など副反応の発現率が高い．第2選択薬はペンタミジンイセチオン酸塩，軽症例ではアトバコンも代替薬になる．

HIV感染者におけるPCPの1次予防（PCPの発症予防）は，CD4陽性Tリンパ球数200/μL未満または口腔カンジダがある場合に行う．1次予防および2次予防（PCP治療後の再発予防）は，cARTによりCD4陽性Tリンパ球数200/μL以上

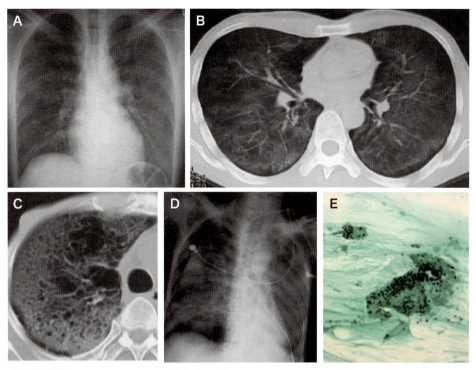

図26-1 ニューモシスチス肺炎（PCP）
A）胸部X線写真：両側びまん性のすりガラス陰影がみられる．
B）胸部CT：すりガラス陰影や浸潤影が肺門側優位にびまん性に広がり，一部は地図状の分布を示す．胸壁側に正常肺をわずかに残す所見がみられる．
C）胸部CT：囊胞を形成するタイプのPCP．
D）胸部X線写真：右気胸を合併したPCP．
E）喀痰グロコット染色：黒く染まるニューモシスチス囊胞体が多数みられる．

が3か月以上維持できるようになるまで行う[3]．

❷ クリプトコッカス症

特にCD4陽性Tリンパ球数100/μL未満の場合に播種性クリプトコッカス症のリスクが高く，病変部位としては中枢神経系（髄膜炎や脳膿瘍）に次いで肺が多い．HIV関連クリプトコッカス症の75％が血液培養陽性になる．

肺病変は，PCPと似た両側びまん性の間質影をとることがあるとされる．また結節影，空洞影，縦隔リンパ節腫大を呈することもある（図26-2）．PCPと合併することがあり，いずれの病態もすりガラス陰影や囊胞病変を呈し得るため，特に1つの結節影，空洞・囊胞影が改善しない場合には，PCPにクリプトコッカス症が合併している可能性も念頭に置く必要がある（図26-3）．

推奨治療は，アムホテリシンBとフルシトシンによる導入療法を2週間以上，その後，フルコナゾールによる地固め，維持療法を行う．2次予防は，抗レトロウイルス療法によってCD4陽性Tリンパ球数が200/μL以上に回復し，少なくとも6か月以上安定するまで継続する[3]．

なお，同じ真菌であっても，侵襲性アスペルギルス症はHIV感染症/AIDSにおいては比較的まれであり，合併率は初期の報告でも1％前後，cARTが広く行われるようになった後は，さらに少なくなっている[2]．

❸ 結核および非結核性抗酸菌症

HIV感染者は非感染者と比較して結核発病のリスクが20〜50倍高い．CD4陽性Tリンパ球数にかかわらず発病するが，350/μL以上ではHIV非感染者の臨床像と類似する．しかし，CD4

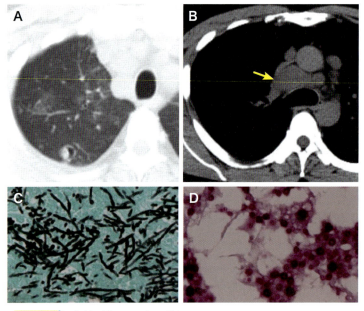

図26-2　クリプトコッカス症

A）胸部CT：小空洞影とすりガラス陰影がみられる．
B）胸部CT：著明な縦隔リンパ節腫大がみられる（→）．
C）縦隔リンパ節のGrocott染色（40倍）．
D）縦隔リンパ節のPAS染色（40倍）．

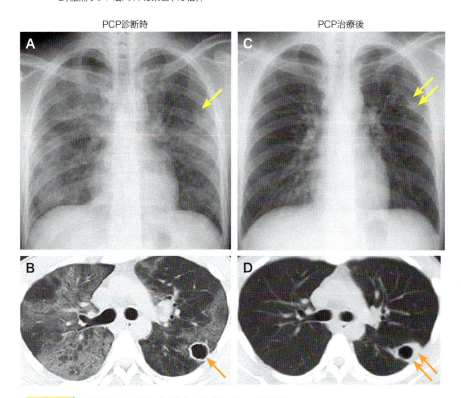

図26-3　PCPに合併した肺クリプトコッカス症

PCP診断時の胸部X線写真（A）と胸部CT（B）では，両側びまん性にすりガラス陰影と，左肺に空洞影（→）が1つみられる．PCP治療後の胸部X線写真（C）と胸部CT（D）では，PCPによるすりガラス陰影は消失したが，左肺の空洞影は増悪，厚壁化している（⇉）．喀痰および血液から*Cryptococcus neoformans*が検出された．

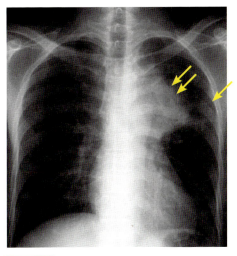

図26-4　HIV合併結核
20歳代，男性．CD4陽性Tリンパ球数70/μL．左上肺末梢に複数の小結節影（→）と，巨大な縦隔リンパ節腫大（⇒）がみられる．

陽性Tリンパ球数200/μL未満になると非典型的な臨床像（非空洞性病変や縦隔リンパ節腫大）や肺外結核が増え（図26-4），特に100/μL未満では播種性結核・粟粒結核がよくみられる．

また，結核，非結核性抗酸菌症ともに，IRISとして発病することもあるため注意を要する．

治療法や治療期間はHIV非感染者と同様である．抗結核薬と抗HIV薬の相互作用があるため調整を要することが多い．結核合併AIDSでは，早期に抗HIV療法（cART）を導入したほうが予後がよいが，副反応の重複，相互作用やIRISなどの問題も少なくない．抗結核薬開始後，CD4陽性Tリンパ球数50/μL未満の場合は2週間以内に，50/μL以上の場合は8～12週間以内にcARTを開始することが推奨されている[3]．

HIV感染症/AIDSに合併する非結核性抗酸菌症は *Mycobacterium avium* complex（MAC）によるものが最多だが，HIV非感染者にみられる肺MAC症の臨床像とは異なる点が多い．特にCD4陽性Tリンパ球数50/μL未満の場合に播種性MAC症を生じるリスクが高い．播種性MAC症では発熱のほかに，約30％で下痢などの消化器症状がみられる．

そのほかに，リンパ節炎や重篤な肺病変（図26-5）が主になる場合もある．1次予防はCD4陽性Tリンパ球数＜50/μLの場合に行い，1次予防はcARTによりCD4陽性Tリンパ球数＞100/μLが3か月以上，2次予防は同じく6か月以上維持できるようになるまで行う[3]．

④ 細菌性肺炎

HIV感染者では，非感染者と比較して10倍以上，細菌性肺炎の罹患率が高い．CD4陽性Tリンパ球数300/μL未満になると，肺炎を繰り返すリスクが高くなる．反復性肺炎はAIDS指標疾

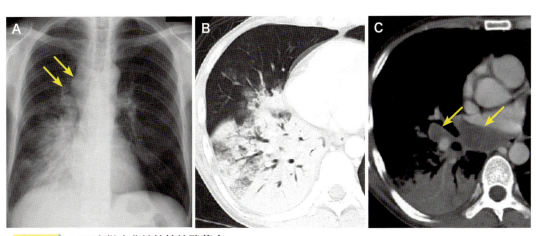

図26-5　HIV合併症非結核性抗酸菌症
IRISとして発症した非結核性抗酸菌症（*Mycobacterium avium*）．右下肺に濃厚な浸潤影と，壊死を伴う著明な縦隔リンパ節腫大（→）がみられる．

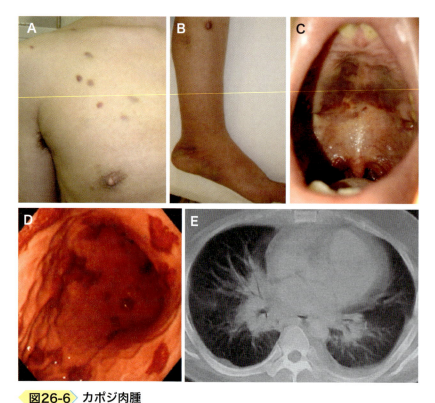

図26-6 カポジ肉腫
A) 前胸部皮膚病変，B) 下腿皮膚病変と浮腫，C) 口腔内病変，D) 胃病変，E) 肺病変．A)～D) では典型的な暗赤色の隆起病変がみられる．

患の1つである．

市中肺炎の起因菌は，非感染者と同様，肺炎球菌(70％)やインフルエンザ菌(10％)の頻度が高く，そのほかに，黄色ブドウ球菌(9％)，レジオネラ(6％)，グラム陰性桿菌(5％)と報告されている[2]．

頻度は低いが，ノカルジアやロドコッカスによる肺炎が，免疫不全の進行したHIV感染症/AIDSに合併することがある．

⑤ サイトメガロウイルス

臓器移植後などほかの細胞性免疫不全ではよくみられるサイトメガロウイルス肺炎は，HIV感染症/AIDSにおいてはまれだと考えられている．むしろ，網膜炎と消化器病変(胃潰瘍や腸炎)の頻度が高く，神経病変(脳炎や脊髄炎)，副腎炎，胆管炎などが問題になる．

気管支肺胞洗浄液などからほかの病原微生物(特にニューモシスチス)とともにサイトメガロウイルスがみられることがあるが，その場合のサイトメガロウイルスの病原性は現在のところ明確ではない[2]．気管支肺胞洗浄液で封入体を多数認める(かつニューモシスチスの菌体がみられない)場合や，肺生検で病理学的にサイトメガロウイルス肺炎であると示されれば診断的である．

⑥ 非感染性疾患による肺病変

カポジ肉腫はHIV感染症/AIDSに関連することがほとんどで，ヒトヘルペスウイルス8による血管性腫瘍である．

病変部位は，皮膚，口腔内，消化管，呼吸器，リンパ節の頻度が高いが，全身の臓器に発生し得る(図26-6A～D)．

カポジ肉腫の肺病変は，気管支血管束の肥厚やそれに沿った斑状網状影が典型的(60％)で(図26-6E)，境界不明瞭な結節陰影(25％)などもみられる．気管支鏡検査では，暗赤色の軽度

に隆起した特徴的な所見が気管支粘膜にみられることがある．

リンパ性間質性肺炎は，HIV感染小児では比較的よくみられるが，成人ではまれである．HIV感染成人におけるリンパ性間質性肺炎の報告は，大部分がアフリカ人またはアフロカリビアンでなされており，それ以外での報告は極めて少ない[4]．

引用・参考文献

1) 厚生労働省エイズ動向委員会：平成26(2014)年エイズ発生動向年報(1月1日〜12月31日)，平成27年5月27日．
2) Benito N, et al: Pulmonary infections in HIV-infected patients: an update in the 21st century. Eur Respir J 39: 730-745, 2012.
3) Panel on Opportunistic Infections in HIV-Infected Adults and Adolescents. Guidelines for the prevention and treatment of opportunistic infections in HIV-infected adults and adolescents. http://aidsinfo.nih.gov/contentfiles/lvguidelines/adult_oi.pdf
4) Saito M, et al. A pathologically proven case of adult-onset HIV-related lymphocytic interstitial pneumonia with acute exacerbation treated with steroid and antiretroviral therapy. J Infect Chemother 21: 868-872, 2015.

INDEX 索引

数字 & 欧文

α$_1$-アンチトリプシン欠損症　266
5HT$_3$受容体拮抗薬　130
5点聴診　201
A-aDO$_2$　71
A/C　186,205
ADH　183
A-DROP　26,27,243
AIP　275
ARDS　182,188,205,230,232,275,282,291,312
Atelectrauma　183
AVAPS　209
A群溶連菌　235
BAL　87,272,276,281
Barotrauma　183
BCG接種　169,250
Biotrauma　183
BP製剤　155
BRONJ　155
BURP　199,201
CA19-9　300
CAP　240,243
CO$_2$ナルコーシス　94,179
CEA　300
COP　17,275
COPD　17,21,78,93,161,175,177,205,212,233,266,290,307,316
CPAP　186,207,297,315
CSAS　295
CTガイド下肺生検　54
CT検査　54
CYFRA　300
DAD　275,314
DIC　159
DIP　275
DOTS　144,246,252
DPI　213,275
DVT　113
EBウイルス　236
EPAP　208
ESS　295
FDP-PET検査　300
HAP　240,244
HIV　19,26,143,236,246,254,321
HLA-B54抗原　262
HOT　76,162,177
HRCT　55,275,281
Hugh-Jones分類　268,285
IPF　22,275

IGRA　249,254
IIP　274
IP　274,275
IPAP　207
I-ROAD　244
IV-PCA　112,117,119,123
Jバック　126
LIP　275
MAC　20,28,253,256,325
MDI　213
MDR　252
MG　124
MRI検査　58
MRONJ　155
MSW　93,164
N95マスク　19,150,168,246,247
NHCAP　240,245
NPPV　22,205
　─の換気モード　207
NSAIDs　24,112,141,155,259,281
NSE　300
NSIP　275
OP　275
OSAS　295
PCA　112
PCEA　112,117
PCV　188,208
PEEP　175,181,186,188,192,314
ProGRP　300
PS　188
PSV　182
RB-ILD　275
rhonchi　41,267
ROAG　152
SAS　294
SCC　300
silent aspiration　226
SIMV　186
SLX　300
S/T　207
TNM分類　301
UIP　275
VAP　240,244
VATS　19,29,115,121,122,276
VCV　186,276
Volutrauma　183
wheezes　42,267
Wong-Bakerのフェイススケール　105
X線検査　51

XDR　252
Ziehl-Neelse法　248

あ行

亜急性甲状腺炎　236
アズレンスルホン酸　156
圧規定換気　188
圧支持換気　188
圧損傷　183
圧調節換気　208
圧排　105
アドレナリン　21,22,261
アビウム菌　255
アファチニブ　132,304
アフタ性口内炎　154
アプレピタント　130,131
アミノグリコシド　252
アミノフィリン　261
アモキシシリン　235
アレクチニブ　304
アレルギー性疾患　272
アレルギー性肺炎　278
胃液検査　248,254
胃食道逆流　17,19,24,228,294
イソニアジド　148,251,252,257
イソフルラン　261
一次結核症　247
一般非常電源　184
遺伝子検査　248
遺伝的素因　262
イリノテカン　131,303
医療・介護関連肺炎　240,245
医療ソーシャルワーカー　93,164
医療費の公費負担制度　143
陰圧個室　19,150,167
インターフェイス　206
インターフェロンγ遊離試験　249,254
咽頭結核　236
咽頭ぬぐい液　30,236
院内DOTS　145
院内肺炎　240,244,245
　　―の重症度分類　244
インフルエンザ　26,167,236,237,242,
　　269,287,322,326
　　―抗原迅速診断キット　237
　　―ワクチン　269
ウイルス性肺炎　26,28,240
ウリナスタチン　111
エアリーク　123,185,216

エアロゾル　212
エタンブトール　148,251,256
エチオナチド　148
エトポシド　129,130
エリスロマイシン　20,263,265
エルロチニブ　132,304
嚥下　101,152,226
　　―運動　227
　　―障害　319
　　―訓練　111
　　―反射　227
炎症性肺損傷　183
横隔膜運動　183
嘔吐反射　223
小川培地　248
悪寒　237,241
オキシコドン　141
オピオイド　140,155

か行

開口障害　198,223,229
咳嗽　17
開放式吸引　191
加温加湿器　184
化学性肺炎　240,245
化学放射線療法　134
化学療法　20,110,115,128,134,152,
　　283,320
過換気症候群　292
顎骨壊死　155
拡大胸腺摘出術　124
喀痰　20
　　―検査　26,236,242,248,254
　　―の排出　222
隔離入院　251
加湿器肺　29,279
ガス交換　13
かぜ症候群　235
家族ケア　140
片肺挿管　199
活動性肺結核罹患率　246
カナマイシン　148,257
過敏性肺炎　29,278
カルボプラチン　130,131,303
換気血流不均等　183,16
換気モード　186,207,315
眼球の乾燥・充血　210
環境調整　95,139,164
環境誘発試験　279

329

間欠的空気圧迫法　98,109,231
感作　278
カンサシ　249,253,254,257
カンジダ　152,154,214,228,321,322
間質性肺炎　17,22,26,111,136,205,233,
　274,280,283,322
患者自己調節鎮痛法　112
がん性リンパ管症　299
がん疼痛　138,140,165
寒冷凝集素　262
緩和ケア　93,138,162
気管の構造　7
気管吸引　42,191,230
　―の必要物品　193
気管支拡張薬　22,94,265
気管支拡張症　20,51,94,262,264,286
気管支鏡　18,230
気管支鏡検査　29,87,248,254,276,316
気管支結核　236
気管支喘息　22,41,56,161,212,258,290
気管支断端瘻　110
気管支肺胞洗浄　87,272,276,279,282,
　314,322,326
気管切開　174,191,202,205
　―の必要物品　203
気管挿管　17,110,158,197,205,211,230
　―の必要物品　198
気胸　18,23,34,40,45,51,55,86,121,
　182,211,215,286,290,306,316
起坐位　37,139
義歯　56,87,90,153,228
器質化肺炎　26,274,280
寄生虫感染　272
帰宅試験　278
気道異物　17
気道炎症　258,264
気道確保　21,123,191,197,202,290
気道狭窄　258
逆行性感染予防　218
吸気気道陽圧　207
急性喉頭蓋炎　235,290
急性間質性肺炎　274,280,322
急性呼吸窮迫症候群　182,230,232,282,
　312
急性呼吸不全　25,175,181,205,230,290
急性肺傷害　232,280
急性副鼻腔炎　236
吸痰　230
吸入療法　212

胸腔鏡検査　90
胸腔鏡下手術　115,121,318,302
胸腔ドレーン　18,22,91,104,109,117,
　123,215
胸腔穿刺　83
胸郭損傷　205
胸水　23,29,44,51,55,83,138,142,215,
　250,272,306
胸腺腫　124,319
胸帯　113
胸痛　23
胸膜癒着療法　110
虚脱性損傷　183
禁煙　98,135,266,269,277
筋弛緩薬　183,197
禁酒　135
緊張性気胸　18,49,121,290,316
筋肉痛　27,112,236
空気振動　248,254
空洞影　250,255,286,324
クラミドフィラ　27,242,243
クラリスロマイシン　254,256,263
クリーゼ　126
グリセリン　154
クリゾチニブ　304
クロルヘキシジン　156
ケアマネジャー　161,164
経気管支肺生検　276
経口挿管　197
蛍光法　248
経鼻挿管　197
外科的気管切開　202
外科的血栓除去術　231
外科的肺生検　19,276
血液培養　242,249,323
結核　19,20,26,55,143,150,167,236,
　242,246,284
　―の接触者健診　143,149,169,246
　―の接触者リスト　168
　―後遺症　177,205
　―病床　143,246
　―罹患率　246
血清抗体検査　242
結節影　19,250,255
ゲフィチニブ　132,304
ゲムシタビン　129,303
煙の吸入　272
原発性肺がん　115,286
抗RANKL中和抗体　155

広域抗菌薬　245
抗インフルエンザ薬　238
抗がん薬　128, 154
抗凝固療法　18, 23, 202, 231, 307, 311
口腔アセスメント　152
口腔感染　155
口腔乾燥　153, 160
口腔ケア　97, 123, 140, 152, 229, 230
口腔内吸引　158, 222
口腔内装具　297
口腔内細菌　152
口腔粘膜炎　152, 154
口腔の自浄作用　152
口腔有害事象　154
抗結核薬　19, 144, 148, 246, 281, 325
抗コリン吸入　269
抗コリン薬　261, 266
好酸球性肺炎　29, 272, 280
甲状軟骨　7, 199, 204
抗線維化薬　277
拘束性換気障害　65, 205, 274
高張性〜低張性連続雑音　267
後天性免疫不全症候群　321
喉頭鏡　17, 197
抗不安薬　126, 138, 293
高分解能CT　276, 299
硬膜外カテーテル　118, 123, 126
硬膜外自己調節鎮痛法　112
硬膜外麻酔　104
抗利尿ホルモン　183
誤嚥　21, 111, 123, 126, 152, 210, 226, 232
　―予防　226
誤嚥性肺炎　30, 152, 226, 240, 245
呼気終末陽圧　192, 315
呼気気道陽圧　208
呼吸　11
　―介助法　140
　―訓練　99, 116, 121
　―困難　21
　―仕事量　173, 181, 191, 269
　―抵抗　78
　―理学療法　222
　―リハビリテーション　266, 269, 287
呼吸機能検査　63
呼吸細気管支関連性間質性肺疾患　277
呼吸性移動　216
呼吸不全　70, 138, 205, 230, 290
骨髄抑制　131, 154
コホーティング　239

コホート管理　167
コルチコステロイド　138
コロナウイルス　235
混合型睡眠時無呼吸症候群　295

さ行

サージカルマスク　150, 167, 239, 242
サードスペース　105, 110
細菌学的検査　242, 248, 250, 254
細菌性肺炎　20, 27, 236, 240, 245, 325
サイクロセリン　148
在宅緩和ケア　162
在宅酸素療法　162, 177, 266, 269, 297, 311
催吐性リスク　130
サイトメガロウイルス　236, 326
サルコイドーシス　288
残気量　67
酸素解離曲線　76
酸素供給装置　177
酸素投与方法の分類　173
酸素の運搬　14
酸素マスク　174
酸素療法　123, 138, 140, 173
残存歯　153, 228
シーソー呼吸　37, 181
ジェット式ネブライザー　212
歯間ブラシ　157
死腔　13
ジクロフェナクナトリウム　112
自己調節硬膜外鎮痛法　117
シスプラチン　132, 303
歯性感染症　155
歯石除去　153
持続的気道陽圧　186, 207
市中肺炎　27, 240, 243, 245
湿性咳嗽　227, 241, 264
歯肉溝滲出物　152
歯肉出血　154
社会的苦痛　95, 138
シャント　15
縦隔腫瘍　319
集菌法　248
重症筋無力症　101, 124, 319
重症肺炎　205, 312
修正MRCスケール　268
集団隔離　167
術後呼吸不全　230
術後ケア　104
　―全身状態の観察　104

331

─術後合併症予防　108
　　─術後疼痛・苦痛の緩和,離床　112
術前ケア　97
　　─術前オリエンテーション　97
　　─全身状態の評価　101
腫瘍マーカー　299
瞬時特別非常電源　184
消化性潰瘍　113
上気道の乾燥　210
小細胞がん　29,134
症状緩和　94,128,134,138,142,155,162
上大静脈症候群　134
静脈血栓塞栓症　120,127,231,305
静脈内自己調節鎮痛法　112,117,123
職業性粉塵曝露　268
食道粘膜炎　136
侵害受容性疼痛　141
真菌感染　35,272
神経筋疾患　181,205,291
神経障害性疼痛　141
神経ブロック　141
心原性肺水腫　175,205,312
人工呼吸器　181
　　─のセッティング　184
　　─基本的なモード　185
　　─関連肺炎　240,244
人工鼻　174
浸潤影　22,241,250,255,273,283,312,322
心臓エコー　80
心臓カテーテル治療　231
身体障害者手帳　177
身体的苦痛　94,138
じん肺　284
深部静脈血栓症　18,113,232,305
水封室　215
髄膜炎　235,323
睡眠時無呼吸症候群　294
睡眠ポリグラフィ　296
スキントラブル　210
スタンダードプリコーション　156
ステロイドパルス療法　111,282
ストレプトマイシン　148,251,257
スニッフィングポジション　197
スパイロメトリー　63,101,268
スピリチュアルペイン　94,138
精神的苦痛　94,138
脊髄圧迫　134
舌ケア　157

舌苔　156
セボフルラン　261
セミファウラー体位　231
セリック法　199
セルフケア　95,132,134,142,153,162
全身循環動態　104
全人的苦痛　93,138
全身麻酔　104,121,230
喘鳴　40,124,258,267,285,290,319
せん妄　95,102,118,123,142
早期離床　98,113,126,231
創部痛　112
粟粒結核　249,250,325

た行

体位ドレナージ　20,222,230,265
退院支援　161
　　─計画書　163
代謝異常　182
体性痛　141
唾液腺細胞　154
多剤併用療法　252,322
脱気　18,23,83,105,291,317
多薬耐性結核　144
短時間作用型β_2刺激薬吸入　261
弾性収縮力　182
弾性ストッキング　98,116,120,127,231
チアノーゼ　25,35,94,113,138,181,231,285,313
地域DOTS　145
地域包括ケアシステム　161
地域連携　145,149
チール・ネールゼン法　248
チェーン・ストークス呼吸　205
中枢性睡眠時無呼吸症候群　295
超音波ネブライザー　213
鳥飼病　29,278
超高齢化社会　161
長時間作用型β_2刺激薬吸入　269
直接観察下短期化学療法　144
直接塗抹法　248
直接服薬確認短期化学療法　246,252
鎮痛補助薬　141
通常型間質性肺炎　275
ツベルクリン反応　250,289
低圧持続吸引器　117,123,216
低酸素血症　16,25,30,71,173,191,222,232,274,290,292,294,309,312
定量噴霧式吸入器　213

デキサメタゾン　130
デノスマブ　155
デラマニド　148
転移性肺がん　115
伝染性単核球症　236
デンタルプラーク　157,158
同期式間欠的強制換気　186
疼痛管理　113
動脈血ガス分析　70
動揺歯　153
トータルフェイス　206
特別非常電源　184
突出痛　142
ドセタキセル　129,130,303
特発性間質性肺炎　274
特発性器質化肺炎　274
特発性好酸球性肺炎　272
特発性肺線維症　22,274,276
塗抹検査　248,254
ドライパウダー吸入器　213
トリフロー　99,116,121,124
ドレーン管理　215
努力性呼吸　35,222

な行

内臓痛　112,141
夏型過敏性肺炎　278
肉芽腫性間質性肺炎　278
二次結核症　247
日本結核病学会病型分類　250
日本呼吸器学会成人市中肺炎重症度分類　243
入院時スクリーニング　163
乳び胸　83,110
ネーザルハイフロー　175
ネーザルマスク　206
ネブライザー　110,123,140,175,212,222,230,248,254
膿胸　20,23,83,108,110
膿性痰　20,26,237,241,262
農夫肺　279

は行

肺の構造　7
肺炎　240
肺炎球菌　236,243,245,326
肺炎球菌肺炎　26,240
肺炎球菌ワクチン　269
バイオフィルム　157

肺拡散　68
肺がん　19,26,51,93,101,115,128,134,298
敗血症　26,154,232,312
肺血栓塞栓症　18,21,98,109,232,305,310
肺好酸球増多症　272
肺高血圧症　309
肺コンプライアンス　182
肺実質　10,183,230,274
肺循環　13
肺真菌症　20,240
肺水腫　85,105,110,230,232
肺生検　108,182
肺線維症　136,177,289
排痰　100,110,140,222,227
肺非結核性抗酸菌症　20,253
肺胞隔壁　10,274
肺胞換気量　14,72,182
肺胞間質　274
肺胞気-動脈血酸素分圧較差　71
肺胞の虚脱　188,192
ハイホーネブライザー　175
肺門・縦隔リンパ節腫大　250
廃用性サルコペニア　152
肺容積減少術　269
肺瘻　110
白色ワセリン　156
剥離性間質性肺炎　275,277
パクリタキセル　129,130,303
バッグバルブ換気　204
発熱　26
発熱性好中球減少症　131
パフォーマックス　206
歯ブラシの当て方　153
パラアミノサリチル酸　148
パルスオキシメーター　74
反回神経麻痺　111
汎血球減少　159
播種性血管内凝固症候群　159
鼻咽頭スワブ　238
皮下気腫　47,104,117,123,204,217
鼻腔内吸引　222,223
非常電源　184
非ステロイド性抗炎症薬　24,112,155,239
ビスホスホネート関連顎骨壊死　155
ビスホスホネート製剤　155
非定型病原体　240,243

非定型肺炎　26,240
非特異性間質性肺炎　274
ヒドロキシジン系抗不安薬　126
ビノレルビン　129,303
皮膚保護材　210
飛沫核感染　143,150,246
飛沫感染予防策　167,239,242
びまん性肺疾患　274
びまん性肺胞傷害　275,314
びまん性汎細気管支炎　262,264
肥満低換気症候群　205
日和見感染症　244,321
ピラジナミド　148,251,257
ファーラー体位　139
フィットテスト　150
フィジカルアセスメント　33
　—の視診　35
　—の聴診　38
　—の打診　43
　—の触診　47
フェイスマスク　206
フェンタニル　112,141,197
腹部温罨法　140
腹部膨満感　210,236
腹部マッサージ　140
服薬継続　143,149
不顕性誤嚥　226
不整脈　110,288
ブデゾニド・ホルモテロール合薬吸入　261
フルオロキノロン　252
フルルビプロフェンアキセチル　112
分離肺換気　104
分子標的治療薬　304
閉鎖式吸引　191
閉塞性障害　263
閉塞性睡眠時無呼吸症候群　295
ベクロニウム　197
ヘッドアップ　84,113,118,121,123,126,156
ヘッドギア　207
ヘッドパッド　207
ベバシズマブ　130,304
ペメトレキセド　129,303
ペメトレキセドナトリウム　129
ヘルペス感染症　154
ペングリップ　153
ベンゾジアゼピン　126,138,197,293
ペンタゾシン　112
ベンチュリーマスク　174

膀胱留置カテーテル　120
放射線単独療法　134
放射線治療　134,142,233,283,320
放射線肺炎　136,283
膨張不全肺　121
補助/調節換気　186

ま行
マーキング　105,116,136,217
マイコバクテリウム・アビウム・コンプレックス　253
マイコプラズマ　26,30,242,243
マウスピース　297
マグネシウム薬　261
マクロライド系抗菌薬　265
麻酔薬　155,230,261
マスクのスケール　206
マッソン体　279
麻薬拮抗性鎮痛薬　112
慢性呼吸不全　181,257,269
慢性副鼻腔炎　264
慢性閉塞性肺疾患　22,78,93,161,177,212,233,266,316
味覚障害　148,154
ミダゾラム　197
味蕾細胞　154
ミラクリッド　111
無気肺　40,98,110,183,195,223,230
迷走神経反射　196
メラアクアシール　107,216
メラサキューム　216
免疫抑制薬　19,28,102,143,254,277,279,322
モルヒネ　138,141,197

や行
薬剤感受性　242,248,254
薬剤関連顎骨壊死　155
薬剤性肺炎　240,280
薬剤耐性ウイルス　238
薬剤耐性菌　246
ユーザーシールチェック　150
輸液セット　128
輸入感染症　242
陽圧換気　182
予防的全脳照射　134

ら行
ライノウイルス　235

リークテスト　185
リザーバー付き酸素マスク　175
リドカイン　155
利尿薬　22, 105, 110, 231, 311
リファンピシン　148, 252, 256
リフィリング　110
リモデリング　258
粒状影　29, 250, 255, 262, 279, 284
量規定換気　186
量損傷　183
緑膿菌　30, 240, 244, 245
リラクセーション　140
リン酸コデイン　141
輪状甲状靱帯切開（穿刺）　202, 204
輪状軟骨　7, 199, 201, 202, 204
輪状軟骨圧迫　199
レジオネラ　27, 242, 326
レジメン　132
レニン・アンジオテンシン・アルドステロン系　183
レボフロキサシン　148
労作時呼吸困難　262, 266, 289, 310
ロクロニウム　197
肋間陥没　181

編集担当：三澤裕子，黒田周作
表紙・本文デザイン：川上範子
本文DTP：梶田庸介
本文イラスト：青木 隆，おたざわゆみ，(株)日本グラフィックス
撮影協力：東京都立多摩総合医療センター

見てできる臨床ケア図鑑
呼吸器ビジュアルナーシング

2016年 4月 5日　　初版　第1刷発行

監　修	近藤　泰児
発行人	影山　博之
編集人	向井　直人
発行所	株式会社 学研メディカル秀潤社
	〒141-8414　東京都品川区西五反田2-11-8
発売元	株式会社 学研プラス
	〒141-8415　東京都品川区西五反田2-11-8
印刷製本	凸版印刷株式会社

この本に関する各種お問い合わせ先
【電話の場合】
●編集内容については Tel 03-6431-1237(編集部)
●在庫，不良品(落丁，乱丁)については Tel 03-6431-1234(営業部)
【文書の場合】
●〒141-8418　東京都品川区西五反田2-11-8
　　　　　　学研お客様センター
　　　　　　『見てできる臨床ケア図鑑 呼吸器ビジュアルナーシング』係

©T. Kondo 2016.　Printed in Japan
●ショメイ：ミテデキルリンショウケアズカン コキュウキビジュアルナーシング
本書の無断転載，複製，複写(コピー)，翻訳を禁じます．
本書を代行業者等の第三者に依頼してスキャンやデジタル化することは，たとえ個人や家庭内の利用であっても，著作権法上，認められておりません．
本書に掲載する著作物の複製権・翻訳権・上映権・譲渡権・公衆送信権(送信可能化権を含む)は株式会社学研メディカル秀潤社が保有します．

JCOPY 〈(社)出版者著作権管理機構委託出版物〉
本書の無断複写は著作権法上での例外を除き禁じられています．複写される場合は，そのつど事前に，(社)出版者著作権管理機構(電話 03-3513-6969，FAX 03-3513-6979，e-mail：info@jcopy.or.jp)の許可を得てください．

本書に記載されている内容は，出版時の最新情報に基づくとともに，臨床例をもとに正確かつ普遍化すべく，著者，編者，監修者，編集委員ならびに出版社それぞれが最善の努力をしております．しかし，本書の記載内容によりトラブルや損害，不測の事故等が生じた場合，著者，編者，監修者，編集委員ならびに出版社は，その責を負いかねます．
また，本書に記載されている医薬品や機器等の使用にあたっては，常に最新の各々の添付文書や取り扱い説明書を参照のうえ，適応や使用方法等をご確認ください．

株式会社 学研メディカル秀潤社